Daniela Landgraf (Hrsg.)

Du bist die beste Medizin

Du bist die beste Medizin

Herausgeberin
Daniela Landgraf

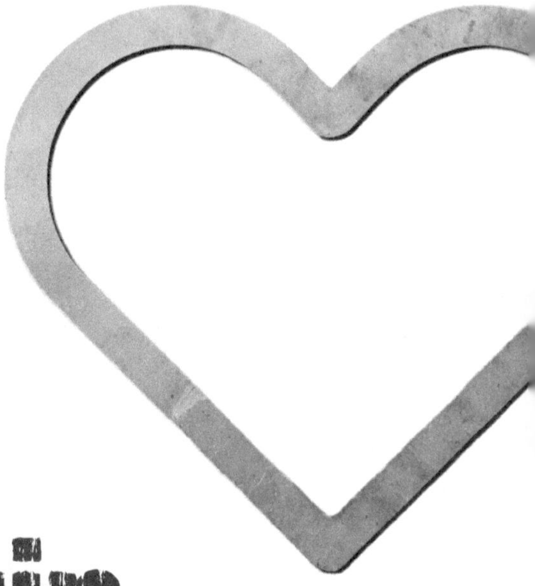

20 Herzensbotschaften
für deine Gesundheit und innere Stärke

Telemach-Verlag

Bibliografische Information der Deutschen Nationalbibliothek
Die Deutsche Nationalbibliothek verzeichnet diese Publikation in der Deutschen Nationalbibliografie; detaillierte bibliografische Daten sind im Internet über http://dnb.dnb.de abrufbar.

FSC www.fsc.org
MIX
Papier | Fördert gute Waldnutzung
FSC® C010798

1. Auflage

Königsberger Str. 16, 55218 Ingelheim am Rhein

Umschlaggestaltung: Nadine Nagel, Mainz
Lektorat & Korrektorat: Sarah Küper, Mainz
Satz und Layout: Sarah Küper, Mainz

ISBN: 978-3-98641-249-4

www.telemach-verlag.de

Inhaltsverzeichnis

Einleitung von Daniela Landgraf **9**

TEIL I WICHTIGE GRUNDLAGE ZU BEGINN **13**

Kapitel 1
Wenn der Körper zum Übersetzer wird **15**
(Sandra Kohlmann und Dr. med. Omar Zabar)

Kapitel 2
Gesundheit neu definieren: ein ganzheitlicher Weg zu Vitalität und Selbstermächtigung **33**
(Dr. Julia Krahl)

Kapitel 3
Armut macht krank und Krankheit macht arm **49**
(Carina Fülle)

Kapitel 4
Auf der Suche nach Diagnosen **67**
(Astrid Beger)

Kapitel 5
Der Gender Health Gap – Gendermedizin mit dem Ziel einer gerechten Gesundheit für alle Geschlechter **87**
(Prof. Dr. med. Sarah Ohrndorf)

TEIL II: WIE DIE KINDHEIT UNSERE GESUNDHEIT BEEINFLUSST 101

Kapitel 6
Wie wir die Gesundheit unserer Kinder prägen 103
(Angelika Rohr)

Kapitel 7
Die unsichtbaren Narben von Trennungskindern 121
(Maike Kirchhoff)

Kapitel 8
Neues Denken, neues Leben – wie du deine Glaubenssätze transformierst 139
(Katharina Heinschke)

Kapitel 9
Ihr seid ein Versicherungsfall! Oder: ADHS – eine Reise voller Herausforderungen und der natürliche Weg zum Erfolg ... 157
(Rosmarie Holterman)

Kapitel 10
Vom Lärm zur Stille – wie Tinnitus zum Wendepunkt im Leben wird 175
(Dr. Rolf Kluge)

Kapitel 11
Wege zur starken Augengesundheit: klarer sehen, besser leben 193
(Petra Bhatti)

TEIL III: STRESS UND DIE FOLGEN VON STRESS 199

Kapitel 12
Ganz bei dir – und trotzdem auch bei mir. Zwischen Fürsorge, Funktionsmodus und dem Mut zu fühlen 201
(Judith Rechenberg)

Kapitel 13
Was bleibt, wenn nichts mehr bleibt? 217
(Enrico Eberlein)

Kapitel 14
Ich bin! Das zählt. Wenn der Tiefpunkt den Weg zur wahren Gesundheit ebnet 235
(Andrea und Markus Leenen)

Kapitel 15
Du lädst deinen Akku jeden Tag – doch warum hält die Energie immer kürzer? 255
(Peter Weisel)

Kapitel 16
Vom Burnout auf den Kilimandscharo, eine Reise zu mir selbst 271
(Bärbel Strecker)

Teil IV: Ganzheitliche Gesundheit durch Ayurveda und die Kraft der Herzenergie..... 287

Kapitel 17
Warum wir mehr sind als nur unser Körper 289
(Claudia Edelmann)

Kapitel 18
Die vedische Psychologie des Glücks 309
(Martin Mohr)

Kapitel 19
Das Zentrum der Herzenergie – das Tor zur wahren Lebendigkeit 327
(Simone Schraner)

Kapitel 20
Herz über Kopf – wie Liebe dich gesund macht 343
(Marion Bredebusch)

Zum Abschluss 361

Und nun bist du dran!.. 365

Einleitung von Daniela Landgraf

Liebe Leserin, lieber Leser,

wie wundervoll, dass du dieses Buch in den Händen hältst. Es wurde mit sehr viel Herzblut geschrieben – von all den wundervollen Autorinnen und Autoren und natürlich auch von mir, Daniela Landgraf, der Herausgeberin dieses Buches *Herzensbotschaften für Gesundheit* und Begründerin der Herzensbotschafter-Community. Gesundheit ist ein Thema, das mir nicht nur beruflich, sondern auch persönlich sehr am Herzen liegt. Es ist ein zentrales Element unseres Lebens – und doch wird uns seine wahre Bedeutung oft erst bewusst, wenn die Gesundheit ins Wanken gerät.

Dieses Buch ist das zweite Werk in der *Herzensbotschaften*-Reihe. Der erste Band *Die Frau, die ich sein will. Herzensbotschaften für Leaderinnen und Frauen, die mehr vom Leben wollen* erschien im Frühjahr 2024 im Verlagshaus Stopfer. Diesmal widmen wir uns einem der wichtigsten Themen überhaupt: unserer Gesundheit.

Warum liegt mir dieses Thema besonders am Herzen? Ganz einfach – weil ich selbst durch viele gesundheitliche Tiefen gegangen bin. Wenn du mehr über mich und meine persönliche Geschichte erfahren möchtest, dann blättere gerne direkt ans Ende des Buches.

Dieses Buch ist weit mehr als eine Sammlung von Wissen und Erfahrungen. Es ist eine Reise. Eine Reise durch verschiedene Perspektiven auf das Thema *Gesundheit* – von klassischer Schulmedizin über alternative Heilmethoden bis hin zu ganzheitlichen Ansätzen. Die Autorinnen und Autoren dieses Buches sind ein wundervoller Mix aus praktizierenden Ärztinnen und Ärzten, Heilpraktikern, Therapeutinnen und Therapeuten, aber auch Menschen, die selbst Betroffene waren und ihren eigenen Weg zur Heilung gefunden haben.

Eines haben sie alle gemeinsam: Sie betrachten Gesundheit nicht isoliert, sondern als ein Zusammenspiel vieler Faktoren. Körper,

Geist und Seele gehören zusammen – und genau das spiegelt sich in den Themen dieses Buches wider.

Lass dich überraschen, welche faszinierenden Einblicke dich auf dieser Reise erwarten. Wir beginnen mit einem oft unterschätzten, aber unglaublich machtvollen Thema: der Sprache. Die Worte, die du bewusst oder unbewusst benutzt, verraten viel über dich und geben vielfach sogar Hinweise auf deine Gesundheit. Danach tauchen wir in die spannende Welt der Epigenetik ein, bevor wir uns weiteren wesentlichen Aspekten widmen, so etwa der Bedeutung von Geld für unsere Gesundheit, der oft schwierigen Suche nach Diagnosen und der medizinischen Ungleichbehandlung von Männern und Frauen.

Im Anschluss daran geht es um den großen Bereich der Kindheit. Viele gesundheitliche Prägungen entstehen bereits in ganz jungen Jahren – sei es durch emotionalen Stress, durch die falsche Ernährung, besonders prägende Erfahrungen oder um die Ansichten und Überzeugungen, die Kinder von ihren Eltern übernehmen. Ob du selbst Kinder hast oder nicht, spielt dabei keine Rolle, denn wir sind alle erwachsene Kinder, die unbewusst Muster aus ihrer frühen Lebensphase mit sich tragen. Oft suchen wir als Erwachsene nach Lösungen, ohne zu erkennen, dass die eigentliche Ursache in unserer Kindheit liegt.

Nach diesem tiefen Einblick in die Grundlagen unserer Gesundheit geht es weiter mit einem Thema, das uns alle betrifft: Stressmanagement. Was passiert, wenn dein Akku leer ist? Was, wenn dein Körper einfach nicht mehr mitmacht? Und wie kannst du wieder in deine Kraft kommen?

Zum Abschluss führen wir dich in die Welt des Ayurveda und zur Kraft der Herzenergie – einem Bereich, der zeigt, dass wahre Gesundheit weit über das Körperliche hinausgeht.

Übrigens: Jede Autorin und jeder Autor hat am Ende seines Kapitels eine Autorenseite mit jeweils vier Fragen:

1. Deine wichtigste Herzensbotschaft für Gesundheit: Wenn du nur eine einzige Botschaft mitgeben könntest, welche wäre das?

2. Eine Zeitreise: Mal angenommen, du könntest 15 Jahre in die Vergangenheit reisen: Was würdest du deinem 15 Jahre jüngeren Ich mit auf den Weg geben?
3. Dein Lieblingszitat zur Gesundheit: Teile ein Zitat, das dich inspiriert und zu deinem Ansatz passt.
4. Fun Fact über dich: Was ist etwas, das die Leser über dich zum Schmunzeln bringen könnte oder sie neugierig macht?

Na, neugierig geworden? Dann wünsche ich dir jetzt viel Freude beim Lesen und viele wertvolle Erkenntnisse. Und noch etwas wünsche ich dir von Herzen: beste Gesundheit!

Deine Daniela Landgraf

Über den nachfolgenden Link kommst du in den Online-Bereich dieses Buches. Dort erhältst du ergänzendes Material und Einblicke:

https://www.mentoren-verlag.de/du-bist-die-beste-medizin/qr/

Teil I

Wichtige Grundlage zu Beginn

Über die Macht der Sprache, Epigenetik, Geld, Diagnosen und den Gender Health Gap

Lass uns direkt mit einem ausgesprochen wichtigen Thema starten: unseren Worten. Es ist faszinierend, wie viel wir Menschen aufgrund unserer Wortwahl bewusst und unbewusst von uns preisgeben – sogar Hinweise zu möglichen Diagnosen.

Dr. med. Omar Zabar, Chefarzt einer Rehabilitationsklinik und Inhaber einer orthopädischen Privatpraxis, erlebt genau das fast täglich. Zusammen mit Sandra Kohlmann hat er hierüber sogar ein komplettes Buch geschrieben. Der Titel des Buches ist identisch mit dem Namen des ersten Kapitels. Als diplomierte Übersetzerin und Sprachliebhaberin hat Sandra Kohlmann ein fantastisches Gespür für Sprache.

Kleiner Fun Fact am Rande: Sandra war als Patientin in der Praxis von Omar, und so haben die beiden sich kennengelernt. Sie stellten schnell ihre gemeinsame Liebe zur Sprache fest, und infolgedessen ist ihr großartiges Buch entstanden, das übrigens im gleichen Verlag erschienen ist wie dieses Buch. Einen Auszug aus diesem Buch gibt es im folgenden Kapitel, und als Herausgeberin kann ich dir, liebe Leserin, lieber Leser, das Buch von den beiden nur ans Herz legen.

Apropos Sprache, an dieser Stelle passt auch unser Genderhinweis:

Unsere Welt ist kompliziert geworden. Einerseits wollen und sollten wir jeden Menschen, unabhängig von seinem Geschlecht oder seiner Geschlechterwahl, mit unserer Sprache erreichen. Auf der anderen Seite sollte ein Text barrierefrei sein, damit er auch für Menschen mit Seh-Einschränkungen gut lesbar ist beziehungsweise gut vorgelesen werden kann. Diese Barrierefreiheit ist nicht gegeben, wenn wir ordnungsgemäß mit Sternchen oder Doppelpunkten gendern. Aus diesem Grund haben wir – die Autorinnen und Autoren dieses Buches – uns dazu entschlossen, auf Doppelpunkte und Sternchen zu verzichten. Wir wählen mal die männliche und mal die weibliche Sprachform. Selbstverständlich sind stets alle Menschen gemeint, unabhängig vom Geschlecht.

Und nun: viel Freude beim Lesen. Wir wünschen dir viele gute Erkenntnisse und hoffen, dass dir unser Herzensbuch gefällt.

Kapitel 1
Wenn der Körper zum Übersetzer wird
(Sandra Kohlmann und Dr. med. Omar Zabar)

Der Körper ist der Übersetzer der Seele ins Sichtbare – Christian Morgenstern

Liebe Leserin, lieber Leser,

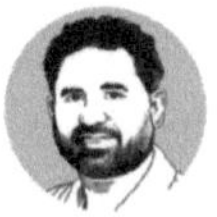

ist dir schon einmal ein Ereignis »auf den Magen geschlagen« oder hat es dir vielleicht sogar völlig »den Boden unter den Füßen weggezogen«? Und bist du danach wieder problemlos »auf die Beine gekommen« oder hattest du noch länger »weiche Knie«? Vielleicht bist du auch eher ein Mensch, dem zu viel Verantwortung »auf den Schultern lastet« oder enge Fristen »im Nacken sitzen«. In welcher dieser Redensarten auch immer du dich wiederfindest: Du bist damit nicht allein. Aber hast du schon einmal genauer hingeschaut und dich gefragt, warum du ausgerechnet Rückenbeschwerden hast, wenn dir redensartlich etwas »an die Nieren geht«? Nein? Dann lass uns das doch einmal gemeinsam tun.

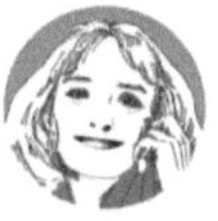

Die Art, wie wir unsere Sprichwörter und Redewendungen gebrauchen, macht sie zu einem einzigartigen Spiegel unserer Psyche. Wir könnten daraus eine Menge lernen, wenn wir diesen Spiegel häufiger für uns nutzen würden. Denn wenn wir genau hinsehen, können wir erkennen, wie viel mehr hinter der Aussage von Christian Morgenstern steckt: Durch unsere Schmerzen und Beschwerden wird der Körper im wahrsten Sinne zum Übersetzer dessen, was sich in unserer Psyche abspielt; er macht es spürbar und sichtbar. Unser Körper sendet also Warnsignale dafür, dass es unter unserer körperlichen Oberfläche etwas gibt, mit dem wir uns dringend auseinandersetzen sollten. Indem wir unsere Beschwerden – ganz alltäglich und meist unwillkürlich – mit der Hilfe von Redewendungen beschreiben, geben wir uns selbst (und auch unseren Ärzten!) schon Hinweise darauf, welche Zusammenhänge zwischen Körper und Psyche ursächlich sein können. Denn in unserer Sprache steckt oft weit mehr Aussagekraft über unseren Körper, als uns bewusst ist. Und genau dieses Bewusstsein wollen

wir mit unserem Buch Wenn der Körper zum Übersetzer wird *schaffen. Sowohl bei Patienten als auch bei Ärzten – hineinlesen lohnt sich also für jeden.*

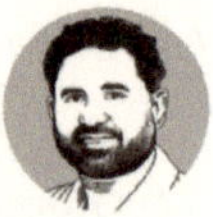

Wir, das sind übrigens Dr. med. Omar Zabar, Orthopäde und Unfallchirurg, sowie Sandra Kohlmann, Übersetzerin.

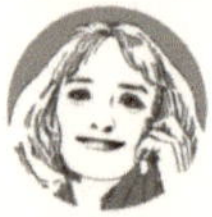

Und, so viel können wir hier gerne verraten, Patientin von Dr. Zabar. Diese ganz spezielle Kombination hat es uns ermöglicht, unser Herzensthema aus allen drei Perspektiven zu beleuchten: Arzt, Patientin, Übersetzerin. Wir beschäftigen uns seit Langem mit dem Zusammenhang zwischen Körper und Psyche, sind jedoch weder Psychologen, Psychiater oder Psychotherapeuten noch allwissend. Unsere Schilderungen gelten auch sicher nicht für jede Erkrankung, aber sie dürfen uns allen gerne als Denkanstoß dienen und den einen oder anderen Aha-Effekt auslösen. Dennoch sollen und können sie auf keinen Fall eine Diagnose oder Therapie der entsprechenden Experten ersetzen.

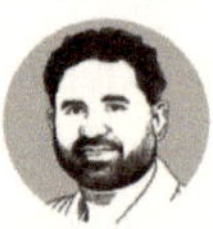

Bevor wir nun so richtig einsteigen, möchten wir dir zum besseren Verständnis noch ein paar kurze, aber wichtige Hinweise zu unserem Nervensystem an die Hand geben, das ganz wesentlich dazu beiträgt, dass unser Körper ein wahres Wunderwerk ist:

Während unser somatisches oder willkürliches Nervensystem dafür verantwortlich ist, dass wir unsere Muskulatur gezielt steuern und uns auf diese Weise bewegen und fortbewegen können, steuert unser vegetatives oder autonomes Nervensystem alle Funktionen in unserem Körper, auf die wir keinen oder nur sehr begrenzten direkten, bewussten Einfluss nehmen können, beispielsweise unsere Verdauung, unseren Herzschlag oder unsere Atmung.

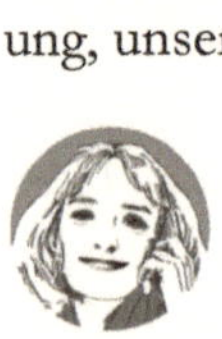

Sympathikus und Parasympathikus sind die Hauptakteure des vegetativen Nervensystems. Diese beiden sympathischen Kollegen sind dafür verantwortlich, dass unsere Körperfunktionen reibungslos ablaufen. Sie erledigen ihre Aufgaben autonom, also unabhängig davon, ob wir einverstanden sind oder nicht. Häufig werden sie als Gegenspieler bezeichnet, und

doch muss eine gewisse Harmonie zwischen den beiden herrschen, damit wir alle Situationen des Lebens meistern können.

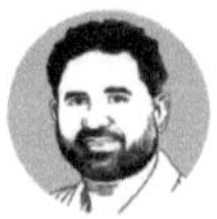

Der Sympathikus ist derjenige von den beiden, der für die »Action« verantwortlich ist. Er sorgt dafür, dass wir schnell auf Umweltreize reagieren können, und mobilisiert unseren Körper, wenn Gefahr droht (*fight or flight*). Wir kennen alle den berüchtigten Säbelzahntiger, der unsere Urahnen in grauer Vorzeit gerne mal in die Flucht geschlagen hat. In einem solchen Fall akuter Gefahr ist es die Aufgabe des Sympathikus, unseren Herzschlag zu beschleunigen, die Atmung anzukurbeln, unsere Skelettmuskulatur zu aktivieren und unsere Sinne zu schärfen, damit wir in der Lage sind, schnellstmöglich das Weite zu suchen. Der Parasympathikus hingegen ist für das »Chill-mal« in uns zuständig – er wird nicht umsonst auch »Ruhenerv« genannt. Er ist beispielsweise dafür verantwortlich, dass unsere Verdauung funktioniert. Außerdem sorgt er dafür, dass wir uns wieder erholen können und zur Ruhe kommen (*rest and digest*), nachdem wir unsere Begegnung mit dem Säbelzahntiger dank des Sympathikus unbeschadet überstanden haben. Ein wesentlicher Bestandteil des Parasympathikus ist der Nervus vagus, der in etwa die Funktion des »Zehners« übernimmt, wie es ihn früher im Fußball gab. Er agiert in unserem Körper wie dieser vielseitige Spielmacher und dirigiert nahezu all unsere inneren Organe.

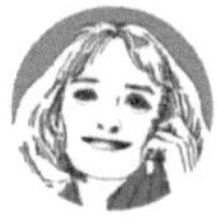

Wenn wir uns diese Aufgaben anschauen, wird recht schnell klar, warum es gut ist, dass das Ganze autonom, also ohne unser willentliches Zutun, abläuft. Oder würdest du etwa vor jedem einzelnen Atemzug darüber nachdenken wollen, ob du jetzt wirklich einatmen sollst? Vermutlich nicht.

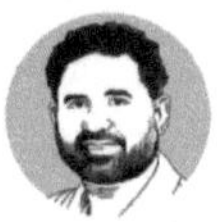

Doch leider sind diese beiden Anteile unseres vegetativen Nervensystems in unserer von Zeitdruck und Belastungen geprägten Welt bei vielen Menschen aus dem Gleichgewicht geraten. Fühlen wir uns unentwegt gestresst, hat der Sympathikus dauerhaft das Ruder übernommen und weigert sich stur, es wieder herzugeben. Unser Körper läuft dann permanent auf Hochtouren und ist ausschließlich auf Kampf oder Flucht eingestellt. Der Parasympathikus hat keine Chance mehr, und wir kommen einfach nicht mehr zur Ruhe. Doch wie jeder Motor, der laut aufheult, wenn er ständig im höchsten Drehzahlbereich gefahren wird, hält auch der menschliche Körper einer solchen Überbeanspruchung nicht auf Dauer stand. Die Folge: Muskelverspannungen, Magenschmerzen, Herzrhythmusstörungen und vieles mehr – je nachdem, wo unser Körper ohnehin bereits seine Schwachstellen hat.

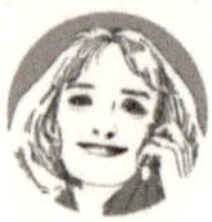

Stress spielt hierbei also eine ganz entscheidende Rolle – und zwar in jeglicher Form der Beanspruchung, die wir als belastend empfinden. Auch bei Rückenschmerzen beispielsweise ist die Ursache in vielen Fällen die gleiche: Stress. Allein der Ursprung dieses Wortes verheißt schon nichts Gutes: »stringere« ist das lateinische Wort für »anspannen«. Stress und innere Anspannung liegen also schon rein sprachlich noch dichter beieinander, als man denken würde. Und seien wir doch mal ehrlich: Wer kann denn heutzutage guten Gewissens behaupten, dass er nicht gestresst ist?

Wir schuften uns redensartlich den Buckel krumm und die Leidenschaft, die wir beim Einstieg in den Beruf mal empfunden haben, schafft plötzlich Leiden. Effizienzsteigerung, Gewinnmaximierung, Wirtschaftlichkeit – das sind die Dinge, die heutzutage zählen. Was dabei verloren geht, ist der Mensch, der schon fast gezwungen ist, Unmenschliches zu leisten.

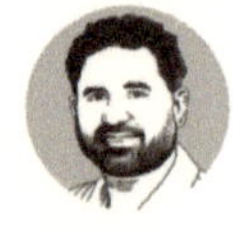

Als ich mich vor einigen Jahren mit einem Betriebsarzt unterhalten habe, hat dieser das recht plastisch dargestellt: Es ist leichter, zehn Säcke Zement zu tragen, als zehn Säcke Zement zu verantworten. Früher, in den 1960er- und 1970er-Jahren, litten rund 75 bis 80 Prozent der Mitarbeiter aufgrund der schweren körperlichen Arbeit an Rückenschmerzen. Kein Wunder, denn sie trugen ständig diese schweren Zementsäcke auf dem Rücken. Im Jahr 2010 war die Statistik jedoch ähnlich besorgniserregend. Denn sie blieb seltsamerweise unverändert, obwohl die körperlich anstrengende Arbeit inzwischen von hydraulischen Systemen übernommen wurde und nachweislich kein Beschäftigter mehr ein Gewicht von über fünf Kilo tragen musste.

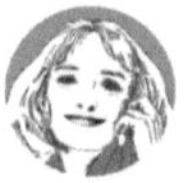

Aber woran liegt das?

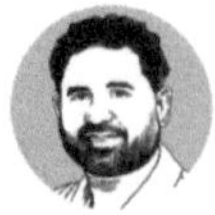

An den veränderten Arbeitsbedingungen. Früher mussten die Menschen körperlich hart arbeiten, aber die Arbeit wurde durch die Gemeinschaft ausgeführt. Es war nie ein Einzelner verantwortlich, wenn Fehler passierten. Heutzutage trägt zwar niemand mehr schwere Lasten im physischen Sinn, aber durch sehr stark individualisierte Verantwortungsbereiche können Fehler inzwischen ganz gezielt Einzelpersonen angelastet werden. Genau diese Verantwortung lastet oftmals schwerer auf uns als die zehn Säkke Zement auf dem Rücken. Aktuellen Studien zufolge leiden rund 80 bis 85 Prozent der deutschen Bevölkerung an Rückenschmerzen, bei 25 Prozent aller Europäer sind diese sogar chronisch.[1,2] Auch global betrachtet gibt es kaum eine andere Gesundheitsstörung, die so häufig in nahezu allen Bevölkerungsgruppen zu finden ist wie Rückenschmerzen.[3]

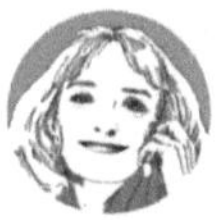

Jetzt könnte man natürlich die stundenlange Schreibtischarbeit vieler Berufstätiger dafür verantwortlich machen. Aber ganz ehrlich: Nur an der ungesunden Haltung kann das wohl kaum liegen, zumindest nicht an der körperlichen Haltung. Wenn allerdings durch die Arbeitsbedingungen, die nichts mit Ergonomie zu tun haben, unsere innere Haltung zu

---

1 Vgl. Kuntz B., Hoebel J., Fuchs J., Neuhauser H., Lampert T. (2017). Soziale Ungleichheit und chronische Rückenschmerzen bei Erwachsenen in Deutschland. Bundesgesundheitsblatt – Gesundheitsforschung – Gesundheitsschutz. Springer-Verlag, Berlin; 60(7): 783–791.

2 Vgl. Ossendorf A. (2020). Krankheitskostenanalyse bei Patienten mit chronischen Rückenschmerzen; Leibniz Information Centre for Economics, Kiel, Hamburg.

3 Vgl. Kohlmann T. (2003). Die Chronifizierung von Rückenschmerzen. Bundesgesundheitsblatt – Gesundheitsforschung – Gesundheitsschutz. Springer-Verlag, Berlin; 46(4):327–335.

leiden beginnt, also in MitLEIDENschaft gezogen wird, verlieren wir auch auf der körperlichen Ebene unsere Haltung und oft auch unseren Halt. Wir schuften uns den Buckel krumm, aber wir haben das Gefühl, dass niemand unseren Einsatz zu schätzen weiß. Dann ist es nicht verwunderlich, wenn wir irgendwann den Eindruck haben, Chef oder Auftraggeber könnten uns den besagten krummen Buckel gerne auch mal herunterrutschen. Heutzutage hat wohl jeder sein Päckchen zu tragen – und das meistens auf dem Rücken.

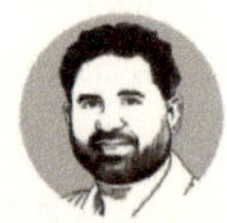

Abgesehen von dem Stress in der Arbeitswelt gibt es natürlich auch andere Belastungen. Das menschliche Miteinander kann ebenso belastend werden, wenn aus dem Miteinander ein Gegeneinander wird: Beziehungsprobleme, Streit zwischen Geschwistern, ein Bruch mit den Eltern, schwere Krankheiten oder der Verlust eines geliebten Menschen sind hier nur ein paar Beispiele. Auch solche emotionalen Päckchen können uns körperlich krank machen.

Wenn Patienten mit Rückenschmerzen zu mir kommen, bitte ich sie oft gezielt darum, mir von ihrer persönlichen und beruflichen Situation zu erzählen. Meistens sind sich die Patienten gar nicht bewusst, dass hier möglicherweise ein Problem besteht. Aber wenn mir dann ein Patient berichtet, dass ein Konflikt zwischen ihm und seinem Kollegen schwelt und ihm der Kollege immer wieder in den Rücken fällt, wundern mich seine Rückenschmerzen nicht – auch wenn der Patient das meistens anders sieht. Er sucht nach einer rein körperlichen Ursache.

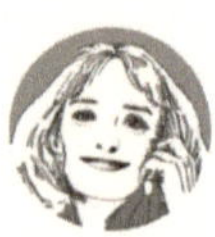

Viele Patienten wissen vielleicht auch gar nicht, wie stark unsere körperliche Gesundheit und unser inneres Wohlbefinden miteinander verwoben sind und sich gegenseitig beeinflussen. Mir geht es ähnlich wie dir: Wenn ich in Gesprächen mit Freunden frage, ob der Auslöser für ihre Beschwerden vielleicht etwas tiefer unter der körperlichen Oberfläche liegen könnte, ist die Antwort eigentlich immer: »Nee, das kann ich mir nicht vorstellen. Ich habe doch wirklich Schmerzen!« Das zeigt mir, wie wenig über die Wechselwirkungen zwischen Körper und Psyche bekannt ist. »Ich bilde mir das doch nicht ein!«, sagte neulich ein Freund entrüstet zu mir. Nein,

natürlich nicht. Seine Schmerzen sind spürbar und sehr real, auch wenn die Ursache in der Psyche zu finden ist und sie sich durch ein unausgeglichenes Vegetativum im Körper manifestiert. Aber wenn ein Orthopäde mir nicht erklären kann, warum mein Nacken verspannt ist, wenn mir eine Frist im Nacken sitzt, oder ein Internist mich lediglich mit der oberflächlichen Aussage nach Hause schickt, an meinen Magenschmerzen sei der Stress schuld, hilft mir das als Patient nicht, denn mein Arzt bietet mir damit keine wirkliche Erklärung für meine Symptome an. Dass hier das vegetative Nervensystem beteiligt sein kann und wie Sympathikus, Parasympathikus und der Rest unseres Körpers in einem filigranen Zusammenspiel interagieren – das erfahre ich nicht. Ich bekomme im Normalfall einfach Medikamente, Stoßwellen, Elektrotherapie und andere symptombezogene Therapien verordnet. Diese mögen vielleicht kurzfristig eine Linderung verschaffen, schaffen aber nicht die eigentliche Ursache aus der Welt.

Zudem wird keine Therapie dauerhaft helfen, wenn ich als Patient nicht bereit bin, zu meiner Genesung beizutragen, indem ich selbst aktiv werde und hinter meine eigene Fassade blicke. Ich kann nicht erwarten, dass mir der Arzt nur das erzählt, was ich hören will, und nur das verschreibt, was ich haben möchte – nämlich am liebsten Massagen, bei denen ich nicht mithelfen muss. Versteh mich nicht falsch, ich empfinde Massagen als großartig und genieße sie immer sehr. Aber mit einer »Ich-bin-hier-Kunde-und-der-Kunde-ist-König«-Mentalität, die hierzulande in vielen Branchen sehr in Mode ist, kommen wir sicherlich weder zu mehr Verständnis zwischen Arzt und Patient noch zu einer wirklichen Genesung der Patienten. Oder um es mit den Worten des Internisten und Kardiologie-Professors Albrecht Hempel etwas charmanter auszudrücken: Der Ansatz »Herr Doktor, hier hast du meine Leber, ich gehe inzwischen einen trinken, nun mach sie mal gesund!«[4] funktioniert nun einmal nicht. Verständnis und Verständigung setzen voraus, dass ich als Patient bereit bin, zuzuhören und für meine Genesung und meine Gesundheit ein ganzes Stück Eigenverantwortung zu übernehmen.

4 Hempel A. Wir brauchen schöne Gefühle zum Überleben. Podcast. Veröffentlicht 2021. Abgerufen unter: https://www.ivoox.com/wir-brauchen-schone-gefuhle-zum-uberleben-prof-audios-mp3_rf_66084491_1.html, besucht am 27.01.2024.

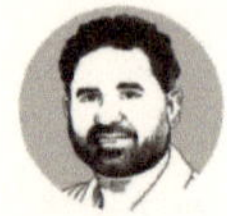

Gerade wenn es um Stress geht, ist es enorm wichtig, dass wir selbst ins Handeln kommen: Es hilft, Stressoren zu identifizieren und diese so weit wie möglich zu minimieren beziehungsweise einen gesünderen Umgang mit ihnen zu lernen, wenn man an der Situation an sich nichts ändern kann. Diese Dinge sind ein wesentlicher Baustein für den Weg zur Genesung. Aber eben nur einer. Denn auch wir Ärzte sind gefragt: Als dein Arzt muss ich dir klar und einleuchtend erklären können, WARUM es sinnvoll ist, dass du an dieser oder jener Stelle aktiv wirst, und WIE du dir gezielt selbst helfen kannst. Wenn der Arzt verdeutlichen kann, welche Maßnahmen welche Wirkung erzielen und weshalb, fällt es dem Patienten auf jeden Fall leichter, einen Nutzen oder Gewinn für sich zu erkennen. Meine Patienten sind definitiv motivierter, mitzuarbeiten, sobald ihnen einleuchtet, auf welche Weise sie ihren Körper und ihre Psyche beeinflussen und sich selbst damit den Rücken stärken können.

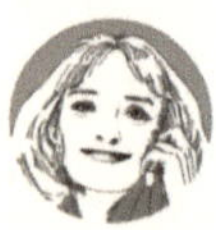

Allerdings muss man ja erst einmal erkennen, wo genau das Problem eigentlich liegt. Solange wir die wahre Ursache nicht kennen oder nicht erkennen wollen, können wir nur die Symptome bekämpfen – und das ist keine gesundheitsfördernde Lösung. Häufig zeigt uns unser Körper allerdings, wo wir genauer hinschauen sollten, und auch unsere Sprache liefert Hinweise darauf. Wir müssen nur lernen, sie aufmerksam wahrzunehmen.

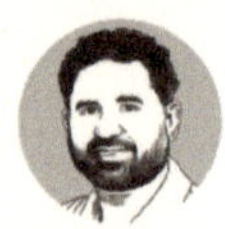

Bei uns Ärzten bedeutet das vor allen Dingen eines: zuhören und den Patienten als ganzen Menschen sehen. Wie oft habe ich es schon erlebt, dass Patienten beispielsweise mit massiven Schulterbeschwerden zu mir kommen, für die bisher niemand eine Ursache finden konnte. Haben diese Patienten bereits eine wahre Ärzte-Odyssee hinter sich, wissen sie nicht mehr weiter und fühlen sich völlig hilflos. Und auch für mich erschließt sich die Ursache in der Regel nicht innerhalb von ein paar Minuten während eines kurzen Anamnesegesprächs. Erst, wenn ich mich während der Behandlung eingehender mit den Menschen unterhalte und sie mir ganz ungezwungen von ihrem Leben erzählen, bekomme ich einen tieferen Einblick und werde hellhörig.

Dabei erfahre ich dann vielleicht bei einem Patienten, dass er sich über das Erbe seiner Eltern mit seinem Zwillingsbruder zerstritten hat. Wie es bei Zwillingen oft der Fall ist, stehen sich die beiden sehr nahe, sie haben eine ganz besondere, tiefe Verbindung zueinander. Doch nun muss er den Tod der Eltern verkraften und obendrein zeigt ihm sein Bruder seit Monaten die kalte Schulter. Da ist es für mich einleuchtend, wenn ich erfahre, dass die Schulterschmerzen seit ungefähr dieser Zeit bestehen.

Oder eine junge Skoliosepatientin mit einem untypisch schmerzhaften Schulterfehlstand ist so verzweifelt, dass sie ihre Schulter operieren lassen will. Frage ich hier gezielt nach einer emotional belastenden Situation, bekomme ich die Antwort, es sei alles in Ordnung. Doch in langen, ausführlichen Gesprächen stellt sich irgendwann heraus, dass ihre Eltern dabei sind, sich zu trennen, und sie sich in diesem Konflikt völlig von ihrem Vater abgewendet hat. Hat die Patientin mich angelogen, als ich sie nach emotionalen Belastungen gefragt habe? Nein, keineswegs. Sie hat sich an der bewussten Oberfläche mit der Situation arrangiert, um überhaupt irgendwie klarzukommen, und ist sich selbst gar nicht bewusst, wie sehr ihr Körper von dieser psychischen Krise in Mitleidenschaft gezogen wird.

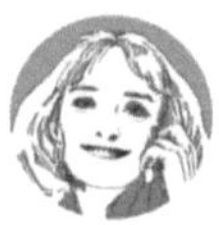

An diesen Beispielen sehen wir, wie wichtig es ist, uns zu hinterfragen und mit schonungsloser Ehrlichkeit hinter unsere eigenen Fassaden zu blicken. Das erfordert eine ganze Menge Mut, doch es lohnt sich. Und unsere Redewendungen können uns Anhaltspunkte dafür liefern, an welcher Stelle in unserem Leben etwas schiefläuft. Auf diese Weise kommen wir uns selbst und der Ursache unserer Beschwerden auf die Spur und können gezielt etwas dagegen unternehmen. Schaffen wir das nicht allein, dürfen wir uns bewusst machen, dass es Experten für die Psyche gibt, die uns dabei begleiten und unterstützen können. Wenn wir die Ursachen allerdings weiter ignorieren und lediglich die Symptome behandeln, werden die Beschwerden immer wiederkommen und sich im Laufe der Zeit verstärken. Medikamente und sogar Operationen können und werden hier nicht für Abhilfe sorgen, weil das Problem auf einer anderen Ebene liegt.

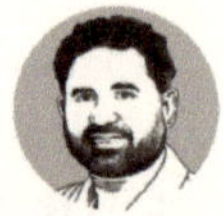

So erging es auch einem meiner Patienten mit wiederkehrenden Blockaden in der Brustwirbelsäule und einem Engegefühl im Brustkorb. Seine Beschwerden schränkten ihn massiv ein, er hatte nicht nur starke Schmerzen, sondern auch Herzrasen und Atemnot – ihm blieb die Luft weg. Die Blockaden an sich waren nun nicht so schwerwiegend, dass sich auf der rein körperlichen Ebene eine solch ausgeprägte Symptomatik hätte ergeben dürfen. Also fing ich an, in unseren Gesprächen vorsichtig nachzuforschen, was meinen Patienten so stark in die Enge getrieben haben könnte. Als er mir irgendwann erzählte, dass er Opernsänger sei und der Ton in seinem von zunehmender Konkurrenz geprägten Ensemble immer rauer und die Luft für ihn immer dünner wurde, ahnte ich, dass da der Zusammenhang liegen könnte. Auch hier waren also offenbar zwei verschiedene Systeme beteiligt: die rein körperliche Ebene, auf der eine eher kleine Einschränkung vorlag, und die psychisch-vegetative Ebene, die diese Schwachstelle nutzte und ihm die Luft zum Atmen raubte.

Also habe ich versucht, ihm mit einer Analogie zu erklären, dass die Blockaden seiner Brustwirbelsäule an sich nicht die alleinige Ursache für seine Beschwerden waren – der Stress und die emotionale Belastung in seinem Ensemble spielten hier sicherlich mit: »Stellen Sie sich vor, Ihr Auto hat eine kleine Delle in der Motorhaube. Sie fahren damit in die Werkstatt. Wenn Sie jetzt dem Mechaniker erklären wollen, dass der Motor aufgrund der Delle in der Motorhaube nicht rundläuft, wird er Ihnen vehement widersprechen und Sie fragen, wie Sie auf diese Idee kommen. Aber für Sie ist die Sache klar: Motor und Motorhaube – allein anhand der Begriffe erkennt man doch schon den Zusammenhang. Zudem passt auch die örtliche Nähe, denn die Motorhaube befindet sich in aller Regel direkt über dem Motor. Also kann aus Ihrer Sicht nur die Delle dafür verantwortlich sein, dass dem Motor ›die Luft wegbleibt‹ und es in der Folge zu weiteren Defekten kommt. Der Mechaniker kennt sich allerdings etwas besser aus. Er weiß, wie die Zusammenhänge sind, und ihm ist klar, dass eine Delle in der Motorhaube nicht die Ursache für den stotternden, nach Luft ringenden Motor sein kann. Denn auch wenn es zwischen

Motorhaube und Motor eine begriffliche Verwandtschaft gibt, besteht kein ursächlicher Zusammenhang. Das Problem des Motors hat einen anderen Ursprung, kann jedoch ebenfalls zu ernst zu nehmenden Schwierigkeiten führen.«

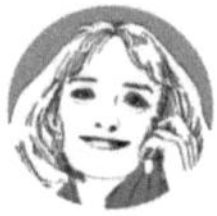

Das als Patient zu erkennen, ist allerdings nicht einfach, da dieser Sachverhalt den wenigsten klar ist. Und dass keine unmittelbaren körperlichen Auslöser auszumachen sind, bedeutet eben nicht, dass man sich alles nur einbildet!

Hildegund Heinl, die als Begründerin der psychosomatischen Orthopädie gilt, beschreibt diesen Zusammenhang in ihrem Buch Körperschmerz – Seelenschmerz *wie folgt: »Diese psychosomatischen Schmerzen sind nach neuesten Erkenntnissen mit stofflich fassbaren feinstrukturellen Veränderungen im Nervensystem verknüpft, welche die auftretenden Schmerzzustände hinreichend erklären. […] Solche psychosomatischen Schmerzen sind also nicht einfach nur ›eingebildet‹ (wie Laien manchmal meinen); vielmehr haben sie eine neurobiologisch fassbare Ursache […].«*[5]

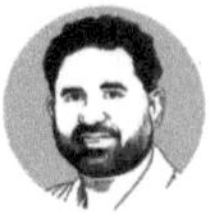

Das ist sowohl für Ärzte als auch für Patienten sehr wichtig zu verstehen, und auf dieser Basis müssen wir kommunizieren: Der Patient simuliert nicht, der Patient übertreibt auch nicht. Der Patient hat reale Schmerzen. Die Ursache liegt allerdings auf einer anderen Ebene – in einem anderen System. Um den Bogen zum Anfang unseres Kapitels zu schlagen: Die emotionalen Belastungen führen dazu, dass der Sympathikus im Dauerfeuer arbeitet und der Parasympathikus sein »chillendes« Potenzial nicht mehr entfalten kann. In meiner Analogie läuft der Motor permanent auf Hochtouren, was ihm auf Dauer nicht guttut. Und unserem Körper geht das ganz genauso. Die Ursache ist also oftmals nicht rein somatisch, sondern psychosomatisch und somit durch den Patienten über das vegetative Nervensystem beeinflussbar – positiv wie negativ.

---

5 Heinl H., Heinl P. (2004). Körperschmerz – Seelenschmerz: die Psychosomatik des Bewegungssystems. Ein Leitfaden. Kösel Verlag, München.

Doch das positive Einwirken auf das Unterbewusste ist sehr viel schwieriger, und es braucht Zeit und Geduld.

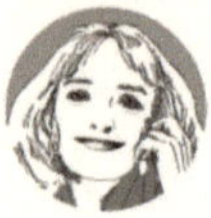

Zeit und Geduld brauchen hier beide – Arzt und Patient! Der Patient braucht einen Arzt, der sich die Zeit nimmt, ihm diese Zusammenhänge zu erklären, und der Arzt braucht einen Patienten, der die Zeit und Geduld aufbringt, das Gehörte für sich zu reflektieren und zu verinnerlichen.

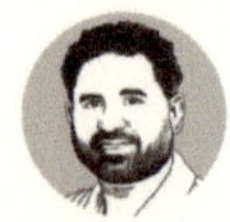

Behandler sollten ihren Patienten vor allen Dingen zuhören – und gerne auch die Redewendungen, die die Patienten verwenden, als wegweisendes Diagnosetool nutzen. Wenn die Behandler dann auch noch in der Lage sind, durch Zuwendung und Verständnis das vegetative Nervensystem ihrer Patienten so zu stimulieren, dass es zur Ruhe kommen kann, ist in meinen Augen viel gewonnen. Der Patient hat dann hoffentlich nicht mehr das Gefühl, mit dem Rücken zur Wand zu stehen. Stattdessen hat er bestenfalls so viel Vertrauen in seinen Arzt, dass dieser ihm den Rücken stärken und ihn dessen Diagnose sowie Behandlung wieder aufrichten kann.

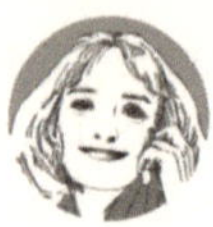

Dazu gehen mir jetzt gerade ganz viele Dinge durch den Kopf – vielleicht sollte ich aufpassen, dass ich davon keine Kopfschmerzen bekomme!

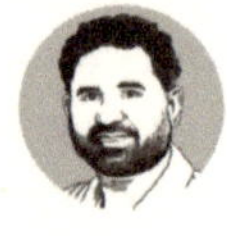

Kopfschmerzen? Gutes Stichwort. Hierbei sind die Ursachen ebenso facettenreich wie die Beschwerden – aber inwiefern ist denn auch unser Sprachgebrauch Kopfsache?

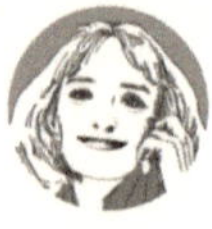

Nun ja, ich könnte vor einer Herausforderung stehen, die dafür sorgt, dass mir der Kopf raucht. Es könnte auch sein, dass ich fassungslos bin und mir etwas einfach nicht in den Kopf will. Umgekehrt könnte ich in meinem Gedankenkarussell gefangen sein, wenn es Dinge gibt, die mir im Kopf herumschwirren oder mir Kopfzerbrechen bereiten. Habe ich zu viele Baustellen in meinem Leben, weiß ich vielleicht nicht, wo mir der

Kopf steht, und ich habe das ungute Gefühl, dass mir alles über den Kopf wächst. Sprachlich betrachtet gibt es da sogar eine gewisse Steigerung: Erst raucht mir der Kopf, dann habe ich das Gefühl, mein Kopf platzt gleich, und schließlich fühle ich mich sogar kopflos. Ist jemand wütend auf mich, habe ich vielleicht das Gefühl, dass er mir den Kopf abreißen will, weshalb ich lieber den Kopf einziehe oder mich vor den Kopf gestoßen fühle. Oder ich stehe vor einer Herausforderung, bei der ich meinen Kopf durchsetzen oder mit dem Kopf durch die Wand will, was ich mir ebenfalls sehr schmerzhaft vorstelle. Scheitere ich mit meinem Vorhaben und muss mir mein Ziel aus dem Kopf schlagen, sollte ich deshalb nicht den Kopf hängen lassen. Den Kopf in den Sand zu stecken, ist üblicherweise auch keine Lösung. Und wenn ich an einer Misere gar keine Schuld trage, sollte ich auf jeden Fall dafür sorgen, dass ich dafür nicht den Kopf hinhalten muss.

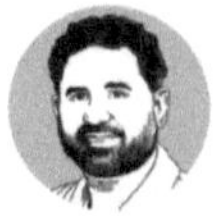

In solchen Situationen sind auch Magenschmerzen ein häufiges Phänomen. Wenn es noch nicht allzu schlimm ist, haben wir lediglich ein flaues Gefühl im Magen, doch wenn uns eine Situation so richtig auf den Magen schlägt, kann es sogar vorkommen, dass sich uns der Magen umdreht. Und auch wenn er das aus medizinischer Sicht nicht wirklich tut, ist allein der Gedanke daran schon äußerst unschön.

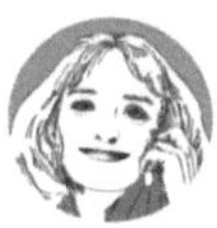

Stimmt, schon die bloße Vorstellung liegt mir schwer im Magen. Auch wenn ich beispielsweise bei einem Vortrag improvisieren muss, habe ich manchmal das Gefühl, dass mir die Situation aufgrund meiner Aufregung entgleitet.

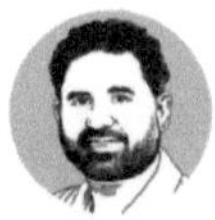

Ich halte es für denkbar, dass wir in solch einem Moment Schmerzen an den Händen entwickeln. Das kann auch passieren, wenn wir eine Situation nicht im Griff haben, jemanden nicht loslassen oder etwas nicht aus der Hand geben können. Solche psychischen Belastungen können durchaus die Entstehung einer Sehnenscheidenentzündung oder eines Karpaltunnelsyndroms begünstigen. Möglicherweise sind uns aber auch die Hände gebunden und wir sind verzweifelt, weil wir eine ungute Entwicklung hilflos mit ansehen müssen. Womöglich können wir nicht fassen, dass es so weit gekommen ist – es ist für uns unbegreiflich.

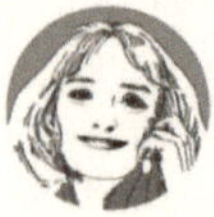

Solche Dinge können uns aber auch aus dem Tritt oder ins Straucheln bringen – was beispielsweise mit einer Instabilität der Bänder einhergehen kann. Diese kann besonders ausgeprägt sein, wenn uns traumatische Erlebnisse in die Knie zwingen. Wer sich – bildlich gesprochen – ein Bein ausreißt, nur um letztlich doch zu scheitern, wird möglicherweise ganz reale Schmerzen in den Beinen empfinden. Bisweilen stolpern wir aber auch über unsere eigenen Füße. Und bis wir nach einem Rückschlag wieder auf die Beine kommen und mit beiden Füßen fest im Leben stehen, kann es manchmal länger dauern. Um dann von Neuem Fuß zu fassen, brauchen wir vielleicht Hilfe – am besten von guten Freunden, die jederzeit zu uns stehen und uns auf Schritt und Tritt begleiten.

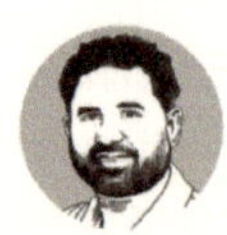

Wichtig ist, dass wir immer daran denken: Dort, wo unser Körper ohnehin eine Schwachstelle hat, manifestieren sich Beschwerden am schnellsten. Das ist jedoch bei jedem von uns eine andere Stelle. Diese Botschaften unseres Körpers sollten Patienten und Ärzte als Chance sehen. Durch aufmerksames Zuhören, gezieltes Hinterfragen und ehrliches Reflektieren können wir vielleicht gemeinsam eine neue Denkrichtung einschlagen und so den Ursachen auf die Schliche kommen. Ich bin mir sicher, dass wir Ärzte unseren Patienten auf diese Weise einen Teil ihrer Ängste nehmen können.

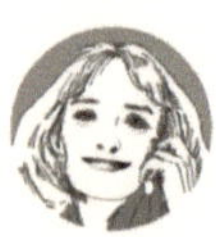

Gesundheit ist eben eine Brücke, an der Arzt und Patient jeden Tag von beiden Seiten aus bauen müssen. Ansonsten werden wir uns nie in der Mitte treffen. Und das wäre doch schade, denn es geht hier nicht um irgendetwas, sondern um unseren Körper. Der sollte uns definitiv wichtig sein, denn schließlich haben wir nur diesen einen!

Literatur:

Natürlich unser eigenes Buch, aus dem wir uns in diesem Beitrag häufig bedient haben. Neugierig geworden?

Zabar O., Kohlmann S. (2024). *Wenn der Körper zum Übersetzer wird – Redewendungen und Krankheitsbilder richtig deuten.* Telemach-Verlag, Ingelheim am Rhein.

Über die Autoren Dr. med. Omar Zabar und Sandra Kohlmann

Dr. med. Omar Zabar ist Chefarzt einer Rehabilitationsklinik und Inhaber einer orthopädischen Privatpraxis

Sandra Kohlmann ist Diplom-Übersetzerin

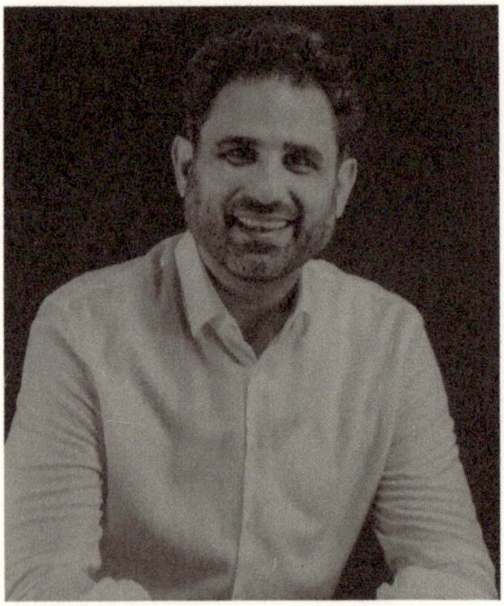

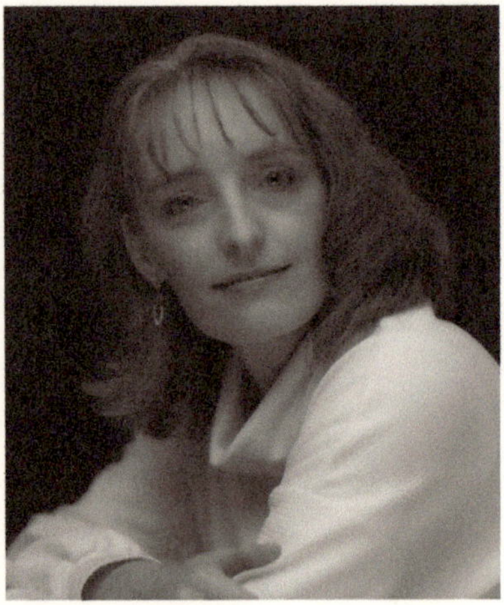

Eure wichtigste Herzensbotschaft für Gesundheit

Wenn ihr nur eine einzige Botschaft mitgeben könntet, welche wäre das?

Sandra Kohlmann: Hör auf deinen Körper, du hast schließlich nur diesen einen!

Dr. med. Omar Zabar: Lebe im Hier und Jetzt!

Eine Zeitreise

Mal angenommen, ihr könntet 15 Jahre in die Vergangenheit reisen: Was würdet ihr eurem 15 Jahre jüngeren Ich mit auf den Weg geben?

Veränderungen sind am Anfang hart, in der Mitte chaotisch – und am Ende wunderbar.

Euer Lieblingszitat zur Gesundheit
Der Körper ist der Übersetzer der Seele ins Sichtbare.
– Christian Morgenstern

Fun Fact über euch
Was ist etwas, das die Leser über euch zum Schmunzeln bringen könnte oder sie neugierig macht?
In Bezug auf den Fußballverein werden wir uns wohl nie einig.

Wie kann euch eine interessierte Person erreichen?
zabar@main-orthopaede.de
kohlmann@main-orthopaede.de
www.main-orthopaede.de
www.linkedin.com/in/dr-med-omar-zabar-600941303
www.linkedin.com/in/sandra-kohlmann-a45bb92ba

Nach diesem inspirierenden ersten Kapitel wenden wir uns gleich einem nächsten spannenden Thema zu.

Kennst du das Thema *Epigenetik*?

Mit genau diesem Thema beschäftigt sich unsere nächste Autorin, Dr. med. Julia Krahl. Sie ist Fachärztin für Kinder- und Jugendmedizin, Life Coach sowie Epigenetik-Coach. Vielleicht fragst du dich jetzt: *Was genau ist Epigenetik?*

Epigenetik ist die Wissenschaft davon, wie unsere Umwelt, unser Lebensstil und sogar unsere Gedanken die Aktivität unserer Gene beeinflussen können – ohne dass sich die eigentliche DNA-Sequenz verändert. Während wir lange dachten, dass unsere Gene unser Schicksal bestimmen, zeigt die Epigenetik, dass wir selbst Einfluss darauf haben, welche Gene an- oder ausgeschaltet werden. Ernährung, Bewegung, Stresslevel, Schlaf, aber auch unsere innere Haltung spielen dabei eine entscheidende Rolle.

Was genau ist alles in unseren Genen festgeschrieben? Und was können wir aktiv verändern? Welche Möglichkeiten haben wir, unsere Gesundheit positiv zu beeinflussen?

Mit genau diesen Fragen setzt sich Dr. med. Julia Krahl auseinander. Lass dich entführen in die Welt der Gene. Im folgenden Kapitel erhältst du spannende Informationen zu den Themen *Epigenetik* und *ganzheitliche Vitalität*. Entdecke, wie viel Einfluss du auf dein Wohlbefinden hast – viel mehr, als du vielleicht denkst.

Nun wünschen wir dir inspirierende Erkenntnisse und viel Freude beim Lesen!

Kapitel 2

Gesundheit neu definieren: ein ganzheitlicher Weg zu Vitalität und Selbstermächtigung

(Dr. Julia Krahl)

Während meiner schulmedizinischen Ausbildung lernte ich ein klares und strukturiertes Vorgehen: Zuerst erfolgt die Anamnese, darauf folgen die körperliche Untersuchung und die Diagnostik, um schließlich eine Therapie nach festen Schemata oder Leitlinien einzuleiten. Für akute Erkrankungen ist dieses Modell oft zielführend. Ein Patient mit einer Lungenentzündung profitiert von Antibiotika, ein gebrochenes Bein wird erfolgreich operiert – schnelle, wirkungsvolle Maßnahmen, die den Patienten helfen, wieder gesund zu werden.

Doch was passiert, wenn es sich nicht um akute Beschwerden, sondern um chronische Erkrankungen handelt? Solche Erkrankungen entwickeln sich leise, oft über Jahre hinweg, bevor die ersten Symptome auftreten. Sie entstehen nicht über Nacht und sind selten auf eine einzige Ursache zurückzuführen. Stattdessen sind sie das Ergebnis eines komplexen Zusammenspiels vieler Faktoren: ungesunde Ernährung, Bewegungsmangel, chronischer Stress, Umweltgifte oder soziale Belastungen. Hier stoßen die starren Modelle der Schulmedizin schnell an ihre Grenzen.

Immer wieder habe ich Patienten gefragt: »Warum glauben Sie, sind Sie krank geworden?« Die Antworten waren oft ähnlich: »Das liegt in der Familie«, »Meine Mutter hatte das auch« oder »Das ist genetisch, da kann ich nichts tun.« Solche Überzeugungen führen nicht selten dazu, dass Menschen sich als Opfer ihrer Krankheit sehen. Sie fühlen sich ausgeliefert, hoffen auf eine schnelle Lösung durch Medikamente oder Therapien – und geraten in Verzweiflung, wenn diese nicht den gewünschten Erfolg bringen. An diesem Punkt beginnt für viele die Suche nach alternativen Ansätzen, nach etwas, das nicht nur die Symptome lindert, sondern die Ursachen versteht und nachhaltig behandelt.

Ein Wendepunkt: vom Ausbrennen zur Neuausrichtung

Als Ärztin, die sowohl in Akutkliniken als auch in Rehakliniken gearbeitet hat, habe ich diese Hilflosigkeit unzählige Male miterlebt. Ich sah Patienten, die trotz modernster Diagnostik und bester Medikamente nicht wirklich gesünder wurden. Besonders in der Rehabilitation wurde mir jedoch bewusst, dass Medizin weit über die Verordnung von Medikamenten hinausgeht. Viele Patienten brauchten mehr als nur medizinische Behandlung: Sie brauchten soziale Unterstützung, Menschen, die ihnen Mut machten, und vor allem ein Verständnis für die zugrunde liegenden Glaubenssätze, die ihr Leben und ihre Krankheit beeinflussten. Noch wichtiger war ein Wandel ihres Lebensstils – in den Bereichen Ernährung, Bewegung und Stressbewältigung.

Leider stehen solche ganzheitlichen Ansätze in der Schulmedizin oft nicht im Vordergrund. Der Fokus liegt auf Medikamenten und Operationen, während Lebensstilfaktoren wie Ernährung und Stressbewältigung nur eine untergeordnete Rolle spielen. Es bleibt selten Zeit, die individuellen Lebensumstände oder Gewohnheiten eines Patienten wirklich zu verstehen. Doch wie sollen wir die Ursachen einer Erkrankung behandeln, wenn wir nur die Symptome betrachten?

Gleichzeitig erkannte ich, wie sehr auch mein eigenes Leben aus der Balance geraten war. Die langen Arbeitszeiten, die ständige Verantwortung und das Gefühl, immer für andere da sein zu müssen, führten dazu, dass ich meine eigene Gesundheit vernachlässigte. Ich fühlte mich ausgelaugt, energielos und irgendwann unfähig, anderen wirklich zu helfen. Dieser Moment wurde zum Wendepunkt. Ich begann, mein Leben zu hinterfragen, meinen Alltag zu entschleunigen und Schritt für Schritt neu auszurichten. Es war eine Reise, die nicht nur mich selbst heilte, sondern auch meine Sicht auf Gesundheit und Medizin grundlegend veränderte.

Ein neues Verständnis von Gesundheit

Wir leben in einer Zeit bahnbrechender medizinischer Errungenschaften. Herztransplantationen, hochentwickelte Medikamente und minimalinvasive Operationen haben die moderne Medizin revolutioniert. Gleichzeitig stehen wir vor einer Epidemie chronischer Krankheiten, die immer mehr Menschen in ihrem Alltag einschränken. Herz-Kreislauf-Erkrankungen, Adipositas, Diabetes, Depressionen und Autoimmunerkrankungen nehmen weltweit dramatisch zu. Diese Zivilisationskrankheiten sind zu komplex, um sie mit einem rein symptomatischen Ansatz zu behandeln.

Gesundheit ist nicht einfach die Abwesenheit von Krankheit. Sie ist ein Zustand von Energie, Vitalität und mentaler Klarheit. Sie ist ein Prozess, den wir aktiv gestalten können – durch bewusste Entscheidungen, die wir jeden Tag treffen. Um dieses Ziel zu erreichen, müssen wir unser derzeitiges »Krankheitssystem« in ein echtes Gesundheitssystem verwandeln. Eines, das Prävention, Lebensstilmedizin und Eigenverantwortung in den Mittelpunkt stellt. Die Vision ist klar: eine Gesellschaft, in der Menschen nicht nur gesund bleiben wollen, sondern regelrecht »süchtig« nach Gesundheit werden – in der sie aktiv danach streben, das Beste aus ihrem Leben herauszuholen.

Epigenetik: Deine Gene sind nicht dein Schicksal

Hast du schon einmal gehört, dass deine Gene bestimmen, ob du krank wirst? Vielleicht glaubst du, dass bestimmte Krankheiten in deiner Familie »vorprogrammiert« sind und du wenig dagegen tun kannst. Doch die Wissenschaft der Epigenetik zeigt uns, dass diese Vorstellung so nicht stimmt. Unsere Gene sind nicht wie ein starrer Bauplan, der unveränderlich ist. Sie sind vielmehr wie ein Buch, in dem zwar alle Kapitel geschrieben sind, aber nicht alle gelesen werden müssen. Welche Abschnitte tatsächlich aktiviert werden, hängt von äußeren Einflüssen ab – und diese hast du oft selbst in der Hand.

Die Epigenetik beschäftigt sich genau damit: Wie können Umweltfaktoren, Ernährung, Bewegung, Stress und sogar unsere

Gedanken und Emotionen die Aktivität unserer Gene steuern? Es ist, als ob Schalter ein- oder ausgeschaltet werden, die beeinflussen, ob bestimmte Gene aktiv sind oder nicht. Dies bedeutet, dass du durch deinen Lebensstil Einfluss darauf nehmen kannst, ob gesundheitsfördernde oder krankheitsfördernde Prozesse in deinem Körper stattfinden.

Wie dein Lebensstil deine Gene beeinflusst

Ein zentraler Mechanismus der Epigenetik ist die sogenannte DNA-Methylierung. Dabei werden kleine chemische Gruppen – Methylgruppen – an deine DNA angeheftet. Diese wirken wie Schalter: Sie können Gene aktivieren oder stilllegen. Beispielsweise können entzündungsfördernde Gene durch eine gesunde Ernährung und regelmäßige Bewegung deaktiviert werden, während ein ungesunder Lebensstil diese Gene verstärkt »einschalten« kann. Deine täglichen Entscheidungen – was du isst, wie du dich bewegst, wie du mit Stress umgehst – hinterlassen also buchstäblich Spuren in deinem Körper.

Ein weiterer Mechanismus ist die sogenannte Histon-Modifikation. Deine DNA ist um Proteine, die Histone, gewickelt. Wie eng oder locker diese Wicklung ist, entscheidet, ob ein bestimmtes Gen abgelesen wird oder nicht. Auch dieser Prozess wird durch äußere Einflüsse gesteuert. So können zum Beispiel Antioxidantien aus Obst und Gemüse eine lockere Wicklung fördern, die gesundheitsfördernde Gene aktiviert, während Umweltgifte die DNA fest verschließen und ihre Aktivität hemmen.

Vielleicht fragst du dich jetzt: »Was bedeutet das konkret für mich?« Es bedeutet, dass jede Mahlzeit, die du zu dir nimmst, jede Stunde, die du dich bewegst, und sogar deine Fähigkeit, mit Stress umzugehen, deine Gesundheit langfristig beeinflussen können – bis hin auf die Ebene deiner Gene. Diese Erkenntnis ist unglaublich inspirierend, denn sie zeigt, dass du über viel mehr Kontrolle über deine Gesundheit verfügst, als du vielleicht gedacht hast.

Chronische Krankheiten durch epigenetische Veränderungen verstehen

Chronische Krankheiten wie Diabetes, Herz-Kreislauf-Erkrankungen oder Autoimmunerkrankungen sind oft das Ergebnis von epigenetischen Veränderungen, die sich über Jahre hinweg aufbauen. Es sind nicht nur deine Gene, die dich krank machen – es ist das Zusammenspiel aus Veranlagung und deinem Lebensstil. Zum Beispiel kann eine Ernährung mit viel Zucker und verarbeiteten Lebensmitteln Gene aktivieren, die Entzündungen fördern, während eine nährstoffreiche, entzündungshemmende Ernährung diese Prozesse beruhigen kann.

Auch Stress spielt eine zentrale Rolle. Chronischer Stress setzt deinen Körper unter Dauerbelastung und kann Gene aktivieren, die Entzündungen und hormonelle Ungleichgewichte fördern. Gleichzeitig hemmt Stress die Aktivität von Genen, die für die Reparatur von Zellen und die Regeneration zuständig sind. Ein stressfreieres Leben kann hingegen dazu führen, dass sich dein Körper auf zellulärer Ebene regeneriert.

Selbst Schlaf beeinflusst deine Gene. Während du schläfst, laufen im Körper essenzielle Reparaturprozesse ab. Schlafmangel hingegen stört diese Prozesse und aktiviert Gene, die Entzündungen fördern und die Alterung beschleunigen.

Biohacking: dein Weg zur Selbstoptimierung

Biohacking ist weit mehr als nur ein Trend – es ist eine bewusste Entscheidung, die Kontrolle über deine Gesundheit und Leistungsfähigkeit selbst zu übernehmen. Es geht darum, die Prozesse in deinem Körper und Geist besser zu verstehen und gezielt zu optimieren. Anstatt passiv auf Medikamente oder äußere Einflüsse zu reagieren, kannst du aktiv Einfluss darauf nehmen. Und oft sind es die kleinen Veränderungen, die langfristig den größten Unterschied machen.

Mit Biohacking kannst du nicht nur deine Vitalität steigern, sondern auch mentale Klarheit gewinnen und deine Gesundheit nachhaltig verbessern. Lass uns gemeinsam erkunden, wie du diese Strategien in deinen Alltag integrieren kannst.

Schlaf: der Schlüssel zur nächtlichen Regeneration

Schlaf ist weit mehr als Ruhe – es ist die Grundlage für körperliche und mentale Regeneration. Während du schläfst, durchläuft dein Körper essenzielle Reparaturprozesse: Die beschädigte DNA wird repariert, toxische Stoffe werden abgebaut und Hormone werden reguliert. Ein regelmäßiger und erholsamer Schlafzyklus hilft deinem Körper, Energie zu tanken und die Gesundheit deiner Zellen zu bewahren. Wenn jedoch Schlafmangel oder unruhiger Schlaf diese Prozesse stören, können Gene aktiviert werden, die Entzündungen und Alterungsprozesse fördern.

Um deinen Schlaf zu verbessern, ist es hilfreich, eine feste Schlafroutine zu etablieren. Dein Körper liebt Routine, daher solltest du möglichst jeden Tag zur gleichen Zeit ins Bett gehen und aufstehen. Das schafft einen natürlichen Rhythmus, der deine innere Uhr unterstützt. Außerdem ist es wichtig, eine Umgebung zu schaffen, die deinen Schlaf fördert. Ein dunkler, ruhiger Raum mit einer angenehmen Temperatur hilft deinem Körper, sich auf die nächtliche Regeneration einzustellen. Abends solltest du auf blaues Licht von Bildschirmen verzichten, da es die Produktion von Melatonin – deinem Schlafhormon – hemmt.

Auch Rituale können dir helfen, besser einzuschlafen. Eine kurze Meditation, ein warmes Bad oder das Lesen eines beruhigenden Buches können dir helfen, den Tag hinter dir zu lassen und in den Schlafmodus zu wechseln. Schlaf ist keine Zeitverschwendung, sondern eine wertvolle Investition in deine Gesundheit. Wenn du deinem Körper die Ruhe gibst, die er braucht, wird er es dir mit mehr Energie, mentaler Klarheit und einem stärkeren Immunsystem danken.

Bewegung: die Aktivierung deiner Langlebigkeitsgene

Bewegung ist ein mächtiges Werkzeug, um deine Gesundheit zu fördern. Sie ist weit mehr als nur ein Mittel, um Kalorien zu verbrennen. Regelmäßige körperliche Aktivität aktiviert Gene, die mit Regeneration, Entzündungshemmung und Langlebigkeit in Verbindung stehen. Und das Beste daran ist, dass du dafür kein Hochleistungssportler sein musst. Schon moderate Bewegung kann eine tiefgreifende Wirkung auf deinen Körper haben.

Um Bewegung in deinen Alltag zu integrieren, kannst du dir einfache, aber effektive Gewohnheiten aneignen. Beispielsweise kann ein täglicher Spaziergang an der frischen Luft, das Treppensteigen anstelle des Aufzugs oder ein paar morgendliche Dehnübungen bereits einen großen Unterschied machen. Dabei ist es auch hilfreich, auf Abwechslung zu setzen. Eine Kombination aus Ausdauertraining, wie Laufen oder Radfahren, und Krafttraining sowie achtsamen Bewegungen, wie Yoga oder Tai-Chi, kann dir helfen, unterschiedliche Bereiche deines Körpers zu stärken. Dabei ist es jedoch wichtig, dass du auf deinen Körper hörst und dich nicht überforderst. Eine Balance zwischen Aktivität und Regeneration ist entscheidend.

Bewegung gibt dir nicht nur Energie für den Alltag, sondern fördert auch die Ausschüttung von Endorphinen – den sogenannten Glückshormonen. Sie helfen dir, dich nicht nur körperlich fitter, sondern auch mental ausgeglichener zu fühlen.

Die stille Epidemie: Silent Inflammations

Stille Entzündungen sind ein oft übersehener, aber mächtiger Gegner deiner Gesundheit. Anders als akute Entzündungen, die sichtbare Symptome wie Schmerzen oder Schwellungen hervorrufen, wirken stille Entzündungen im Verborgenen. Sie entwickeln sich schleichend und können über Jahre hinweg großen Schaden anrichten, ohne dass du sie bemerkst.

Diese Entzündungen entstehen häufig durch eine Kombination aus schlechter Ernährung, Bewegungsmangel, chronischem Stress,

Schlafmangel und Umweltgiften. Besonders problematisch ist ein Ungleichgewicht in der Fettsäure-Balance. Wenn deine Ernährung zu viele entzündungsfördernde Omega-6-Fettsäuren enthält – zum Beispiel aus Sonnenblumen- oder Maisöl – und gleichzeitig zu wenig entzündungshemmende Omega-3-Fettsäuren – zum Beispiel aus Wildfangfisch, Algen, Leinöl oder Walnüssen – begünstigt dies stille Entzündungen. Diese Entzündungen entstehen häufig durch eine Kombination aus schlechter Ernährung, Bewegungsmangel, chronischem Stress, Schlafmangel und Umweltgiften. Besonders problematisch ist ein Ungleichgewicht in der Fettsäure-Balance. Wenn deine Ernährung zu viele entzündungsfördernde Omega-6-Fettsäuren enthält – zum Beispiel aus Sonnenblumen- oder Maisöl – und gleichzeitig zu wenig entzündungshemmende Omega-3-Fettsäuren – zum Beispiel aus Wildfangfisch, Algen, Leinöl oder Walnüssen – begünstigt dies stille Entzündungen.

Die Auswirkungen dieser Entzündungen sind tiefgreifend. Sie können die Grundlage für Herz-Kreislauf-Erkrankungen, Diabetes Typ 2, Autoimmunerkrankungen wie Rheuma oder Hashimoto sowie neurodegenerative Erkrankungen wie Alzheimer bilden. Außerdem beeinflussen sie die Zellmembranen, die jede Zelle deines Körpers umgeben. Diese Membranen regulieren, welche Nährstoffe in die Zellen gelangen und welche Abfallstoffe ausgeschieden werden. Ein Mangel an Omega-3-Fettsäuren kann die Flexibilität der Zellmembranen beeinträchtigen und so die Zellfunktionen erheblich stören.

Das Mikrobiom: dein inneres Gesundheitssystem

Dein Mikrobiom, die Gemeinschaft von Mikroorganismen in deinem Darm, ist ein weiterer zentraler Faktor für deine Gesundheit. Es steuert nicht nur deine Verdauung, sondern auch dein Immunsystem, die Produktion von Neurotransmittern wie Serotonin und die Regulation von Entzündungen. Ein gesundes Mikrobiom ist entscheidend, um stille Entzündungen zu reduzieren und dein Wohlbefinden zu fördern.

Ein gestörtes Mikrobiom, das häufig durch Antibiotika, Zucker, stark verarbeitete Lebensmittel oder chronischen Stress verursacht wird, kann zu einem sogenannten »Leaky Gut« führen. Dabei wird die Darmwand durchlässig, sodass Schadstoffe in den Blutkreislauf gelangen. Dies kann stille Entzündungen auslösen und Autoimmunerkrankungen begünstigen.

Um dein Mikrobiom zu unterstützen, kannst du Lebensmittel in deine Ernährung integrieren, die es stärken. Probiotische Lebensmittel wie Sauerkraut, Kimchi oder Kefir liefern gesunde Bakterien, die deine Darmflora regenerieren. Gleichzeitig bieten präbiotische Lebensmittel wie Hafer, Zwiebeln oder Knoblauch den guten Bakterien die Nahrung, die sie brauchen, um sich zu vermehren. Es ist auch wichtig, Zucker und stark verarbeitete Lebensmittel zu meiden, da diese das Wachstum schädlicher Bakterien fördern.

Ein gesundes Mikrobiom stärkt dein Immunsystem, fördert eine stabile Verdauung und verbessert dein mentales Wohlbefinden. Es ist der Schlüssel zu einem ausgeglichenen und gesunden Leben.

Omega-3: der Entzündungshemmer für deine Gesundheit

Wie bereits im vorigen Kapitel erwähnt, gehören Omega-3-Fettsäuren zu den effektivsten natürlichen Entzündungshemmern. Diese essenziellen Fette wirken direkt auf entzündungsfördernde Prozesse und fördern die Flexibilität deiner Zellmembranen. Dadurch verbessern sie die Zellkommunikation und unterstützen die Fähigkeit deiner Zellen, Nährstoffe aufzunehmen und Abfallstoffe auszuscheiden.

Die regelmäßige Aufnahme von Omega-3-Fettsäuren kann stillen Entzündungen entgegenwirken, das Risiko von Herz-Kreislauf-Erkrankungen senken und die mentale Gesundheit stärken. Sie unterstützen deine Gehirnzellen und können bei der Vorbeugung oder Behandlung von Depressionen und Angstzuständen helfen. Wenn du nicht regelmäßig fetten Fisch wie Lachs oder Makrele isst, kann ein hochwertiges Omega-3-Supplement eine gute Alternative sein.

Intermittierendes Fasten und ketogene Ernährung: der zelluläre Reset

Intermittierendes Fasten und die ketogene Ernährung gehören zu den wirkungsvollsten Biohacking-Methoden, um deinem Körper die Möglichkeit zu geben, sich zu regenerieren und stille Entzündungen effektiv zu bekämpfen. Beide Ansätze nutzen die natürlichen Mechanismen deines Körpers, um Heilungs- und Erneuerungsprozesse zu aktivieren.

Beim intermittierenden Fasten wechselst du bewusst zwischen Phasen des Essens und Phasen des Fastens. Ein beliebtes Muster ist das sogenannte 16:8-Protokoll, bei dem du über 16 Stunden fastest und innerhalb der verbleibenden 8 Stunden deine Mahlzeiten zu dir nimmst. Während der Fastenzeit passiert etwas Beeindruckendes in deinem Körper: Die Autophagie wird aktiviert. Dieser natürliche Reinigungsprozess ermöglicht es deinen Zellen, beschädigte Bestandteile abzubauen und zu recyceln. Dabei werden Abfallstoffe entfernt und Platz für neue, funktionale Zellstrukturen geschaffen. Die Autophagie schützt deine Zellen nicht nur vor Schäden, sondern fördert auch die Heilung und Regeneration auf tiefster Ebene.

Die ketogene Ernährung ergänzt diese Prozesse auf ideale Weise. Bei dieser Ernährungsform reduzierst du die Aufnahme von Kohlenhydraten drastisch, während du gleichzeitig hochwertige Fette als Hauptenergiequelle nutzt. Dadurch gelangt dein Körper in den Zustand der Ketose, in dem er Fett in sogenannte Ketonkörper umwandelt. Diese Ketonkörper dienen nicht nur als eine effiziente Energiequelle, sondern haben auch entzündungshemmende Eigenschaften, die stillen Entzündungen entgegenwirken. Zusätzlich verbessern sie die Leistung deines Gehirns und fördern mentale Klarheit und Konzentration.

Die Kombination von intermittierendem Fasten und der ketogenen Ernährung bringt deinem Körper zahlreiche Vorteile. Gemeinsam tragen sie dazu bei, stille Entzündungen zu reduzieren und die Regeneration deiner Zellen zu fördern. Darüber hinaus helfen sie, deinen Blutzuckerspiegel zu stabilisieren und die Insulinsensitivität zu verbessern, was besonders wichtig für die Prävention und Behandlung von Stoffwechselstörungen ist. Dein Gehirn profitiert ebenfalls von dieser Kombination, da die Ketonkörper eine konstante und saubere Energiequelle darstellen. Dies führt zu einer gesteigerten mentalen Leistungsfähigkeit, besserer Konzentration und einem Gefühl von geistiger Klarheit.

Intermittierendes Fasten und die ketogene Ernährung sind keine kurzfristigen Diäten, sondern kraftvolle Werkzeuge, die dir helfen können, deinen Körper in Balance zu bringen, Krankheiten vorzubeugen und dein Wohlbefinden auf ein völlig neues Niveau zu heben. Sie zeigen, wie stark du durch bewusste Entscheidungen die Kontrolle über deine Gesundheit zurückgewinnen kannst.

Die Vision einer gesunden Gesellschaft

Stell dir vor, wir würden in einer Welt leben, in der Gesundheit nicht nur das Fehlen von Krankheit ist, sondern ein Zustand von Vitalität und Lebensfreude. In dieser Vision würden Menschen nicht passiv auf Heilung warten, sondern aktiv ihre Gesundheit gestalten. Sie würden Ernährung, Bewegung und Stressmanagement nutzen, um ihre Biologie zu optimieren – mit dem Ziel, das Beste aus ihrem Leben herauszuholen.

Diese Vision beginnt bei jedem Einzelnen. Es geht darum, Verantwortung für die eigene Gesundheit zu übernehmen und sich die Werkzeuge anzueignen, die uns die moderne Wissenschaft bietet. Biohacking, Mikrobiom-Pflege, Omega-3-Supplementierung, Fasten und ketogene Ernährung – all das sind Ansätze, die dich auf diesem Weg unterstützen können.

Doch in unserer heutigen Gesellschaft wird häufig suggeriert, dass Gesundheit käuflich sei. Viele greifen zu Medikamenten, um Symptome zu lindern, anstatt die wahren Ursachen ihrer Beschwerden zu hinterfragen. Die Verantwortung für das eigene Wohlbefinden wird oft erst übernommen, wenn ernsthafte gesundheitliche Probleme auftreten. Genau hier setze ich mit meinem Coaching an. Ich bin überzeugt, dass der Schlüssel zu nachhaltiger Gesundheit und einem verlangsamten Alterungsprozess in einer bewussten Ernährungs- und Lebensstilumstellung liegt.

Dein Weg zur Selbstermächtigung

Möchtest du diese Strategien in dein Leben integrieren, aber weißt nicht, wo du anfangen sollst? Genau dafür bin ich da. Mein Coaching unterstützt dich dabei, individuelle Lösungen für deine Gesundheit zu finden. Gemeinsam analysieren wir, welche Bereiche in deinem Leben Aufmerksamkeit brauchen, und entwickeln einen Plan, der auf dich zugeschnitten ist.

Ich helfe dir, nicht nur Wissen über gesunde Ernährung zu erlangen, sondern auch deine Verhaltensmuster rund ums Essen zu verstehen. Viele Menschen kämpfen mit Heißhungerattacken, emotionalem Essen oder der ständigen Versuchung durch ungesunde Lebensmittel. In meinem Coaching analysieren wir diese Muster und ich gebe dir Werkzeuge an die Hand, um diese zu durchbrechen. Durch eine bewusste Umstellung auf die ketogene Ernährung und das intermittierende Fasten wirst du schnell spüren, wie dein Körper und Geist an Energie gewinnen.

Eine mehrwöchige ketogene Phase hilft deinem Körper, von der Zucker- auf die Fettverbrennung umzuschalten. Dabei werden nicht nur Fettreserven abgebaut, sondern auch schädliche Stoffe aus dem Körper eliminiert. Dies führt zu einem Energie-Boost, besserem Schlaf und einer gesteigerten mentalen Klarheit. Ergänzend dazu wirst du lernen, deinen Insulinspiegel zu stabilisieren und Heißhungerattacken zu vermeiden.

Ich begleite dich Schritt für Schritt – von der Erstellung deines Ernährungsplans über Einkaufshilfen bis hin zur Integration weiterer gesundheitsförderlicher Routinen wie Stressmanagement und Bewegung. Mein Ziel besteht darin, dir zu einem energiegeladenen, gesunden Leben zu verhelfen, in dem du nicht nur funktionierst, sondern wirklich aufblühst.

Meine Rolle als Coach

Ich bin überzeugt, dass du mit meiner Unterstützung dein Wunschgewicht, mehr Energie und mentale Stärke erreichen kannst. Dabei geht es nicht um eine schnelle Diät, sondern um einen langfristigen, nachhaltigen Lebensstilwandel. Du wirst lernen, bewusster zu essen, dich von der Lebensmittelindustrie unabhängig zu machen und neue, gesunde Routinen in deinen Alltag zu integrieren.

Durch mein Coaching wirst du nicht nur deine körperlichen Ziele erreichen, sondern auch ein neues Bewusstsein für dich selbst entwickeln. Gemeinsam schaffen wir die Basis für ein Leben voller Energie, Vitalität und Lebensfreude.

Bist du bereit für deine Transformation?

Wenn du bereit bist, Verantwortung für deine Gesundheit zu übernehmen und deinen Lebensstil nachhaltig zu verändern, dann begleite ich dich gerne auf diesem Weg. Mein Coaching ist individuell, praxisnah und alltagstauglich – perfekt abgestimmt auf deine Bedürfnisse.

Weitere Informationen und vertiefende Inhalte zur ketogenen Ernährung findest du im Onlinebereich des Buches. Dort erhältst du praktische Anleitungen, Rezepte und wertvolle Tipps für deinen erfolgreichen Weg zu mehr Gesundheit und Wohlbefinden.

Lass uns gemeinsam den ersten Schritt in Richtung deines neuen Lebensgefühls gehen – für ein gesundes, energiegeladenes und erfülltes Leben!

Über die Autorin Dr. med. Julia Krahl

Fachärztin für Kinder- und Jugendmedizin, Life Coach & Epigenetik-Coach

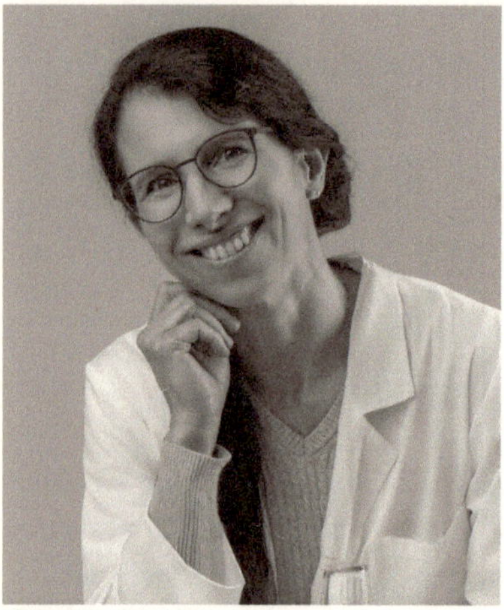

© *Regina Djankonov*

Meine wichtigste Herzensbotschaft für Gesundheit

»Gesundheit beginnt bei dir selbst. Übernimm Verantwortung und gestalte aktiv deinen Lebensstil – für mehr Energie, Lebensfreude und ein langes, gesundes Leben.«

Gesundheit ist keine Frage des Geldes, sondern der Selbstverantwortung. Durch bewusste Entscheidungen und einen gesunden Lebensstil kann jeder aktiv dem Veränderungsprozess entgegenwirken.

Eine Zeitreise

Wenn ich 15 Jahre in die Vergangenheit reisen könnte, würde ich meinem jüngeren Ich Folgendes mitgeben:

»Hör mehr auf deine innere Stimme und habe den Mut, neue Wege zu gehen – auch wenn sie unkonventionell erscheinen. Gesundheit ist kein kurzfristiges Ziel, sondern eine bewusste Entscheidung, die du täglich triffst. Pflege deinen Körper und Geist, bevor Krankheit entsteht.«

Ich hätte gerne früher gewusst, wie wichtig eine ganzheitliche Betrachtung von Gesundheit ist – und dass Prävention stärker ist als jede Behandlung.

Mein Lieblingszitat zum Thema *Gesundheit*
»Be the change you want to see in the world.« – Mahatma Gandhi

Veränderung beginnt in uns selbst. Als Coach möchte ich ein Vorbild sein und meine Klienten zur Eigenverantwortung inspirieren.

Fun Fact über mich
Manche mögen mich für verrückt halten – und das ist völlig in Ordnung!

Ich folge meiner Leidenschaft und mache, was ich für richtig halte. Als unerschütterlicher Optimist lasse ich mich von Rückschlägen nicht entmutigen – Grenzen existieren nur im Kopf. Mein Ziel: Gesellschaft und Gesundheitssystem nachhaltig verändern – für mehr Eigenverantwortung und ein besseres Leben.

Wie du mich erreichen kannst
Digitale Visitenkarte: https://hagu.info/krahl-coaching

Hier findest du alle Informationen zu Angeboten sowie Kontaktmöglichkeiten. Lass uns gemeinsam in Richtung Selbstermächtigung und ganzheitlicher Gesundheit gehen!

Wenn wir das Thema *Ganzheitliche Gesundheit* anschauen, dann darf eines nicht fehlen – das Thema *Geld*. Doch ist dir schon einmal aufgefallen, dass über den Zusammenhang zwischen Geld beziehungsweise Geldmangel und Gesundheit selten gesprochen wird? Gesundheit sollte für jeden Menschen bezahlbar sein – so die Theorie. Doch leider sieht es in der Praxis oft ganz anders aus.

Wer genug Geld hat, kann sich eher gesündere Lebensmittel sowie Nahrungsergänzungen kaufen und andere Ärzte, Heilpraktiker sowie alternative Therapien leisten als jemand, bei dem das Geld knapp ist. Doch es kommt noch ein weiterer Aspekt hinzu: Wer (Geld-)Sorgen hat, wird eher krank ... denn Sorgen, Nöte und Probleme schwächen das Immunsystem.

Unsere nächste Autorin – Carina Fülle – hat es selbst erlebt.

Geldmangel und Existenzängste haben dafür gesorgt, dass sie immer wieder krank und zeitweise arbeitsunfähig wurde. Notwendige Therapien, Heilmittel und Nahrungsergänzungen, die sie wieder in ihre Kraft gebracht hätten, konnte sie sich nicht leisten. An einem ihrer absoluten emotionalen Tiefpunkte geschah etwas sehr Besonderes … doch lies selbst und lass dich von der faszinierenden Geschichte dieser besonderen Autorin verzaubern.

Kapitel 3
Armut macht krank und Krankheit macht arm
(Carina Fülle)

Ich öffne die Kühlschranktür und blicke in erschreckend weiß gleißende Leere, aus der mich eine einsame, leuchtend rote, pralle Tomate anstrahlt.

Einen Wimpernschlag später spüren meine Finger etwas unangenehm Flüssiges in der Hand, die nach der Tomate gegriffen hat.

Mir kommen die Tränen, als mir klar wird, dass ich diese am Boden zermatschte Tomate nicht mehr essen kann.

Erschöpft sinke ich in meinen Korbsessel, und mir schießt der Satz »Armut macht krank und Krankheit macht arm« durch den Kopf.

Meine Existenzängste fangen an, sich faltig in mein Gesicht zu graben und die tiefen Schatten unter meinen Augen bleiben auch meinen erwachsenen Söhnen nicht verborgen, die sich inzwischen Sorgen um mich machen.

Ich habe das Gefühl, als würde sich der Stress der letzten Monate toxisch auf jede meiner Zellen auswirken. Wie viele Fehler habe ich in meinem Leben gemacht, sodass ich jetzt an diesem Punkt stehe?

Mein Angestelltengehalt reicht nicht mehr aus. Meine Ausgaben habe ich bereits maximal minimiert und ein Umzug ist unbezahlbar. Ich brauche ein zusätzliches Einkommen.

Diszipliniert baue ich mir täglich ab fünf Uhr morgens meine Selbstständigkeit auf. Ab sieben Uhr folgt meine Morgenroutine: Yoga, Walking, eine heiße Dusche, Journaling. Pünktlich um neun Uhr geht es weiter mit meinem Brotjob.

17 Uhr. Overloaded vom Tag klappe ich den Firmenrechner zu. Ich erhole mich etwas, dann stehen ab 20 Uhr E-Mail-Marketing, Social-Media-Posts, YouTube-Videos und Webinare erstellen auf dem Tagesplan. Bis Mitternacht quäle ich mich noch durch einen teuren

Online-Lehrgang. 14- bis 16-Stunden-Tage. Jeden Tag. Wie lange halte ich das noch durch?

Seufzend versenke ich die vergammelte Tomate im Müll, setze mir ein paar fade Nudeln zum Mittag auf, falle erneut in meinen Korbsessel und stütze resigniert die Hände auf mein Kinn.

»Wer um alles in der Welt hat das Geld und all das Elend dieser Welt eigentlich erfunden?«, frage ich mich erschöpft und suche einen Verantwortlichen.

»Liebes Geld, können wir mal miteinander reden?«, geht es mir unvermittelt durch den Kopf. Innerlich muss ich über diese Idee lachen.

»Lustig, was willst du wissen?«, denkt es da plötzlich in mir.

Ich bin gerade so in meinem Film, in meiner Opferrolle, dass ich mich zunächst nicht weiter wundere und völlig unbedarft das Gespräch fortsetze. Ganz so, als würde ein weiser Freund mir gegenüber am Küchentisch bei einem Glas Rotwein sitzen, das in Wirklichkeit ein labbriges Glas Wasser ist.

»Erst einmal danke, danke, liebes Geld, dass du dich auf ein Gespräch mit mir einlässt. Ich habe so viele Fragezeichen im Kopf!«

»Es kommt selten vor, dass ein Mensch mit mir spricht«, denkt es da mit tiefer Stimme in mir weiter. »Ich freue mich, dass du mich freundlich angesprochen hast.«

Ich hatte das liebe Geld freundlich angesprochen? Echt jetzt? Es war mir, als hätte ich das Geld, froh darüber, einen Verantwortlichen für Elend, Krankheit, Kriminalität und Mühsal auf dieser Welt gefunden zu haben, ruppig angeblafft.

»Die meisten Menschen auf diesem Planeten sprechen nicht mit mir«, fährt das liebe Geld fort. »Sie sprechen nur ÜBER mich und das sehr schlecht. Oder sie beschimpfen mich. Oder sie bekommen Beklemmungen, wenn sie an mich denken. Auch nicht besser.

Doch zurück zu dir: Was war deine eigentliche Frage, als du mit mir reden wolltest?«

Überrascht über diese Äußerungen muss ich mich erst einmal sammeln, bevor ich das Gespräch fortsetze.

»Was kann ich tun, damit mich meine Geldsorgen nicht weiter krank machen? Und was kann ich tun, damit du im Überfluss zu mir kommst?«

Das liebe Geld antwortet wie aus der Pistole geschossen. »Übernimm, verdammt noch mal, die Verantwortung für dein Leben und komm heraus aus deiner Opferhaltung. Hör auf mit deinem Mangeldenken. Sieh endlich die Fülle, die dich trotz allem noch umgibt. Fühle Dankbarkeit für alles, was in deinem Leben da ist.

Und liebe mich einfach«, fügt das liebe Geld nach einer kurzen Pause unerwartet sanft hinzu. Ich halte verdutzt die Luft an.

»Ich soll dich lieben? Sehr gerne, das klingt einfach. Aber warum?«

»Überall im Kosmos gibt es Liebe im Überfluss. Die Liebe gibt euch Inspiration, Schaffenskraft und Motivation. Liebe verbindet eure Herzen. Doch ihr Menschen auf der Erde tut euch meist unfassbar schwer, eine tiefe Liebe zu allem, was euch umgibt, zu empfinden. Für eure Liebe zu mir gilt das ganz besonders.

Wo ihr die Liebe und das Licht ausgesperrt habt, dort entsteht das Fundament für all euer Leiden auf Erden.«

»Komisch, ich fange an zu glauben, dass du wirklich mit mir sprichst und ich mir das hier nicht nur einbilde.«

Ich warte, ob das liebe Geld zu diesem Gedanken etwas sagt.

»Hallo, liebes Geld? Bist du noch da?«

»Selbstverständlich! Ich bin immer da! Die Frage ist nur, ob der Mensch in dir mich wahrnimmt, ob du auf Empfang eingestellt bist.«

Ich habe das Gefühl, als hätte ich ein echtes Gegenüber. In diesem Augenblick wird mir schlagartig bewusst, dass es nicht normal ist, sich in dieser Weise seine Gedanken über philosophische Themen zu machen.

Da ich befürchte, gerade eine psychische Auffälligkeit zu entwickeln, beende ich mein Zwiegespräch und bleibe verwirrt zurück.

Die Gesetze des Geldes

Einige Tage später passiert etwas Seltsames. Bei einem Blick auf mein Konto stelle ich erfreut fest, dass ich einen völlig unerwarteten

Zahlungseingang habe, mit dem ich nicht hatte rechnen können. Große Erleichterung für den Moment! Was aber ebenso seltsam ist: Ich fühle wieder diese zweite Stimme in mir, die mich aufmunternd anspricht.

»Und jetzt sprechen wir mal über die Gesetze des Geldes!«

»Häh?«

»Komm schon, du hast doch bereits erfahren, dass es die ›Gesetze des Geldes‹ gibt.«

»Ja, diese Erkenntnis hatte mich überwältigt. Vielleicht habe ich dich deswegen gefragt, ob wir einmal reden können. Weil ich alles über diese Gesetze wissen will. Ich stelle mir das so ähnlich vor wie das mit den kosmischen oder hermetischen Gesetzen. Von denen weiß ich zwar auch, dass es sie gibt, ebenso wie es die physikalischen Naturgesetze gibt, die jedes Kind schon in der Schule lernt. Aber allem Anschein nach raffe ich weder die kosmischen noch die Geldgesetze.«

»Ja, diese Gesetze gibt es. Doch nur wenige Menschen verstehen diese Gesetzmäßigkeiten, nach denen ich fließe, und dass alles sehr eng miteinander verwoben ist. Viele Menschen denken, dass ich ›böse‹ bin. In Wirklichkeit bin ich neutral.«

»Das habe ich schon einmal gehört. Das ist wohl so wie mit dem Feuer: Es kann mich wärmen, und ich kann damit etwas zu essen kochen. Feuer kann aber auch ganze Städte vernichten.«

»Richtig. Also: Was hast du über die Gesetze des Geldes erfahren?«

Kurz bevor ich gestern erschöpft in einen unruhigen Schlaf fiel, hatte ich mir ein Webinar zum Thema *Geld* angesehen. Ich fasse also die Thesen kurz zusammen, selbst wenn ich so meine Zweifel daran habe:

»Geld ist Energie, die fließt. Geld fließt, ebenso wie Energie, durch das Gesetz der Anziehung. Es fließt entweder zu uns hin – oder von uns weg. Je nachdem, was wir über Geld denken und fühlen, was wir damit verbinden und – natürlich – wie wir handeln.

Geld an sich ist jedoch neutral. Erst durch meine Bewertungen bekommt Geld die Macht, die ich ihm zugestehe. Geld hat eine spirituelle Komponente.«

Diese These verstehe ich, zugegebenermaßen, nicht einmal im Ansatz. Nichts ist doch so materiell wie Geld, oder nicht? Ich fahre fort:

»Mangelbewusstsein und Energiemangel fördern Geldmangel. Beides kann uns in Armut führen und krank machen. Andersherum können Krankheit und daraus entstehender Energieverlust dazu führen, dass wir immer weniger Geld verdienen können oder es sogar verlieren.«

Bis hierhin kann ich den Punkt ja noch nachvollziehen. Aber dann wird es mir suspekt.

»Gleichzeitig können tiefe Dankbarkeit für das, was ist, sowie das Gefühl der Fülle das Geld zu uns fließen lassen.

Die Geldmenge spiegelt unter anderem das Selbstvertrauen und die Selbstliebe eines Menschen wider.«

Hier stelle ich mir jetzt echt die Frage: Wenn DAS stimmt, haben alle Reichen ein extrem hohes Selbstvertrauen und Selbstliebe, während alle Menschen mit Geldmangel zu wenig Selbstvertrauen und zu viele Selbstzweifel haben?

Eine Antwort bleibt mir vorerst vorenthalten.

»Alles hängt miteinander zusammen. Erst kommen die Menschen, dann das Geld und ganz zum Schluss die Dinge.«

Ich frage mich auch hier: Heißt das, wenn ich den Satz umgekehrt lebe und Schulden mache, dass das Geld dann von mir wegfließt? Eben, weil ich dieses Gesetz nicht beherzige?

Dabei fällt mir ein, dass das einzige Gute an meiner finanziellen Situation ist, dass ich keine Schulden habe. Auch gut: Konsum um des Kaufens willen oder Materielles als Statussymbol waren mir nie wichtig, und Persönlichkeits-Trainer sagen es immer wieder: Die meisten von uns gehen nur widerwillig zu ihrer Arbeit. Ein notwendiges Übel eben. Sie verdienen ihr Geld ohne Hingabe und Liebe. Das Geld, das sie verdienen, reicht oft nur zum Überleben. Nicht, um zu leben.

Um es mit Dave Ramseys Worten zu sagen: »Wir kaufen uns Dinge, die wir nicht brauchen, mit Geld, das wir nicht haben, um vor Leuten zu protzen, die wir nicht einmal mögen.«[1]

Wir tauschen Zeit, unsere Lebenszeit, gegen Geld. Doch beides rinnt uns durch die Hände – ebenso wie unsere Energie. Ohne sie fühlen wir uns schwach, anfällig für Krankheiten.

Im schlimmsten Fall bleibt ein ausgebrannter, kranker Körper. Ein Leben am Existenzminimum, voller Reue über verpasste Erlebnisse. Vielleicht sogar Einsamkeit, weil Arbeit, Krankheit und Verbitterung die Familie und Freunde entfremdet haben.

Um meine trüben Gedanken zu vertreiben, spreche ich das liebe Geld wieder an.

---

1 Das Zitat »Wir kaufen uns Dinge, die wir nicht brauchen, mit Geld, das wir nicht haben, um vor Leuten zu protzen, die wir nicht einmal mögen« wird oft fälschlicherweise verschiedenen Personen zugeschrieben, unter anderem Tyler Durden, einer Figur aus Fight Club (1996) von Chuck Palahniuk. Allerdings stammt es in dieser Form nicht direkt aus dem Buch oder Film. Die ursprüngliche Idee geht vermutlich auf den amerikanischen Ökonomen Paul Mazur zurück, der in den 1920er-Jahren sinngemäß sagte, dass Konsumgesellschaften Menschen dazu bringen müssen, Dinge zu kaufen, die sie nicht brauchen.

Eine ähnliche Formulierung findet sich auch in einem Zitat von Robert Quillen (1938): »Amerikanismus bedeutet, Geld, das man nicht verdient hat, dazu zu verwenden, Dinge zu kaufen, die man nicht braucht, um Leute zu beeindrucken, die man nicht mag.« (»Amerikanismus bedeutet, Geld auszugeben, das man nicht verdient hat, für Dinge, die man nicht braucht, um Leute zu beeindrucken, die man nicht mag.«)

Das Geldwesen

»Duuu, Geeeld? Ich sitze hier auf der Terrasse, rede mit dir, meine Finger fliegen über die Tasten meines Notebooks, und ich grinse breit. Bin ich jetzt schizophren, weil ich mit dir rede?«

»Nein, solange du mir nicht erzählst, dass DU das Geld bist, ist alles in Ordnung.«

»Haha, du hast ja echt Humor!«

Erneute Gesprächspause. Komisch, auch in echten Gesprächen gibt es ja manchmal eine Gesprächspause.

»Was soll denn das heißen?«, schaltet sich das liebe Geld in meine Gedanken.

»Das hier ist ein echtes Gespräch, mein liebes Kind!«

»Entschuldige, ich muss mich erst daran gewöhnen, dass ich wieder in diesem tiefgründigen Gespräch mit dir bin! Nie würde ich jemandem von diesem seltsamen Dialog in mir erzählen.«

»Ihr Menschen macht es euch so verdammt schwer. So unnötig schwer.«

Mit sanfter Stimme fährt das liebe Geld fort: »Ihr verheimlicht so vieles voreinander – vor allem das, was euch wirklich bewegt. Statt offen zu sprechen, haltet ihr eure Gedanken zurück, potenziert negative Gefühle, Selbstzweifel, dreht sie in Dauerschleife und wundert euch, wenn der Druck zu groß wird. Manche von euch bekommen dann ›Hochdruck‹.

Eure endlosen Gedankenspiralen sorgen für Stress. Ihr schüttet unaufhörlich Stresshormone aus – ohne sie abzubauen. Weil ihr euch innerlich verschließt und äußerlich zu wenig bewegt. Genau das vergiftet eure Zellen und macht euch krank.«

Die Begrenzung des menschlichen Geistes

Ich schlucke betreten, weil ich spüre, wie recht das liebe Geld hat. Gleichzeitig frage ich mich wieder, ob ich schizoid oder so etwas bin. Ich kann doch niemandem erzählen, was hier gerade in meinem Kopf und auf meinem MacBook abgeht.

»Nein, psychisch gestört bist du nicht. Da kann ich dich beruhigen. Kein Wunder, dass du Zweifel hast, ob unser Gespräch ›echt‹ ist. Als Kinder erzählt ihr begeistert aus eurer unbegrenzten Welt – von Erwachsenen meist als ›Fantasie‹ abgetan. Haben Kinder eine geniale Idee, die Erwachsene nicht greifen können, heißt es nur: ›Hör auf zu spinnen!‹ oder ›Das gibt es nicht‹.

Also macht ihr den Deckel zu. Verschließt euch vor dem Feld der unbegrenzten Möglichkeiten, bis ihr irgendwann vergesst, dass ihr je Zugang dazu hattet. Nach und nach übernehmt ihr, was man euch eintrichtert. Schon als Kind werdet ihr ›engstirnig‹ gemacht. Merkst du etwas?«

»Ja, mein Kopf raucht.«

»Was ist dein Learning von dem eben?«

»Wir kommen ohne geistige Begrenzungen auf die Erde, einzig unser Körper setzt uns Grenzen. Und dann werden wir noch vor dem fünften Lebensjahr in ein Gefängnis aus begrenzenden Gedanken gesetzt. Und von da aus sollen wir uns – im Sinne unserer Gesellschaft, also gesellschaftskonform – entfalten. Wie widersinnig! Das geht nicht, oder?«

»Nein, solange sich das kleine Kind in diesem Gefängnis einrichtet, damit es weiter geliebt und versorgt wird, solange werden seine Flügel immer weiter gestutzt.«

»Das ist richtig traurig, liebes Geld.«

»Das ist wieder nur eine Frage der Bewertung. Was ist denn das Gute an diesem geistigen Gefängnis?«

»Hm, wenn das kleine Kind größer wird, muss das Gefängnis mitwachsen. Oder das Kind wird ein kleiner Rebell und überschreitet gerne die Grenzen, die die Gesellschaft ihm setzt. Nur wenige Menschen wagen es, Grenzen zu überschreiten, Regeln zu brechen – Regeln, keine Gesetze!« Das liebe Geld bekommt wieder einen strengeren Tonfall.

»Die meisten passen sich an, fügen sich in den engen Rahmen der Normen ein. Sie erfahren niemals echte Freiheit, weil sie sich nicht vorstellen können, wie viel mehr in ihnen steckt. Die Angst vor Fehlern und Kritik hält sie gefangen – gefangen in einem Korsett, das sie klein hält. Denn es scheint bequemer, dazuzugehören, als sich Freiheiten zu erkämpfen.

Kannst du dir vorstellen, was dein Körper für einen Stress hat, wenn er sich ein Leben lang anpassen, beschränken und ducken muss?

Gleichzeitig beobachtet ihr, dass manche scheinbar alles erreichen – oder alles haben. Wird das Mangelgefühl größer als Mut, Zuversicht und Schaffenskraft, ist Neid oft nicht weit. Und ihr wundert euch, dass euch die Energie schwindet?«

Ich blicke in den blauen Himmel, staune über dieses ungewöhnliche Gespräch und fühle mich irgendwie befreit. Obwohl wir gerade von »Gefängnis« gesprochen haben. Paradox.

»Mein liebes Kind, du gehst in den letzten Tagen bis an den Rand deiner Kräfte. Wieso schläfst du so wenig?«

»Musst du doch wissen, wenn du mich so gut kennst«, entfährt es mir genervt, weil ich mich angeklagt fühle.

»Sag DU es mir. Das bewirkt mehr Einsicht bei dir, als wenn ich es dir vorkaue.«

»Weil ich in die Veränderung gegangen bin. Weil ich mein Leben in die Hand nehmen muss, um aus der Geldknappheit herauszukommen. Und heraus aus dem Gefühl, chronisch krank zu werden.

Also aktiviere ich aktuell meine letzten Reserven, um all die Dinge strukturiert nacheinander abzuarbeiten, die nötig sind. Ich arbeite bis spätabends. Andererseits bin ich dadurch so ausgelaugt, dass ich kaum zur Ruhe komme, wenn ich schlafen und mich erholen will. Dadurch schlafe ich erst weit nach Mitternacht ein. Und weil es in mir drin so arbeitet, wache ich schon bei Sonnenaufgang mit einem Energieschub auf, um weiterzuarbeiten. Aber nach Wochen in diesem Zustand gehen mir fast die Lichter aus.«

»Warum legst du dich nicht wieder hin? Es ist Samstag.«

»Habe ich doch gesagt. Weil ich zu viel arbeite, anstatt zu schlafen. Weil ich zusätzliches Geld verdienen muss. Aber wenn ich noch ein paar Tage so weitermache, klappe ich zusammen.«

»Genau. Krankgestrampelt im Hamsterrad. Wisse: Jeder Mensch hat ein bestimmtes Kontingent an Lebensenergie hier mit auf die Erde gebracht. Wer nicht in der Lage ist, seinen Energieabfluss und seine Energie-Regeneration im Gleichgewicht zu halten, bekommt innere Entzündungen, entzündet ein zerstörerisches Feuer in seinem Körper, verbrennt wertvolle Lebensenergie, brennt aus, verbrennt sein Leben. Vorzeitig.«

Warum muss das liebe Geld immer so drastisch sein? Das tut ja richtig weh!

Doch ich verstehe die Warnung. Nach einem kurzen Powernapping zwinge ich mich zur Atemmeditation und mache Yoga nach einer angeleiteten *YouTube*-Session. Ich muss aufpassen, dass mir nicht schwindelig wird, doch mit jedem Üben gelingt es besser, mich zu konzentrieren, in Gedanken dabeizubleiben und meine Hirnwellen in einen anderen Zustand zu bringen.

»Ich bin. Ich bin eins. Eins mit mir, eins mit dem Universum.«

Ja, ich weiß – esoterischer Kram. Aber seit ich merke, wie energiegeladen ich mich danach fühle, ist mir egal, warum. Hauptsache, ich kann weitermachen.

»Weitermachen im Hamsterrad. Nur nicht aufgeben, koste es, was es wolle«, pöbelt das liebe Geld im Hintergrund.

Plötzlich frage ich mich, was das Atmen, das eigene Selbst und dieses »Ich bin nicht mein Körper, ich bin nicht mein Geist« und Ähnliches mit Geld zu tun hat.

Die Antwort gibt der neue Freund in mir. »Alles auf diesem Planeten hat aktuell mit mir zu tun. So wie dein Atem, so fließe auch ich. Doch die Dinge ändern sich. Es ist im Wandel. Aber NOCH hat alles mit mir zu tun.

In dieser Welt fließt das Geld dorthin, wo der Fokus ist. Es geht um die Energie des Gebens und des Nehmens. Des Annehmens.«

»Okay, aber etwas verstehe ich noch nicht: Was ist mit meinem Job, der mich stresst? Da gebe ich mehr, viel mehr Energie, als Energie in Form von Geld zu mir fließt.«

»Das wirst du im Laufe unserer Unterhaltungen noch verstehen. Erst einmal so viel: Ich fließe dorthin, wo Energie und Fokus auf dem Geldmachen liegen, wo ein Austausch, ein Geben und ein Nehmen stattfindet. Bewerte nicht, ob die Energie, die dafür aufgebracht wird, ›gut oder schlecht‹ ist. Ich bin erst einmal nur ein Tauschmittel. Ein Maßstab.«

»Ach ja, stimmt, mit Geld kann man Gutes oder Schlechtes tun. Ich erinnere mich an die Sache mit dem Feuer.«

»Ja, genau um dieses Prinzip geht es. Und noch etwas: Alles fließt. Der Atem. Das Wasser. Das Leben. Und eben auch das Geld. Es ist ein ewiger Kreislauf.«

»Du fließt?«

»Ja, ich bin ständig im Fluss. Ich fließe von einem zum anderen, zum nächsten und weiter und weiter.«

»Ach so, es heißt ja auch Geld-Fluss!«

»Das Geld ist ja da. Es hat nur wer anders«, fällt mir gerade die ach so witzige Redewendung ein. Jetzt rede ich wieder mit mir selbst. Da ist nichts »Höheres«, was durch mich spricht.

»Doch. Aber du verweigerst dich.«

»Danke für das Gespräch. So komme ich nicht weiter und ich empfinde das hier als Zeitverschwendung.«

»Na, dann stell doch mal deine Empfänger auf Empfang. Aktuell bist du nur am Senden: Ich verstehe nichts, ich bin ein armes Opfer, ich will nicht selbst denken, ich will eine Lösung von dir, ich, ich, ich. Hör auf mit deinem Selbstmitleid und mach mal deinen Kanal richtig auf.«

»Häh? Welchen Kanal? Meine Anbindung ›nach oben‹, von der die ganzen Spirituellen und Erleuchteten reden? Oder was?«

»Clever, Mädchen.«

»Red' nicht so mit mir.«

»Okay, du brauchst es mit Samthandschuhen. Also, mein Kind, geh mal aus deinem Ego heraus, heraus aus all deinen Bewertungen, negativen Vorannahmen, heraus aus dem Beurteilen und Verurteilen. Komm mal ganz im Hier und Jetzt an. Was würde die Liebe tun?«

»Was hat denn die Liebe jetzt damit zu tun?«, denke ich wieder genervt.

»Was die Liebe jetzt tun würde, wenn sie an Geld denkt?«

»Richtig …«

»Herzchen schenken. Umarmen. Mitgefühl zeigen, gute Gedanken schicken, Hoffnung geben. Die richtigen Fragen stellen. Dasein, zuhören.«

»Siehst du, geht doch. Bring dich in einen guten State, dann wird alles leichter. Zurück zu unserem Gesprächsanfang heute. Wenn du wirklich willst, dass das Geld zu dir fließt, was ist der erste Schritt?«

»Ich sollte es lieben? Mich nicht im Mangel fühlen? An Fülle glauben?«

»Nein. Du sollst nicht an Fülle glauben. Das funktioniert nicht. Spüre rein emotional und wahrhaftig die Dankbarkeit und erlebe die Fülle, die bereits in deinem Leben ist. Spüre es! Wertschätze alles, was ist. Noch einmal: Energy flows, where focus goes.«

»Aaah, ich verstehe. Dankbarkeit, Anerkennung für das eigene Tun und Sein, Klarheit und das Handeln in die richtige Richtung lassen das Gesetz der Anziehung wirken. Bist du jetzt bei diesem Thema?«

Ich fühle mich gerade sehr erleuchtet! Das liebe Geld ignoriert meine Frage.

»Du schreibst an so vielen Tagen im Jahr auf, wofür du alles dankbar bist. Warum tust du das?«

»Weil mir gesagt wurde, dass ich den Fokus nicht mehr auf den Mangel richten soll, sondern auf all das Gute in meinem Leben. Weil ich es dann wertschätze und mich damit immer mehr in der Fülle fühle. Dass das gute Energie macht. Dass ich mehr von dem anziehe, wofür ich dankbar bin, und dass das Universum dann immer mehr von den guten Dingen liefert.«

»Merkst du etwas?«

»Äääh, ja, ich fühle mich gerade etwas besser. Jetzt, wo ich mich einmal auf das Gute, das Positive konzentriere. Verrückt, wie das in mir drin wirkt.«

Ich habe von einer Sekunde auf die andere ein gutes Gefühl. Es ist heller in mir drin. Es gibt Zuversicht, Hoffnung und weckt Kreativität in mir.

»Aha. Also, WARUM schreibst du morgens auf, wofür du dankbar bist? Weil dir das jemand gesagt hat?«

»Nein, weil mich jemand dazu inspiriert hat, und weil ich es ausprobiert und für wertvoll befunden habe. Weil ich spüre, wie es wirkt.«

»Aha. Noch einmal für das Protokoll: Du fühlst dich besser, wenn du dich auf das Positive, das Gute, die Liebe fokussierst. Und dann erschaffst du mehr davon.

Doch wie war es vorhin, als du an Armut, Elend und Krankheit gedacht hast?

Ich sage es dir: schlecht. Es hat dir die Luft abgedrückt – vor allem, als ich lachte, weil so viele genau das in ihr Leben ziehen. Ihr badet in schlechter Energie und wundert euch, dass es euch schlecht geht. Kein Vorwurf – ihr habt es so gelernt.

Doch es gibt Menschen, die in Fülle leben. Sie denken nicht an Mangel, sie ziehen sich nicht in negative Energien hinein. Sie sehen, was ist. Sie beobachten, gehen durch ihre Ängste hindurch und konzentrieren sich auf das Erschaffen, auf Fülle.

Und genau das macht den Unterschied. Denn die anderen lassen sich von ihrer Angst leiten und kleinhalten.«

»Ja, genau. Angst, Existenzangst, die mich beherrscht. Die Kündigungswelle in der Firma, die Mieterhöhung im Frühjahr, die Inflation. Ich bekomme kaum Luft, fühle mich arm und krank – und du redest von Fülle.«

»Nein. Wir reden über Angst. Gerade hast du wieder ein ganzes Arsenal an negativen Gedanken abgefeuert und dich damit selbst in den Angstmodus katapultiert.

Übrigens, was gehört für dich eher zusammen: Geld und Liebe oder Geld und Angst.«

Bingo.

»Letzteres.«

»Siehst du. Jetzt kommen wir dem Kern näher.

So, und jetzt reden wir mal über Vertrauen.«

»Du springst von einem Thema zum anderen. Ich dachte, es soll gerade um Liebe und Geld gehen. Oder um Angst und Geld.«

»Über Angst und Geld haben wir heute genug geredet. Was dich weiterbringt, das sind Liebe und Vertrauen.«

Ich spüre, wie es mir gleich leichter wird ums Herz.

»Lass uns bitte später darüber reden, wenn ich meinen Brotjob heute erledigt habe. Ich muss jetzt anfangen und bin um 17 Uhr fertig damit.«

»Brotjob. Das kommt davon, weil ihr nicht das macht, was eure Seele euch sagt. Weil ihr glaubt, der Verstand sei schlauer als eure Intuition, eure Kreativität – alles, was aus der Liebe entsteht. Euer Antrieb für den Brotjob ist Angst. Ihr vertraut weder euch noch dem Leben, sondern alten Strukturen, die längst ausgedient haben.«

Etwas milder fährt das liebe Geld fort. »Du kannst lernen, wieder Vertrauen in dich zu setzen. In deine Fähigkeiten, ins Feld der unbegrenzten Möglichkeiten.

Du kannst lernen, deinen Selbstwert zu erkennen und dich wieder wertzuschätzen und dich selbst zu lieben – denn das hast du verlernt. Mit der Selbstliebe wächst auch die Liebe zu allem um dich herum.

Und vor allem lerne, aus der Opferrolle herauszukommen.

Übe dich darin, Mangelgedanken zu erkennen und augenblicklich in Dankbarkeit zu gehen. Nimm wahr, was bereits da ist.

Die Gesetze des Geldes, der Physik und des Universums wirken immer – du kannst sie *für* dich nutzen, statt gegen dich. Und du wirst sehen: Die Dinge ändern sich schneller, als du je für möglich gehalten hast.«

Ich ertappe mich bei dem Gedanken, das alles für esoterische Spinnerei zu halten.

Doch was, wenn es funktioniert? Wenn das Geld stetig und mühelos monatlich im fünfstelligen Bereich zu mir fließt? Wenn ich in meine Gesundheit investiere, voller Energie und Schaffenskraft bin und das Unmögliche möglich wird?

Plötzlich fühle ich mich geborgen. Ein tiefes Urvertrauen breitet sich in mir aus. Zum ersten Mal seit langer Zeit bin ich erleichtert, dankbar – weil ich eine Perspektive habe.

Die Beklemmung, der Druck, die Ängste – sie fallen von mir ab wie schwerer Schnee, der sanft von einem Zweig geschüttelt wird, bevor dieser bricht. Mein Körper fühlt sich leichter an, er atmet auf. Mein Geist entspannt sich, mein ganzes System richtet sich auf.

Erschöpft und gleichzeitig voller Leichtigkeit gleite ich in einen tiefen, erholsamen Schlaf.

Nachtrag: Heute, nur ein Jahr später, ist Carina Fülle finanziell frei.

Über die Autorin Carina Fülle

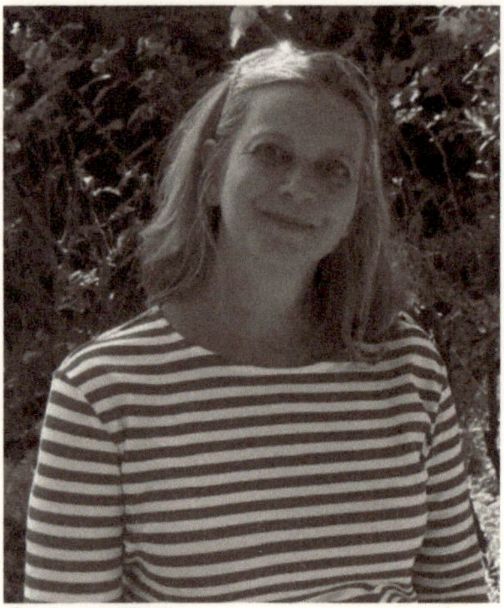

© Carina Fülle

Deine wichtigste Herzensbotschaft für Gesundheit

Gesellschaftliche Normen, Fremdbestimmung und Ängste erhöhen den Druck in deinem System, rauben wertvolle Lebensenergie und können krank machen. Doch hörst du auf die Botschaften deiner Seele, findest Zugang zu den kosmischen Gesetzen und zur Welt DEINES unbegrenzten Potenzials, dann lebst du selbstbestimmt, voller Schaffenskraft und in vollkommener Gesundheit.

Eine Zeitreise

Fühle jeden Tag tiefe Dankbarkeit für all das Gute, Positive in deinem Leben. Erhalte und pflege es! Übernimm Verantwortung für alles, was du ändern möchtest. Stelle dir jeden Tag mit all deinen Sinnen das Beste vor, was kommen soll, und lebe es, als ob es schon da wäre. Gehe mit all deiner Schaffenskraft in die Veränderung, halte aus und halte durch – und du wirst das Unmögliche möglich machen.

Dein Lieblingszitat zur Gesundheit

Dein Körper ist dein Garten. Deine Seele ist der Gärtner, die Quelle deiner Gesundheit und Inspiration. Höre auf die Botschaften deiner Seele! (Urheber unbekannt, scheint auf ein Zitat von William Shakespeare zurückzugehen: »Unser Körper ist unser Garten, und unser Wille der Gärtner.«)

Fun Fact über dich

Es ging mir schlecht und ich suchte einen Verantwortlichen für all das Elend auf dieser Welt. Empört dachte ich: Liebes Geld, lass uns reden! Und es redete mit mir. Monatelang. In einem inneren Dialog lehrte es mich, mein Leben und die kosmischen Gesetze zu verstehen. Es zeigte mir den Weg in eine neue, grandiose Timeline.

Ich verstand derweil und tat das Notwendige. Dann das Mögliche: Ich setzte um. Und plötzlich wurde das Unmögliche meine neue Realität.

<u>Wie kann dich eine interessierte Person erreichen?</u>
Per Mail: post@carina-fuelle.de

Nachdem du, liebe Leserin, lieber Leser, nun schon eine Reise durch die Themen *Sprache, Epigenetik* und *Geld* gemacht hast, lass uns einem anderen spannenden Thema widmen.

Kennst du Menschen, die lange Zeit nach Diagnosen gesucht haben oder immer noch suchen? Menschen, die auf der verzweifelten Suche nach Antworten sind? Vielleicht gehörst auch du zu diesen Personen?

Unsere nächste Autorin – Astrid Beger – hat sich sehr intensiv mit genau diesem Thema beschäftigt. Solltest du auch Band 1 unserer Herzensbotschaften-Serie gelesen haben, dann kennst du die wunderbare Astrid Beger schon. Im ersten Herzensbotschaften-Buch hat sie ein sehr inspirierendes Kapitel geschrieben: »Von der Umwelt zur Unswelt«.

Du wirst die eine oder andere Parallele in dem folgenden Kapitel erkennen. Und nun begib dich mit Astrid zusammen auf die Suche … oder vielmehr auf eine Reise. Viel Freude beim Lesen wünschen wir dir.

Kapitel 4

Auf der Suche nach Diagnosen

(Astrid Beger)

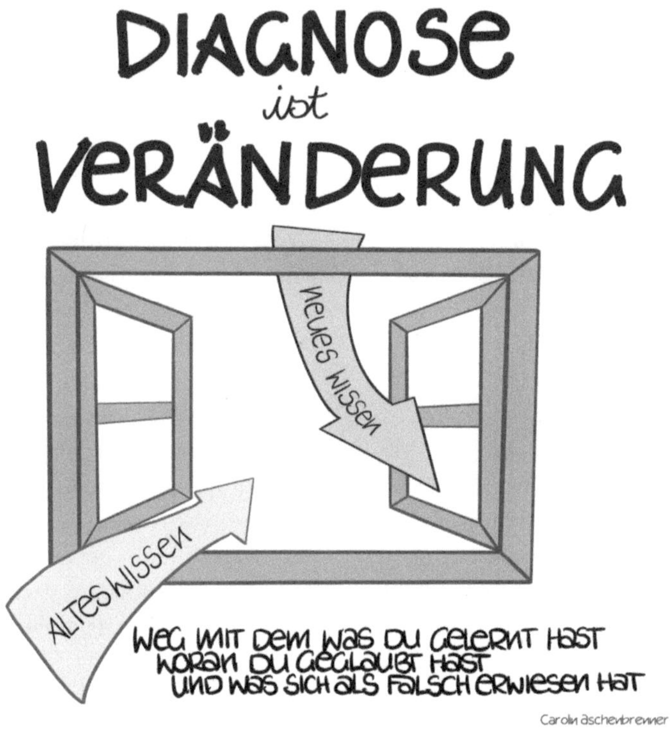
DIAGNOSE
ist
VERÄNDERUNG
NEUES WISSEN
ALTES WISSEN
WEG MIT DEM WAS DU GELERNT HAST
WORAN DU GEGLAUBT HAST
UND WAS SICH ALS FALSCH ERWIESEN HAT
Carolin Äschenbrenner

Diagnose ist Veränderung des Blickwinkels

Ein anderes Wort für Diagnose ist Beurteilung oder Erkenntnis. Genau darum geht es: um die Suche nach Diagnosen – und gleichzeitig um Orientierung und Inspiration, damit man sich auf dem Weg zur Diagnose nicht verliert. Im Gegenteil: Gerade jetzt wirst du mehr denn je gebraucht. Davon möchte ich hier erzählen.

In diesem Kapitel schreibe ich über Diagnosen, Mut und Übermut. Über Wissen und Spaß am Lernen sowie Selbstwirksamkeit. Wirksam sein – allein und in der Gruppe. Übermut – was für ein zauberhaftes Wort der deutschen Sprache, wenn ich an die Suche nach Diagnosen denke. Gleichzeitig ist Übermut das Letzte, was ich bei der Suche nach Diagnosen zu finden erwarte. Dich erwartet in diesem Kapitel »Auf der Suche nach Diagnosen« allerhand Gesamtdiagnose, nach der ich dieser Tage suche. Dabei teile ich mit dir Wissen und kleine Methoden, die du für dich nutzen kannst. Ich beschreibe die roten Fäden, die sich um das Thema Gesamtdiagnosen ziehen, in der Hoffnung, dass sie auch dein Weltbild erweitern oder klären können. Du siehst also, vor großen Zielen schrecke ich nicht zurück.

Doch ich bin selbst auf der Suche nach Diagnosen, und dafür brauche ich dich. Weg mit dem, woran du und ich geglaubt haben und was sich als falsch erwiesen hat. Diagnose ist Veränderung. Öffne das Fenster, lass frische Luft hinein. So beginnt dieses Kapitel.

Ebendiese Suche nach dem Wie, Warum und Was im Zusammenhang mit Diagnosen ist fester Bestandteil meines Lebens geworden. Ich mache es mir zur Aufgabe, die Fragen in einem neuen Rahmen zu betrachten. Denn in der Art und Weise, wie Menschen um mich herum mit Diagnosen umgehen – egal, ob sie sie mir geben oder nur darüber berichten – kann liebevolle Seiten und den Bedarf nach mehr Zusammenhalt zeigen. Wenn ich selbst auf der Suche nach einer Diagnose bin, entdecke ich am meisten, wenn ich mich ganz auf das ruhige Zuhören konzentriere – auf das, was mein Gegenüber sagt, und darauf, aus welchem Hintergrund seine oder ihre Aussagen stammen könnten. Ich frage mich, welche Bedeutung den Worten innewohnt und welche Werte sich darin widerspiegeln.

Im Krankheitsfall kann die Diagnose, die uns medizinisches Fachpersonal gibt, indes oft eine schlagartige Veränderung auslösen. Was tun, um nicht in den eigenen Gedankentunnel oder gar Gruppenblindheit zu rutschen?

Mit neuen Diagnosen in der Hand muss ich Dinge entscheiden – nicht nur darüber, wie ich mit der Diagnose umgehe, sondern auch darüber, was sie in meinem Leben verändern.

Gerade letzte Woche hatte ich ein Gespräch mit einer Ärztin. Ihre Worte – und meine eigenen – klingen mir noch immer nach. Sie hat mir keine Diagnose gegeben, keine Medikation verschrieben, und doch hat dieses Gespräch etwas in mir ausgelöst: Seither bin ich in neuem Maße wachsam oder achtsam – in Bezug auf mich selbst und das, was mich umgibt.

Diagnosen ändern das Bild für die Zukunft

Hier, in diesem Buch voller Herzensbotschaften, steckt so manch dickes Brett. Diagnosen zu greifen, ist eines davon, und jetzt steige ich in naturwissenschaftliche Themen ein, die zur menschlichen Gesundheit Bezug haben. Es wird kompliziert, bitte investiere Zeit in das Lesen und vor allem in Fußzeilen mit den Quellenvermerken.

Diagnosen-Suche und Naturwissenschaft. Na bravo, das braucht ein Beispiel, einen ersten Anker, zu dem du und ich später zurückkommen können. Ich wähle das hier für dich und mich aus: Aktuell zieht die Wissenschaft Zusammenhänge zwischen Säuglingssterblichkeit, Insektizid-Einsatz und Fledermaus-Artensterben.[1] Es verringern sich somit die Nahrung, die Anzahl sowie die Vielfalt der Fledermäuse, und diese Entwicklung in Betrachtung mit ansteigendem Säuglingssterben darf wachsam machen. Dieser Zusammenhang löst in den Augen derer, die davon hören, allerhand aus. So mancher will sofort bewerten, ob das glaubwürdig ist oder ob die Studie eindeutig stimmt. Wie schade, dass viele so reagieren. Denn die Studie suggeriert keine Monokausalität. Sie besagt so manches nicht, was ihr an Kritik entgegenschlägt. Doch es gibt im Gesamtsystem der Naturwissenschaft einen über 90-prozentigen Konsens darüber, dass der Rückgang an Masse und Artenvielfalt menschengemacht und für den Menschen von Nachteil ist. Warum sich manche also an dieser Studie festbeißen, anstatt die Potenziale für die Erkenntnis neuer Diagnosen

1 Säuglingssterblichkeit und Fledermaus-Artensterben: https://www.swr.de/wissen/umstrittene-studie-zu-fledermaeusen-und-saeuglingssterblichkeit-104.html, besucht am 27.04.2025.

und Auswege anzupacken? Die Ursachenforschung im Keim zu ersticken, ist kein Weg nach vorne. Mut zu Innovation und Gesamtdiagnose wird gebraucht. In der Naturwissenschaft gibt es komplizierte Systeme über die weltweiten Universitäten hinweg, um mehrfach zu messen, wo Konsens besteht und wo nicht. Das bedeutet, dass wir Leben und Gesundheit an erste Stelle setzen müssen. Nur so finden wir zur Zuversicht und inneren Zufriedenheit zurück. Denk nur einmal daran, wie sehr Dürre und Hitze einen Menschen belasten können. Wenn dann auch noch die Vielfalt unserer Nahrungsmittel schwindet, wird es für mich zu viel. Die damit verbundenen gesundheitlichen Folgen überfordern mich. Es ist zu viel auf einmal. Deshalb möchte ich einen Weg finden, der zu einer Lösung führt.

Ein Veränderungsprozess ist im Gange, der seinesgleichen sucht. Nachfolgend möchte ich ein paar Meilensteine auflisten, die genau darauf einzahlen. Hinweis: Das ist eine Aufzählung, keine wissenschaftliche Arbeit (schließlich bin ich kein Wissenschaftler). Die Ursachen hinter einer Diagnose sind selten eindeutig. In den meisten Fällen gibt es nicht nur einen Auslöser, sondern viele verschiedene Faktoren, die sich im Laufe der Zeit angesammelt haben – vergleichbar mit Einzahlungen auf ein Konto, mal positiv, mal negativ. Diese einzelnen Erlebnisse lassen sich oft nicht eindeutig als gut oder schlecht bewerten. Um die Diagnose besser einordnen zu können, habe ich für dich einen Zeitstrahl vorbereitet. Er zeigt sowohl zurück in die Vergangenheit als auch nach vorn in die Zukunft. Themen wie Gruppenblindheit, unser Finanzsystem, das Unsichtbare und ein Ausblick auf das Kommende werden darin sichtbar:

- 1931: Der Gruppenblindheit wird ein Fachbegriff zugeordnet: »Pluralistische Ignoranz« oder einfach gesagt Gruppenblindheit.[2] Hast du schon einmal über diesen Begriff nachgedacht? Das empfehle ich wärmstens. Suche Auswege, Innovation, Diagnosen und Systemlösungen damit. Es ist einfacher, als es auf den ersten

2 Göpel, M. Werte. (2025). Ein Kompass für die Zukunft. Brandstätter Verlag, Wien.

Blick klingen mag. Gruppenblindheit in unserem System ist normal. Gruppenblindheit, pluralistische Ignoranz – trifft dies auch auf den übermäßigen Zuckerkonsum zu? Möglich. Denn wenn viele Menschen etwas tun, ohne es zu hinterfragen, entsteht eine kollektive Blindheit. Und eine Diagnose ist immer auch eine Form von Beurteilung. Dabei komme ich nicht umhin, auch mich selbst mit anzuschauen. Eine Methode: Ich stelle mir Fragen zum Zusammenhang der Diagnose und zu den Bedingungen, unter denen die Beurteilung entstanden ist.

- 1944: Eine neue Finanzordnung, das Weltwährungssystem. Die Welt erschafft das »Bretton-Woods-System«[3]. Es hält bis 1973. Veränderung war hierzulande nie fremd. Damals war Steuer keine Last, sondern ein Instrument für Stabilität und Demokratie. Diagnosen müssen ebenfalls keine Last sein. Die Gicht zum Beispiel, die auch als Krankheit der Könige bezeichnet wird – ein gutes Beispiel für eine durch multikausale Prävention vermeidbare Diagnose. Frage dazu mal die anderen Experten in diesem Buch. Da erwartet dich hier noch so einiges an Spannung, Wissen und Kontext.

  Wirtschaft und Gesundheit, ein gewaltfreies Leben, das Prinzip »leben und leben lassen« – all das ist in ein Gesamtsystem eingebettet. Deine und meine Gesundheit hängen davon ab. Ob wir das anerkennen oder nicht, spielt keine Rolle: Erkenntnis allein ändert nichts an der Realität.
- 1952: Ivy Mike. Der Codename für eine Kernwaffen-Zündung. Es ist möglich, die Folgen dieser Wasserstoffbombe an entferntesten Orten festzustellen, die sich menschlichem Einfluss entziehen.
- 1973: Bretton-Woods bricht zusammen. **Fiatgeld**[4] wird als dessen Nachfolger benannt und erneut eingeführt. Das gilt bis heute. Fiatgeld gibt es seit dem Jahr 800 nach Christus. Der Begriff

---

3 Bretton Woods System – Erläuterung der Bundeszentrale für politische Bildung. https://www.bpb.de/themen/wirtschaft/finanzwirtschaft/523381/das-bretton-woods-system/, besucht am 27.04.2025.

4 https://de.wikipedia.org/wiki/Fiatgeld, besucht am 06.01.2025.

»Fiat« bedeutet so viel wie: »Es sei«, »es werde«, »es geschehe«. Der Begriff ist eng mit der Schöpfungsgeschichte verbunden. Ich wünsche mir, dass dieser ursprüngliche Gedanke wieder stärker in den Vordergrund rückt: mit langfristiger Perspektive, dem Mut zur Offenheit von Daten einerseits und dem Schützen von persönlichen Daten andererseits. Was wäre, wenn der Wert von Geld künftig auf breiterer, multikausaler Basis bemessen würde? Wenn der Geldkreislauf nicht nur wirtschaftliche Interessen abbildet, sondern die Gesundheit aller Menschen als Ziel anerkennt? Geld und die Art, wie wir heute seine Bedingungen wahrnehmen, wirken in unsere Diagnosen hinein. Und ein Blick in die Geschichte zeigt: Der Zweck von Gesundheit, sowohl für das Individuum als auch für die Gesellschaft, war stets wandelbar und spiegelt unsere Werte wider.

- **2025 und folgende Jahre:** Was erwartet uns, was erschaffen wir, wodurch, wie und wozu? Die Veränderung dieser Tage schafft Aufmerksamkeit. Im besten Fall einen guten Zusammenhalt. Doch die Gruppenblindheit, die pluralistische Ignoranz und Systemfragen beinhalten noch immer das Potenzial, unsere Innovationskraft und die pluralistische Heilungskraft zu stärken.
- **Diagnose im Jahr 2040 – wie kann das aussehen?** Neulich las ich ein Buch[5], in dem ausgewählte, wissenschaftsnahe Menschen ihre Wahrnehmung der Zukunft im Jahr 2040 schildern.

Diese Lektüre hat mein Lernen auf eine ganz neue Ebene gehoben. Besonders ab der Seite 149 stieß ich auf ein Kapitel, das alles veränderte: *Die DNA der Würde – eine Utopie* von Andrea Grill. Diese Utopie hat meine Lernreise und mein Verständnis von Diagnose im gesellschaftlichen Zusammenhang tief beeinflusst.

Andrea Grill, Biologin und Philosophin, hat gemeinsam mit ihrer Co-Autorin Albana Shala sage und schreibe 16 Jahre lang an

---

5 Atzler, E., Müller, M. (Herausgeber). (2024). In der Wüste Bäume pflanzen – In welcher Welt wollen wir 2024 leben? Anthologie. Herausgegeben im Auftrag der Sektion für internationale Kulturangelegenheiten des Österreichischen Bundesministeriums für europäische und internationale Angelegenheiten, Luftschacht Verlag, Wien.

den Dialogen für dieses Kapitel über die Zukunft im Jahr 2040 gearbeitet. Natur- und Geisteswissenschaften treffen hier aufeinander. Andrea hat ihren Forschungsschwerpunkt auf Schmetterlinge und Seepferdchen gelegt, was für mich bedeutet: Sie muss und kann sich mit Dingen auseinandersetzen, die noch nicht (ausreichend) erforscht sind.

Aus dieser Gemengelage entstand *Die DNA der Würde* als Anthologie:

- Ein Gespräch in 2040, zwischen Großmutter und Enkelin
- In der Anthologie gibt es keine Frau-/Mann-Thematik. Die Großmutter ist ICH und die Enkelin wurde zu DAS KIND. Die Zukunft 2024 wird nur als JETZT bezeichnet

»Mein Kind taucht in meinem Arbeitszimmer als Hologramm auf. Er macht das jeden Morgen am Weg ins Labor. – Meine wichtigsten Mitarbeiter, sagt er, sind Insekten … Er, der sich rasend einen Hund gewünscht hat, hat nun eine völlig andere Perspektive auf das JETZT.« So wie ich auch. So wie das ICH in der Anthologie *Die DNA der Würde*.

Selbst heute, im Jahr 2025, bemerke ich bei mir eine vehemente Abkehr vom Dogma der angeblich immer dümmer werdenden Kinder, der schrumpfenden Aufmerksamkeitsspanne und der vermeintlich trostlosen Zukunft. Es perlt an mir ab. Was sich stattdessen auftut, sind Ideen und neue Bewertungen, Lösungen und Zuversicht. Ich glaube felsenfest an die Menschen. An die neuen Generationen. Daran, dass kein Vakuum entsteht, wenn alte Helden infrage gestellt werden. Daran, dass wir auch künftig noch einen Apfel haben werden, der am Baum gewachsen ist, in den ich beißen kann. Denn was Andrea und Albana erarbeitet haben, kann funktionieren. Es basiert auf der Naturwissenschaft, und die Menschlichkeit ist nicht nur integriert, sondern zum neugierigen Lösungsmacher geworden. Dabei ist mitgedacht, dass es Störfaktoren und auch Menschen oder Ansinnen gibt, die nicht dem Wohl anderer dienen. Platt gesagt: Es gibt böses Ansinnen. Doch damit will ich umgehen, anstatt mich kirre machen zu lassen.

Statt Utopie nenne ich das eine unternehmerische Vision, einen Blueprint, eine Roadmap, einen Ausweg. Lieber Leser, liebe Leserin: Wenn ich allein so vieles lernen und erkennen kann – was geht dann alles, wenn du mitmachst? Es ist purer Eigennutz, dass ich hier meine Gedanken mit dir teile. Ich brauche dich.

Was heute unbekannt oder unsichtbar ist, kann verdammt real sein. Im Anthropozän, einer erdzeitlichen Epoche der Menschen. Der Menschlichkeit. Darin, in der Idee des neuartigen Anthropozäns, summieren sich allerhand Ideen für neue Geschäfte, Lebenswege und Problemlösungen.

Zu gern würde ich dir die DNA der Würde mit all ihren Perspektiven darlegen und erläutern. Dafür reicht hier nicht der Platz. Doch nimm mein Kapitel und baue selbst eine vertrauensvolle Utopie für das Jahr 2040 auf. Es wirkt, da bin ich überzeugt.

Je multikausaler die Zukunft beschrieben wird, desto einfacher kann ich mitgehen. Glaubwürdig ist die scheinbare Gleichung hier nämlich nicht: Ereignis + Ursache = Ergebnis/Diagnose

Das Staunen als heilsame, lehrreiche Reaktionsweise

Wie wir auf eine Diagnose reagieren, ist von zentraler Bedeutung. Eine hilfreiche Übung besteht darin, ohne vorschnelle Beurteilung und mit bewusster Neugier zu fragen: »Wo liegt in diesem Fall wessen (Gruppen-)Blindheit? Was ist der Kontext der mir angebotenen Aussagen? Was ist mein eigener Kontext, was sind meine Werte?« Die Antworten darauf sollten immer multikausal sein. Wenn ich nur eine Ursache oder Perspektive erkenne, ist das ein Zeichen dafür, dass ich tiefer forschen und offen bleiben sollte.

Apropos: Ich denke immer öfter, dass auch das Altern neue Diagnosen braucht. Ein inspirierendes Beispiel ist meine Mutter, die zeitlebens zu jedem neuen Jahrzehnt einen Rückblick macht und klare Veränderungen für das kommende Jahrzehnt festlegt.

Zu ihrem achtzigsten Geburtstag informierte sie Freunde, sie wolle die Anzahl der Treffen ab jetzt halbieren und zeitgleich die Anzahl und Dauer der gemeinsamen Telefonate verdoppeln. Als Grund gab sie an, dass immer weniger gemeinsame Zeit bleibt. Und weil ihrer Erfahrung nach in einem Telefonat, wenn nichts anderes gemacht wird als zuzuhören und zu reden, mehr Austausch über die Person stattfindet. Das sagt viel über ihr Bedürfnis aus. Ich kann diese Lösung nicht 1:1 auf mich übertragen, denn gemeinsam etwas zu machen und zusammen auch einmal ruhig schweigsam zu sein, hat für mich persönlich großen (Heilungs-)Wert.

Diagnosen kommen meist gemeinsam mit umfangreichen Maßnahmen (Medikamente, Nahrung, Sport, Verhalten etc.). Den Lebenswertbeitrag dieser Multikausalität zu erkennen, ist aussagekräftig und hilfreich.

Das Finden von Diagnosen beruht auf der Bereitschaft, sich der Diagnose ruhig zuzuwenden. Wenn ich Menschen beobachte, mich selbst eingeschlossen, fällt mir häufig auf, dass Wahrnehmung als Weg vom Ohr zum Gehirn durch mindestens drei Türen erscheint:

- Ganz vorn steht ein T-Rex vor der Tür, er kann mich zu vorschnellem Urteilen, Handeln oder Lamentieren bringen.
- Danach folgt die Tür mit dem lieben Wachhund namens Limbi, der fragt, ob das jetzt wirklich alles auf die andere Seite möchte.
- Erst hinter diesen beiden Türen, erst, wenn T-Rex und Limbi die Tür aufgesperrt und frische Luft hereingelassen haben, befindet sich die Diagnose in meiner ruhigen Wahrnehmung.

Diese Dreiteilung habe ich in einem Seminar gelernt; ich verlinke in den Quellen einen Podcast dazu. Dieser hat den Titel *Mission De-Eskalation*[6]. Deine und meine Diagnose kann zur Eskalation führen. Deshalb ist Zuhören so entscheidend – offen, systematisch konstruktiv und vertrauensvoll. Mit einer Diagnose umzugehen bedeutet, bereit zu sein: innezuhalten, nachzudenken, nachzufühlen und wirklich zuzuhören. Ein offenes Ohr, für dich und für mich.

---

6 Podcast Niewiederistjetzt Folge Mission De-Eskalation mit Wellmann, K., Fetsch, M., und Gapin, J. https://youtu.be/0peq3C1bjTQ, besucht am 27.04.2025.

Wenn es uns gelingt, Hebel in Bewegung zu setzen, die den Boden, die Luft und das Wasser heilen, die das Prinzip »leben und leben lassen« stärken, dann habe ich eine Chance, gesund zu bleiben. Dann kann ich weiterhin Teil dieser Gesellschaft sein. Arbeiten. Konsumieren. Beitragen.

Ob wir hinsehen oder nicht, es wird Neues entstehen. Du und ich – wir sind genau diejenigen, auf die es ankommt.

Optimismus und Lernlust sind keinesfalls naiv, sie können Spaß machen, heilen und die Wahrnehmung verändern. Es ist dieser Tage so vieles in Bewegung, und so manch anderes noch zu statisch.

Wenn es um komplizierte und nicht monokausale Zusammenhänge wie Säuglingssterblichkeit und Fledermaus-Artensterben geht, fühle ich unausweichlich den Wunsch nach Distanz zur Fledermaus. »Nun«, antwortet mir die Fledermaus daraufhin, »Du hast Lebensräume von mir und anderen minimiert und verschlechtert. Notgedrungen komme ich dir näher. Ebenso wie Zecke oder Fuchs bliebe ich dir eigentlich gern fern. Gib mir meinen natürlichen Lebensraum zurück. Finde Lösungen für dich und mich, erhöhe die Anzahl und Qualität von Lebensräumen für alle Individuen und Lebewesen.« Diagnosen sind multikausal. So ist es, da können wir nur staunen.

Wie sehr ich durch mein Denken, Bewerten und Debattieren die Lebensräume für die Allgemeinheit klüger gestalte, wird mir schrittweise bewusst. Ich suche danach seit Jahren systematisch und voller Kreativität.

Mein Netzwerk, mein Verständnis von Systemen und mein Vertrauen wachsen stetig. Auf der Suche nach Diagnosen und einer Antwort darauf, wie ich selbst mit diesen umgehen kann, habe ich viele Fachbücher dazu gelesen. Dabei kam ich zu dem Schluss, dass die Hoffnung, die ich in den Naturwissenschaften finde, meinem Körper und meiner Seele guttut. Ich hoffe sehr, dass diese Forschung nicht aufhört.

Genau das ist unsere globale Superkraft! Darin liegt das Potenzial für echte Lösungen.

Diagnosen zu verarbeiten, gelingt mit Methoden

Hier folgen einige Methoden, die du schnell und einfach umsetzen und über die du zeitgleich ewig produktiv nachdenken kannst. Wichtig ist vor allem, dass sie aufgeschrieben weitaus hilfreicher sind, als sie nur still zu durchdenken. Manche bauen auf Dialog, andere auf deine systematische, staunende Suche auf:

- **Fischgräten zur Ursachenklärung und ein Quadrat für das Zuhören**
  Wenn du Gedanken über deine Diagnose aufschreibst, versuche es vielleicht mit einem **Fischgräten-Bild**[7] oder dem **Nachrichtenquadrat**[8] der Botschaften. Meine Erfahrung mit Diagnosen ist, dass es mir hilft, sie tatsächlich aufzuschreiben. Dafür habe ich ein persönliches Notizbuch im Schrank. Es ist wirklich unglaublich, wie sehr sich meine Erinnerung nach dem Durchstehen von einer Krankheit von dem entfernt, was ich damals notiert habe. Wenn du das bisher nicht machst, bitte ich dich, es ein oder zwei Jahre lang auszuprobieren.
- **Die Methode 24–48: Verzögern der Reaktion**
  Eine andere Methode für die Suche nach Diagnose und den Umgang damit kommt aus dem Business, der Arbeitswelt. Sie heißt 24–48-Methode: Bewerte frühestens nach 24 Stunden, aber nie später als 48 Stunden. Diese Methode ist ebenfalls schnell anwendbar, also probiere sie gern aus.

---

7 Fischgräten-Bild: https://de.wikipedia.org/wiki/Ursache-Wirkungs-Diagramm, besucht am 27.04.2025.

8 Das Nachrichtenquadrat: https://de.wikipedia.org/wiki/Vier-Seiten-Modell, besucht am 27.04.2025.

Doch Obacht: je brisanter und komplexer die Suche, desto unbemerkter schleicht sich die bereits erwähnte Gruppenblindheit (pluralistische Ignoranz) ein. Also, da kann ich dir nur zu Mut für sprichwörtlich »viele Köche« raten. Hier eine Methode für das Schreiben bei der Suche:

- **Die schnelle Schneckenhaus-Methode:**
  Stell dir ein Schneckenhaus vor. Packe das Problem nach innen. Es ist dein geschützter Raum, ein Ort, an den du immer gehen kannst. Am Ausgang dieses Schneckenhauses hängt ein Zettel. Vielleicht willst du ihn wirklich schreiben: Nimm dir gern Papier und Stift. Notiere die Menschen, die du fragen willst.

  Beginne in Gesprächen bewusst, Veränderungen einzupreisen und nimm in Kauf, dass sich Dinge wandeln. Unerwartetes wird entstehen, und oft bringt genau das Fortschritt. Versuche es. Deine Diagnose ist vermutlich komplex, also gib ihr den Raum, den sie braucht.

Triff dich mit Leuten und sprich über deine Suche. Ein konkreter Vorschlag: Wähle an einem Abend zwei Lokale aus. Im ersten geht es um Krankheiten. Dort bekommst du Tipps und Ideen. Im zweiten Lokal wird über alles gesprochen, nur nicht über Krankheit. So entsteht eine Balance.

Höre mehr Podcasts, lies mehr Bücher, schau dir gute Reportagen an. All das erweitert den Blick. Ich sollte diesen Impuls wirklich einmal meinen Weggefährten vorschlagen.

Ab dem Lebensalter um die 40 nahmen Gespräche über chronische Krankheiten in meinem Umfeld plötzlich mannigfaltigen Raum ein. Viele Menschen mit einem Bedarf an Diagnosen und neuem Wissen waren um mich herum. Es wurden Debatten über Dinge geführt, an die wir früher glaubten und die sich als falsch erwiesen. Mut zur Veränderung und gleichzeitig die Angst davor. Selbstwirksamkeit zu erspüren, wird also mehr und mehr zur globalen Aufgabe. Wie geht es dir damit?

Was die sogenannten anderen machen oder an uns verkaufen, wirkt darauf ein, wie gut ich in meinem Humor, meinem Gesundheitsgefühl und meiner Zuversicht sein kann. Das ist komplex. Und kompliziert noch dazu, nicht wahr? Stell dir schwarze Boxershorts vor. Verzichten Hersteller nun beim Färben auf Quecksilber, soll dann draufstehen: »Jetzt für Hautkontakt geeignet«?[9] Na bravo. Wie sollen wir nun Zuversicht und Selbstwirksamkeit finden? Genau, indem ich mir bewusst mache, wo und wie viel Forschung es braucht, um Gesundheit und Wirtschaft langfristig belastbar zu erhalten. Oder um noch besser darin zu werden.

Mein Anker: Die Sprache der alten Ägypter hatte augenscheinlich[10] kein Wort für Tiere. Die Menschheit von allen Spezies zu trennen, wurde nicht für nötig gehalten. Selbst mein Immunsystem besteht aus eigenständigen Spezies, meine Hautflora zum Beispiel. Alle Spezies gesund zu denken, macht mir zunehmend Spaß.

Doch was, wenn das alles nicht stimmt?

Erstens: Mach dir darüber keinen Kopf. Lernen geht nur, wenn der Zweifel sich regelmäßig meldet. Nicht in Verschwörungstheorien zu verfallen, braucht indes regelmäßiges Lernen. Ich möchte dir diesen Vergleich als Vehikel zum Denken vorschlagen, einen bildhaften Vergleich: Stell dir vor, du möchtest in den Urlaub fliegen. Dann hörst du folgende Durchsage am Gate: »Dieser Flug hat leider eine außerplanmäßige Absturzgefahr in Höhe von 21 Prozent.« Doch das Boarding beginnt trotzdem. No risk, no fun. Du fliegst mit, juhu!

Beschwerst du dich nach der Landung, nicht abgestürzt zu sein? Oder denkst du, du könntest von der Vergangenheit ableiten, es wäre

9 Deutsche Welle Podcast Wirtschaft vom 23. Juni 2023 »Michael Braungart – Klimaneutralität ist das falsche Ziel«, https://www.dw.com/de/michael-braungart-klimaneutralit%C3%A4t-ist-das-falsche-ziel/audio-65987701, besucht am 27.04.2025.

10 Meijer, E. (2025). Die Sprachen der Tiere, Aus der Reihe Naturkunden Band 44. Matthes & Seitz Verlagsgesellschaft mbH, Berlin.

schon nicht so wild, weil du oft problemfrei geflogen bist? Staunen ist besser, Liebe ist krass und das Lernen baut Brücken.

Was für eine Chance, wenn Menschen allseits Gesundheit fördern und Standards für effiziente und effektive Suchen nach Diagnosen bieten. Ich brauche dich. Wir können das!

Diagnose ist Dialog

Wenn ich mit einer Diagnose sprechen könnte – das wäre etwas. Dann würde ich mir ein Wesen vorstellen, das alle Diagnosen verkörpert und mit mir reden kann. Ich könnte dann Fragen stellen, zum Beispiel:

- Was hältst du für eindeutig und warum? Aus welchem Umfeld kommst du, mit welchen zugrunde gelegten Annahmen arbeitest du?
- Wohin willst du dich in deinem Heilberuf entwickeln und auf welchen Aspekt deiner Arbeit bist du wirklich stolz? Wurde die Therapie, die du anwendest, auch an Frauen getestet?

Gib mir die Chance, zu verstehen. Eine Diagnose auf einem Rezept ist viel zu wenig. Selbst dann, wenn du ein Arzt oder eine Ärztin bist.

Eine meiner Suchen dauerte ganze acht Jahre bis zum Ergebnis. Und wie ich dabei erfuhr, bin ich mit dieser Zeit noch ganz gut im Rahmen. Eine Suche nach gut bekannten komplexen Diagnosen dauert hierzulande wohl oft zwischen acht und zwölf Jahren. Wenngleich es sich für mich derweil unendlich lang anfühlte.

Du könntest Jahre später staunen, wie viel verloren geht, falls du deine Suche nach einer Diagnose nicht protokollähnlich dokumentierst. Warum? Die Neurologie beschreibt zum Beispiel den »**negativity** Bias«[11], der in uns schlummert. Dabei handelt es sich um die sogenannte intuitive Vorliebe für das Negative. Von ihr abzuweichen,

---

11 Podcast Aufwind Zukunft, Folge 39 mit Prof. Maren Urner und Marcel Fratzscher, besucht am 05.01.2025.

Liebe und Selbstwirksamkeit positiv zu empfinden, ist ein bewusster Prozess. Und das wiederum bedeutet Arbeit. Na bravo. Das formt meine Idee für eine Rede: »Ein beachtliches Alter habe ich. In all der Zeit erlebte ich unzählige Krisen. Doch glücklicherweise traten die meisten davon nie wirklich ein.«[12] Mit Humor und von anderen inspiriert möchte ich diesem Vorurteil den Garaus machen. Dieser »negativity Bias« ist Gruppenblindheit oder Individualblindheit. Ich weiß es nicht.

Kennst du den Spruch: »Ich bin mit der Gesamtsituation unzufrieden«[13]? Vielleicht entstammt er dieser Reaktionsweise. Das können wir besser! Nimmst du mich mit? In einen Zustand des humorvollen Chronisch-gut-seins.

Und möglich ist auch das hier: Du erfährst mit der Diagnose, dass du einplanen musst, früher zu sterben als erhofft. Oh Liebe, wo bist du? In der Traueranzeige des gelernten Metzgers und Unternehmers Karl Ludwig Schweisfurth stand:

»Und öffne die Fenster
sperrangelweit auf
raus mit altem Wissen
lass frische Luft hinein
und neues Wissen
weg mit dem, was du gelernt hast
woran du geglaubt hast
und was sich als falsch erwiesen hat.«[14]

---

12 Der Satz ist wohl auf Mark Twain zurückzuführen, vgl.: https://beruhmte-zitate.de/zitate/2079406-mark-twain-ich-hatte-mein-ganzes-leben-viele-probleme-und-sor/ besucht am 04.08.2025.

13 Das Zitat entstammt Michael Bully Herbigs bekanntem Film *Der Schuh des Manitu* aus dem Jahr 2001, https://www.youtube.com/watch?v=cVsUrciWGI4; https://praxistipps.chip.de/ich-bin-mit-der-gesamtsituation-unzufrieden-daher-kommt-der-spruch_151305; https://www.myzitate.de/der-schuh-des-manitu/, alle besucht am 04.08.2025

14 https://www.herrmannsdorfer.de, besucht am 28.12.2024.

Doch ich benötige eine Methode, um das entsprechend umzusetzen. Denn es kann sein, dass ich just eine neue Diagnose erhalten habe, mit der ich in konstruktives Arbeiten kommen möchte.

Es liegt so nah, das hier zu fühlen: *Das Tibetische Buch vom Leben und Sterben*[15] enthält die Erfahrung, dass Menschen so sterben, wie sie im Leben mit sich und anderen umgegangen sind. Liebevoll oder im Kampf. Das ist so leicht, das muss ich dir mit aufschreiben.

Mein Leitsatz ist ebenfalls erprobt: »Wie Paul Paula beurteilt, sagt viel über Paul und vielleicht etwas über Paula« gibt mir den Rahmen, um die ganzen notwendigen und unvermeidlichen Beurteilungen in Diagnosen zu verdauen. Das biete ich dir hier an, um auch deine Suche besser greifen zu können. Sobald du eine Diagnose erhältst, frage dich: Wie viel Paul ist gerade in mir und wie viel Paula? Was sagt es mir über mein Gegenüber?

- Positives Urteil: Bravo, gut so, intensiviere dann deine Umfeldanalyse.
- Neutrales Urteil: Das ist ein Problem, es braucht ein Urteil. Nutze gern die Schneckenhaustechnik. Es ist immens wichtig, Diagnosen zu beurteilen.
- Negative Beurteilung: Diagnosen infrage zu stellen ist nicht nur okay, sondern Teil von selbstständigem und erwachsenem Handeln.

Bleibe hartnäckig. Das Wort »Unternehmer« kommt schließlich von »unternehmen«, oder nicht? Hier jedenfalls findest du Quellen, Inspiration und Erfahrung:

Falls du aus einer Sackgasse wieder herauskommen willst, empfehle ich dir das unterhaltsame, inspirierende und fachlich lehrreiche

15 Rinpoche, S. (2003). Das Tibetische Buch vom Leben und Sterben. Verlag OW Barth, München.

Buch *Drachenzucht für Einsteiger*[16] von Julie Knoepfler und ihrem Vater Paul. Darin enthalten sind Gedankenwege, die aus dem Dilemma und dem Meckern hinausführen können.

Vater und Tochter haben das Buch mit allerhand naturwissenschaftlichem Fachwissen erstellt. Der Drache wird allerdings auch hier eher als Gefahr gesehen. Dadurch bekomme ich das Gefühl von Augenhöhe und gemeinsamer Stärke. Zu gern hätte ich Julie und Paul gefragt, ob die Medizin nicht unendlich davon profitieren würde, echte Drachentränen erhalten zu können. Tausende Fragen stehen noch vor dem Ergebnis, so viel ist klar. Schon allein die Frage, ob das Drachenei oder die ausgewachsenen Drachen der bessere Anfang wären. Allerhand Trubel kann da in Gedanken aufkommen – und genau das hat Heilkraft und Innovationspotenzial.

Die Suche nach Diagnosen ist allein kaum zu bewältigen. Doch durch Digitalisierung und gezieltes Lernen wird genau das möglich: operativ umsetzbar, erfolgversprechend. Es wartet eine Menge Arbeit und Forschung. Natürlich wird es Debatten und Unsicherheit geben. Es braucht Menschen mit starkem Rücken dafür. Die Zeitgeist-Forscherin Kristine Fratz fasst es mit diesem Satz treffend zusammen, passend für so manche Diagnose:

»Wissen ist nichts Geringeres, als das Glück der Perspektive.«[17]

---

16 Knoepfer, J., Knoepfer, P. (2021). Drachenzucht für Einsteiger – Ein gefährlicher Zeitvertreib für Hobbygenetiker. Verlag Springer, Berlin.

17 Podcast Chronisch Gut mit Fratz, K., https://chronisch-gut.podigee.io/6-new-episode, besucht am 27.04.2025.

Über die Autorin Astrid Beger

Senior Program Director, Kauffrau, Unternehmerin

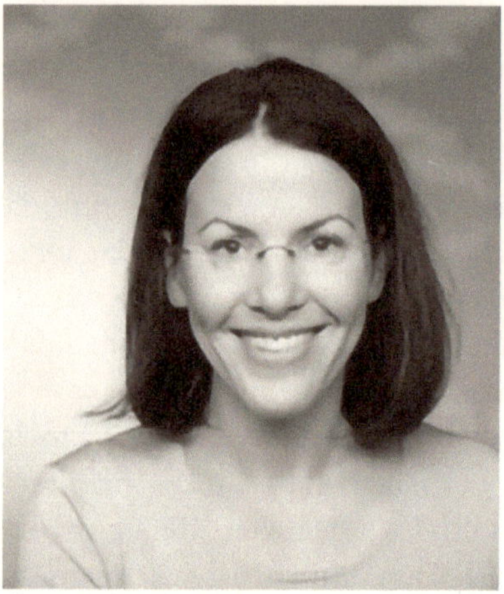

© Studioline Hamburg

Deine wichtigste Herzensbotschaft für Gesundheit
»Die Zukunft kann man am besten voraussagen, wenn man sie selbst gestaltet«, sagte Alan Curtis Kay, Informatiker. Nimm es also in die Hand. Lass frische Luft und neues Wissen hinein. Weg mit dem, was du gelernt hast, woran du geglaubt hast und was sich als falsch erwiesen hat. Deine Diagnose hat ein weites Umfeld. Bleibe offen, lebe, liebe und lache.

Eine Zeitreise
Sag du es mir. In welche Zeit muss ich reisen, damit es allerorts nur davon wimmelt, sich von ganzem Herzen gegenseitig Glück zu gönnen? Sich endlich wieder gegenseitig etwas gönnen?

Dein Lieblingszitat zur Gesundheit
»Ich führe die Praxis seit 30 Jahren – und Sie meinen ganz allein zu wissen, ob und wo Sie Schmerzen haben?« Dieser Satz schlug ein, ein echter Schlag ins Kontor. Seitdem denke ich anders über Diagnosen, erweitere meine Perspektive und auch meine Methodik für das Empfangen von Diagnosen als Patientin.

Fun Fact über dich
Meine erste Unfallnarbe entstand beim Topfschlagen an einem Kindergeburtstag.

Wie kann dich eine interessierte Person erreichen?
Per Mail an Astrid_Herzensbotschaften@posteo.de

Nach der Suche und dem Finden von Diagnosen wenden wir uns einem nächsten, wie ich finde, hochspannenden Thema zu, dem Gender Health Gap.

Wenn du dich jetzt fragst, was das ist, dann geht es dir wie mir, als ich das erste Mal davon gehört hatte. Auch für mich als Herausgeberin war dieses Buch eine inspirierende und faszinierende Reise, denn viele Themen waren mir so auch nicht bekannt. Was sich hinter dem Gender Health Gap verbirgt und warum es höchste Zeit ist, hier etwas zu verändern, das erfährst du im folgenden Kapitel, geschrieben von Prof. Dr. med. Sarah Ohrndorf. Sie war 17 Jahre als Rheumatologin an der *Charité* tätig. Aktuell arbeitet sie am *Ernst von Bergmann Klinikum* in Potsdam.

So viel vorneweg: Ich persönlich finde es dramatisch, dass den meisten Menschen nicht bekannt ist, dass etwa die Symptome eines Herzinfarkts bei Männern und Frauen sehr unterschiedlich sein können. Bevor ich Prof. Dr. med. Sarah Ohrndorf kennenlernte, war mir das ebenfalls nicht bewusst. Wie ist es bei dir? Wusstest du das bereits?

Doch im Folgenden geht es nicht nur um das Thema *Herzinfarkt*, sondern generell um das Thema *Gender Health Gap*. Lass uns starten.

Kapitel 5

Der Gender Health Gap – Gendermedizin mit dem Ziel einer gerechten Gesundheit für alle Geschlechter

(Prof. Dr. med. Sarah Ohrndorf)

Im Durchschnitt sterben Männer früher – entsprechend leben Frauen länger, allerdings mit größeren gesundheitlichen Einschränkungen und einer dadurch bedingten geringeren Lebensqualität im Vergleich zu Männern – so kann die aktuelle »Gesundheitslage« von Männern und Frauen zusammengefasst werden.

Beides ist nicht gut für das jeweilige Geschlecht. Das heißt, sowohl Frauen als auch Männer – und natürlich Menschen aller Geschlechter, das umfasst unsere ganze Gesellschaft in all ihrer Vielfalt – würden von einer gendergerechten Medizin in Hinblick auf die individuelle Gesundheit und das individuelle gesundheitliche Wohlbefinden stark profitieren.

Selbstverständlich gibt es weitere Faktoren, von denen ein langes, gesundes Leben abhängt, wie beispielsweise genetische Prädisposition, sozioökonomischer Status, »Lifestyle«-Faktoren wie eine ausgewogene Ernährung und regelmäßige körperliche Bewegung, Umwelteinflüsse und -faktoren wie saubere Luft und Einhaltung von Hygienestandards, berufliche (Belastungs-)Faktoren wie belastende körperliche Tätigkeit, Schichtdienst als auch mentale Stabilität beziehungsweise Resilienz.

Dennoch ist das Geschlecht ein wichtiger und häufig signifikanter Risikofaktor für unsere Gesundheit und unser gesundheitliches Wohlbefinden. Zum Beispiel zeigt sich anhand der Behandlung von Ina, 54 Jahre alt, die seit vielen Jahren an chronischen Schmerzen im Schulter- und Nackenbereich leidet, dass sie zwar Ärzten und Ärztinnen offen über ihre Schmerzen berichtet, aber (im Vergleich zu Robert, 52 Jahre alt, der eine ähnliche Symptomatik hat) seltener Schmerzmittel, sondern eher Sedativa (Beruhigungsmittel), verschrieben bekommt, da die Schmerzproblematik auf emotionale beziehungsweise psychische Gründe zurückgeführt wird. Darauf macht auch das Unternehmen *Equal-Care* unter der Gründerin und Geschäftsführerin Thao Nguyen beziehungsweise Mitbegründerin Dr. med. Simone Braun, PhD, aufmerksam: *»80 % der Menschen könnten durch geschlechtsspezifische Medizin in allen medizinischen Disziplinen von einer besseren Prävention, einer schnelleren Diagnose und einer effektiveren Behandlung profitieren.«*[1]

Das Geschlecht umfasst zum einen das biologische Geschlecht (engl. *Sex)* mit seinen hormonellen, (epi-)genetischen und immunologischen Unterschieden, und zum anderen das soziokulturelle Geschlecht (engl. *Gender*), das psychologische und gesellschaftliche Faktoren und Erwartungen (Beispiele dafür sind »Indianerherz kennt kein Schmerz!« oder »Sei doch kein Weichei!«) berücksichtigt.

Die medizinische Geschlechterforschung steckt – nicht nur in Deutschland – noch »in den Kinderschuhen«. Es gibt bisher nur wenige offizielle Lehrstühle für Gendermedizin in Deutschland, unter anderem an der *Charité* Universitätsmedizin Berlin mit Prof. Dr. Gertraud (Turu) Stadler: Gender in Medicine (GiM) – Charité – Universitätsmedizin Berlin, an der Universität in Magdeburg – Frau Prof. Dr. Seefeld (Geschlechtersensible Medizin (GSM+) mit Hochschulambulanz), an der Universität in Bielefeld – Frau Prof. Dr. Oertelt-Prigione (Geschlechtersensible Medizin – Universität Bielefeld).

Trotz des Wissens um geschlechtsabhängige unterschiedliche Manifestationen beziehungsweise Symptome von – auch potenziell lebensbedrohlichen – Erkrankungen (wie zum Beispiel beim Myokardinfarkt) ist die Gendermedizin bisher kein offizielles Lehrfach im medizinischen Curriculum in Deutschland. Aus einem Gutachten des Deutschen Ärztinnenbundes, das in Zusammenarbeit mit der *Charité* unter Förderung des Bundesgesundheitsministeriums entstanden ist, geht hervor, dass 70,4 Prozent der medizinischen Fakultäten ihre Studierenden nur punktuell auf Geschlechterunterschiede bei

---

1 https://www.equal-care.org, besucht am 04.05.2025.

Krankheiten, Symptomen und Therapien aufmerksam machen.[2] Immerhin wurden dazu zuletzt verschiedene Initiativen auf den Weg gebracht, unter anderem in Bielefeld beziehungsweise Nordrhein-Westfalen[3] als auch von dem Start-up-Unternehmen *acadim* (gegründet von zwei Medizinstudenten aus Jena, Sebastian Paschen und Moritz Roloff, für eine inklusive Zukunft)[4].

Jahrhundertelang wurde sich in der Medizin ausschließlich auf das männliche Geschlecht konzentriert (unter anderem anatomisch und physiologisch), vorrangig deshalb, weil man davon ausging, dass sich die beiden biologischen Geschlechter Mann/Frau aus medizinischer Perspektive nicht sonderlich voneinander unterscheiden – möglicherweise spielte auch der (vermeintliche) Schutz »gebärfähiger Frauenkörper« eine Rolle, indem man sie so von der Teilnahme an (Zulassungs-)Studien und unbekannten Gefahren fernhielt.

Frauen war es erst seit 1899 erlaubt, ein Studium der Medizin (sowie Zahnmedizin und Pharmazie) in Deutschland aufzunehmen. Als erste Universitäten sind hier Freiburg und Heidelberg (1900) sowie München (1903) zu nennen.[5] Die erste Frau, die in Deutschland ein Medizinstudium mit Staatsexamen abschloss, war Dr. Hope Bridges Adams, die bereits 1896 in dem Artikel »Frauenstudium und Frauentauglichkeit« beklagte, dass Frauen durch gesellschaftliche Normen aktiv an Fortschritten gehindert würden.[6] Damit wurde die Frau als auch die weibliche Perspektive in der Medizin die meiste Zeit über nicht nur vernachlässigt, sondern aktiv daran gehindert, am medizinischen Fortschritt mitzuwirken. Eine weitere wichtige Pionierin ist die deutsche Ärztin Rahel Hirsch (1870–1953), die 1913 die erste

---

2 https://www.aerztezeitung.de/Wirtschaft/Gendermedizin-Viel-Interesse-wenig-Lehre-416139.html (Ärztezeitung vom 12.01.2021), besucht am 04.05.2025.

3 https://www.medizin.nrw/wp-content/uploads/Whitepaper_Gendermedizin-in-NRW_2024_Finaldruck.pdf, besucht am 04.05.2025.

4 https://acadim.de, besucht am 04.05.2025.

5 Vgl. info.doctolib.de/blog/frauen-in-der-medizin-von-studium-und-praxisgruendung-bis-fuehrungsposition, besucht am 09.02.2025.

6 Dtsch Med Wochenschr 1896; 22(2): 28–29; DOI: 10.1055/s-0028-1139436

deutsche Ärztin war, der der Titel Professor verliehen wurde, welche aber den »Umweg« zum Medizinstudium zunächst über die Schweiz (Zürich) gegangen ist, bevor sie in Straßburg (damals Reichsland Elsass-Lothringen) ihr Medizinstudium abgeschlossen hat[7] – nach ihr ist übrigens das neu errichtete BIH (Berlin Institute of Health)-Zentrum an der *Charité* (das 2024 eröffnet worden ist) benannt.

Selbst die Frauenheilkunde (Gynäkologie) wurde über Jahrhunderte hinweg ausschließlich aus Sicht der Männer erforscht, gelehrt und behandelt. Wichtige gynäkologische Themen, Symptome und Erkrankungen, die für die Gesundheit beziehungsweise das gesundheitliche Wohlbefinden von Frauen – das heißt für ca. 50 Prozent unserer Gesellschaft – eine enorme Rolle spielen, wie Geburtsverletzungen/-traumata, Menopause, Endometriose, Polyzystische Ovarien (PCO)-Syndrom, prä-/postmenstruelle Syndrome (um nur einige häufige »Frauenleiden« zu nennen), wurden über Jahrhunderte in der medizinischen Forschung schlichtweg nicht berücksichtigt beziehungsweise als emotionale Leiden abgetan. Und bis heute kämpfen Frauen um ein Recht auf Schwangerschaftsabbruch außerhalb des Strafgesetzbuches, das heißt für die Abschaffung des § 218. An dieser Stelle muss Prof. Dr. Mandy Mangler (Chefärztin und Ärztliche Direktorin Vivantes Auguste-Viktoria-Klinikum und Chefärztin Vivantes Klinikum Neukölln Berlin) erwähnt werden, die sich in unnachgiebiger Weise für einen (längst überfälligen) fortschrittlichen Blick auf den weiblichen Körper und die weibliche Sexualität einsetzt (unter anderem mittels des von ihr initiierten Podcasts *Gyncast – der Gynäkologie Podcast*) und mit Mythen wie beispielsweise dem Jungfernhäutchen endlich aufräumt.[8],[9] Sie setzt sich maßgeblich für Aufklärungsprojekte zu relevanten Frauenthemen wie beispielsweise

---

7 https://de.wikipedia.org/wiki/Rahel_Hirsch, besucht am 09.02.2025.

8 https://www.spiegel.de/partnerschaft/mandy-mangler-das-jungfernhaeutchen-gibt-es-nicht-kolumne-a-be166312-a701-43a2-97d1-e4442af069b3, besucht am 09.02.2025.

9 Siehe dazu auch ihr umfassendes Buchwerk Das große Gynbuch, Insel Verlag, Berlin, 2024.

Endometriose ein – eine Erkrankung, die im Schnitt erst nach acht Jahren diagnostiziert wird.[10] Zurecht hat Prof. Mandy Mangler »für ihre innovative Aufklärung zur Gesundheit von Frauen und Mädchen und ihr Engagement für mehr Gleichberechtigung in der Medizin«[11] im Jahr 2022 den Berliner Frauenpreis erhalten!

Die Herzheilkunde (Kardiologie) kann in der medizinischen Geschlechterforschung als »Vorreiterfach« gesehen werden, vor allem durch die Pionierarbeit von Frau Prof. Dr. Regitz-Zagrosek, die als Kardiologin die erste und bisher einzige Professur für frauenspezifische Gesundheitsforschung mit Schwerpunkt Herzkreislauf-Erkrankungen an der *Charité* Universitätsmedizin Berlin innehatte und von 2007–2019 als Direktorin das Institut für Geschlechterforschung in der Medizin[12](Gender in Medicine (GiM) – Charité – Universitätsmedizin Berlin) geleitet hat.[13]

Seither sollte jedem Mediziner und jeder Medizinerin bekannt sein, dass sich der Herzinfarkt bei Frauen mit anderen Symptomen als bei Männern äußern kann: Während Männer bei einem Herzinfarkt klassischerweise linksseitige Brustschmerzen (»Vernichtungsschmerzen«) mit Ausstrahlung in den linken Arm und/oder Unterkiefer angeben, beklagen Frauen Bauchschmerzen und Übelkeit, manchmal auch Rückenschmerzen (zwischen den Schulterblättern). Darauf macht zum Beispiel die München Klinik aufmerksam.[14] Männer erleiden häufiger einen Herzinfarkt als Frauen – Frauen sterben aber häufiger daran (auch heutzutage noch!), da der Herzinfarkt bei Frauen aufgrund der »untypischen« Symptome erst später beziehungsweise zu spät erkannt wird. Es existieren aber nicht nur geschlechtsabhängige Unterschiede bei der koronaren Herzerkrankung beziehungsweise

---

10 https://www.image.email-epicx.roche.com/lib/fe3611717064057d711075/m/1/Roche_Whitepaper-womans-Health_D_2025-01-06.pdf, besucht am 05.05.2025.

11 https://www.berlin.de/sen/frauen/oeffentlichkeit/berliner-frauenpreis/preistraegerinnen, besucht am 05.05.2025.

12 https://de.wikipedia.org/wiki/Vera_Regitz-Zagrosek, besucht am 09.02.2025.

13 https://gender.charite.de, besucht am 05.05.2025.

14 https://www.muenchen-klinik.de/gendermedizin-frau, besucht am 05.05.2025.

Koronarsklerose, in deren Folge ein Herzinfarkt auftritt, sondern auch bei anderen Herzerkrankungen, wie zum Beispiel bei der chronischen Herzinsuffizienz oder bei Herzrhythmusstörungen. Hierzu haben die *Charité*-Kardiologinnen Prof. Dr. Verena Stangl und Dr. Julia Lueg in dem aktuellen Lehrbuch *Klinische Kardiologie* das umfassende Kapitel »Kardiale Erkrankungen bei Frauen«[15] verfasst, dessen Inhalt unbedingt in einen medizinischen Lehrplan integriert werden sollte.

Selbstverständlich treten geschlechtsabhängige Unterschiede bei vielen weiteren bekannten Erkrankungen aus unterschiedlichen Fachbereichen auf. Neben dem bereits genannten Myokardinfarkt sind hier Migräne, »Knochenschwund« (Osteoporose), virale Infektionen (zum Beispiel COVID-19), Harnwegsinfekte, Depression und das Aufmerksamkeitsdefizit-(Hyperaktivitäts-)Syndrom (AD(H)S) zu nennen sowie das gesamte Spektrum von Autoimmunerkrankungen, die alle häufiger bei Frauen bestehen – und von denen auch mehrere gleichzeitig auftreten können (die sogenannte Polyautoimmunität).

Als (internistische) Rheumatologin beschäftige ich mich vor allem mit der Diagnostik und Therapie von entzündlich-rheumatischen Systemerkrankungen, die den Autoimmunerkrankungen zugeordnet werden, sodass in diesem Fachbereich in der Mehrzahl weibliche Patientinnen vorstellig werden – da wundert es nicht, dass die Rheumatologie hinsichtlich gendergerechter Medizin noch sehr am Anfang steht. Dazu möchte ich dir folgende Fragen beantworten.[16]
Onlinebereich

---

15 Marx, N., Erdmann, E. (Herausgeber). (2023). Klinische Kardiologie, Krankheiten des Herzens, des Kreislaufs und der herznahen Gefäße. Kapitel: Kardiale Erkrankungen bei Frauen, S. 1–29. Springer Reference Medizin, Berlin. 9. Auflage.

16 Siehe dazu in Ausschnitten auch BILD DER FRAU, DIE Ärzte-Liste für Frauen, Sonderheft einfach gesund, S. 28–29.

Wenn ich als Frau zum Rheumatologen gehe, werde ich dann anders als ein Mann untersucht?

Es ist bekannt, dass die meisten entzündlich-rheumatischen Erkrankungen bei Frauen häufiger als bei Männern auftreten. Dies ist insbesondere bei den sogenannten Kollagenosen (wie zum Beispiel Sjögren-Erkrankung oder systemischer Lupus erythematodes, Geschlechterverteilung w:m jeweils ca. 10:1) der Fall, aber auch bei der rheumatoiden Arthritis (ca. 3:1 w:m). Wenn ich also als Frau zu einem Rheumatologen gehe und zum Beispiel über Gelenkbeschwerden klage, dann werden die genannten Erkrankungen aufgrund der genannten Geschlechterverhältnisse schnell in Betracht gezogen. Wenn ich allerdings als Frau mit (entzündlichen) Wirbelsäulenbeschwerden zum Arzt oder zur Ärztin gehe, dann kann es unter Umständen relativ lange dauern, bis an eine axiale Spondyloarthritis gedacht wird, da diese Erkrankung (früher als Morbus Bechterew bezeichnet) ausschließlich mit Männern assoziiert wird, obwohl sie bei Frauen fast genauso häufig auftritt. Hier spielen auch ärztlich erwartete geschlechtsabhängige Symptome eine Rolle.

Warum wäre das aber wichtig?

Auch bei Frauen sollte unbedingt an das Vorliegen einer axialen Spondyloarthritis gedacht werden, denn immer noch besteht eine um mehr als zwei Jahre längere Diagnoseverzögerung bei Frauen mit dieser Erkrankung im Vergleich zu Männern. Dies würde Frauen eine relativ lange Leidenszeit ersparen. Zusätzlich ist bekannt, dass das Therapieansprechen besser ist, wenn eine Therapie so frühzeitig wie möglich eingeleitet wird. Dann ist das Erreichen einer sogenannten klinischen Remission (das heißt einer Abwesenheit von Beschwerden/Symptomen) möglich. Es ist allerdings seltener bei Frauen als bei Männern mit einer Spondyloarthritis der Fall, dass das Therapieziel einer klinischen Remission erreicht wird, was gegebenenfalls auf die spätere Diagnosestellung zurückzuführen ist. Aber nicht nur bei der axialen Spondyloarthritis unterscheidet sich die geschlechtsabhängige Zeitdauer bis zur

Diagnosestellung, sondern auch bei der systemischen Sklerose, einer seltenen Kollagenose. Hier ist es ebenfalls der Fall, dass es bei Frauen länger bis zur Diagnosestellung dauert als bei Männern, am ehesten deshalb, weil in frühen Stadien der systemischen Sklerose bei Männern häufiger bereits eine aktive Erkrankung vorliegt als bei Frauen. Generell verläuft bei Männern eine Kollagenose oftmals schwerer, das heißt mit einer schweren Organbeteiligung, als bei Frauen.

Welche geschlechterspezifischen Unterschiede sind bei entzündlich-rheumatischen Erkrankungen bekannt?

Wie eben schon erwähnt, zeigt sich bei Männern häufiger als bei Frauen eine schwerere Organbeteiligung, das bedeutet eine Lungen-/ Nieren- und/oder Herzbeteiligung im Rahmen von Kollagenosen. Generell ist das Ausmaß der Organbeteiligung maßgeblich an das Fortschreiten der Erkrankung und damit das Risiko des Versterbens geknüpft. Daraus ergibt sich, dass bei Männern mit Kollagenosen eine besondere Vorsicht geboten ist.

Wie zeigen sich diese bei den Frauen in der Entstehung und Ausprägung der Erkrankung?

Erst einmal liegt bei Frauen häufiger eine sogenannte Polyautoimmunität vor, das heißt ein gleichzeitiges Vorhandensein verschiedener Autoimmunerkrankungen, was unter anderem eine genetische Ursache hat. Bei Kollagenosen haben Frauen häufiger als Männer kutane Manifestationen, sprich eine Hautbeteiligung, aber auch ein Raynaud-Syndrom (Durchblutungsstörungen der Finger).

Und wie ist die subjektive Wahrnehmung der Frauen bezüglich ihrer Krankheitslast?

Für die Bestimmung der Krankheitsaktivität werden in der Rheumatologie sogenannte Composite Scores herangezogen, in die verschiedene (unter anderem subjektive) Faktoren einfließen. Frauen geben hier in der Regel höhere Schmerzscores an als Männer, woraus sich insgesamt höhere Scorewerte ableiten. Dies sollte daher bei der Beurteilung der Krankheitsaktivität berücksichtigt werden. Gegebenenfalls müssen daher bei Frauen – neben dem Einsatz von antirheumatischen Basistherapien – andere medikamentöse Behandlungsmethoden, die zum Beispiel auf die Behandlung von Schmerzen abzielen, mit einfließen.

Welche anderen Begleiterkrankungen haben Frauen?

Aus Untersuchungen zu Komorbiditäten ist bekannt, dass kardiovaskuläre Komorbiditäten als auch Diabetes, Gicht und Krebserkrankungen häufiger bei Männern als bei Frauen auftreten. Frauen hingegen leiden häufiger unter den Begleiterkrankungen Osteoporose, Depression und Schilddrüsenerkrankungen.

Gibt es bei verschiedenen Arzneimitteln bei Frauen etwas Besonderes zu beachten, beispielsweise spezielle Nebenwirkungen?

Insgesamt haben Frauen ein fast doppelt so hohes Risiko für unerwünschte Wirkungen über alle antirheumatischen Arzneimittelklassen hinweg wie Männer. Dies könnte eine Ursache für einen früheren Therapieabbruch von antirheumatischen Basistherapien sein. Ursachen dafür sind zum Beispiel Übergewicht bei Frauen, denn bei Vorliegen von Übergewicht wird eine reduzierte Wirksamkeit von bestimmten Biologika beschrieben, aber eine unterschiedliche, geschlechterabhängige Pharmakokinetik spielt ebenfalls eine Rolle. Bei Frauen unter dem Medikament *Nintedanib*, welches zur Behandlung der interstitiellen Lungenerkrankung eingesetzt wird, werden vermehrt Übelkeit, Erbrechen und ein Leberwertanstieg beschrieben.[17]

---

17 Vgl. Albrecht K, Strangfeld A. (2023). Geschlechtsspezifische Unterschiede in Diagnostik und Therapie entzündlich-rheumatischer Erkrankungen [Gender-specific differences in the diagnosis and treatment of inflammatory rheumatic diseases]. Inn Med (Heidelb);64(8):744–751 und Albrecht K, Ohrndorf S, Strangfeld A. Geschlechtersensible Aspekte in der Rheumatologie [Sex-specific aspects in rheumatology]. Z Rheumatol. 224. Nov..;83(9):749–759.

Mittlerweile sind zwei Drittel der Medizinstudierenden Frauen[18] – und die traditionell hierarchisch organisierten Strukturen im Medizinsystem (vor allem im Krankenhaus) machen eine dringend notwendige Veränderung des Gesundheitssystems bis hin zu flexiblen Arbeitszeit- und Karrieremodellen (neben vielen anderen Herausforderungen, wie zum Beispiel Digitalisierung, die auch zu einer Flexibilisierung führen würde) zu einer Mammutaufgabe. Es herrscht also nicht nur ein Ungleichgewicht in der medizinischen Versorgung – in der Regel zu Ungunsten von Frauen aufgrund der oben genannten Gründe –, sondern auch auf Ebene von Medizinerinnen und Medizinern beziehungsweise Ärzten und Ärztinnen. Die meisten Entscheidungsträger sind männlich besetzt – Frauen in Führungspositionen sind weiterhin deutlich unterrepräsentiert. Im Jahr 2022 lag der Frauenanteil an Klinikdirektorinnen in der Universitätsmedizin in Deutschland bei 13 Prozent (2019: 13 Prozent, 2016: 10 Prozent), was umgekehrt heißt, dass ca. 87 Prozent Männer verantworten, was an deutschen medizinischen Universitäten gelehrt, geforscht und wie therapiert wird.[19]

Und obwohl Studien mit hohen, repräsentativen Fallzahlen belegt haben, dass sowohl männliche als auch weibliche Patienten von einer »weiblichen Medizin« profitieren, weil Patienten ein besseres Überleben haben, wenn sie von Ärztinnen behandelt werden,[20] hat hier bisher noch kein Umdenken beziehungsweise eine Umstrukturierung stattgefunden. Nach diesen Erkenntnissen wäre dringend anzuraten, dass mehr Frauen im Medizinsystem zu relevanten Entscheidungsträgerinnen werden, was voraussetzt, dass sie in die entsprechenden Positionen befördert werden. Aktuell steht dies dem Machterhalt hierarchisch beziehungsweise männlich geprägter Strukturen entgegen.

18 Vgl. info.doctolib.de/blog/frauen-in-der-medizin-von-studium-und-praxisgruendung-bis-fuehrungsposition, besucht am 09.02.2025.

19 Vgl. info.doctolib.de/blog/frauen-in-der-medizin-von-studium-und-praxisgruendung-bis-fuehrungsposition, besucht am 05.05.2025.

20 Vgl. Tsugawa Y, et al. JAMA Intern Med. 2017;177(2):206–213; Jerant A, et al. J Am Board Fam Med. 2013;26(2):138–148

Dieser kann sich im schlimmsten Fall als »Machtmissbrauch« durch männliche Kollegen in höheren Hierarchieebenen unter anderem an Universitätskliniken äußern.[21]

Damit bedeutet eine »gendergerechte Medizin« nicht nur ein umfassendes Wissen in der Gendermedizin in Bezug auf die Erhaltung beziehungsweise die Wiederherstellung von Gesundheit (inklusive Prävention, Screening und Krankheitsmanagement) ALLER Geschlechter hin zu einer individualisierten, diskriminierungsfreien Medizin, sondern auch eine chancengerechte Medizin mit dem Ziel einer paritätisch besetzten Führungsriege. Dies würde langfristig die gesundheitsbedingte Lebensqualität ALLER verbessern. Dafür setzen sich zunehmend Fachgesellschaften ein, unter anderem die *Deutsche Gesellschaft für Rheumatologie und Klinische Immunologie* mit der »Kommission Chancengleichheit« sowie die *Deutsche Gesellschaft für Innere Medizin* mit der Kommission »Geschlechtersensible Medizin« – im Interesse aller Geschlechter.

Mir ist bewusst, dass dies nur ein Ausschnitt der vielfältigen Entwicklungen in der Gendermedizin sein kann. Viele wichtige Aspekte und Erkenntnisse konnten hier nicht vollständig berücksichtigt werden. Wenn du tiefer in das Thema eintauchen möchtest, empfehle ich dir folgende Bücher: Christina Pingel – *Diagnose: Frau (Piper Verlag, 2024)* – Caroline Criado Perez – *Unsichtbare Frauen (btb Verlag, 2020)* sowie *Geschlecht und Gerechtigkeit (Springer Verlag, 2025).*

Möchtest du mehr erfahren? Es gibt spannende Informationen und Interviews hierzu im Netz, zum Beispiel dieses hier aus Februar 2025: https://www.spectra-online.ch/de/spectra/news/lgendermedizin-ist-nicht-nur-eine-frage-der-chancengerechtigkeit-sondern-eine-notwendigkeitr-1198-29.html[22].

---

21 Vgl. ARD/Tagesschau vom 17.12.2024; Dokumentation »Ärztinnen werden systematisch diskriminiert – Strukturelles Problem in Kliniken« https://www.tagesschau.de/investigativ/report-mainz/diskriminierung-aerztinnen-klinik-krankenhaus-umfrage-uni-goettingen-100.html, besucht am 05.05.2025.

22 Seite besucht am 09.02.2025.

Im Onlinebereich findest du den vorab erwähnten Artikel, der Ende Oktober 2024 in der *BILD DER FRAU* über mich erschienen ist.

Autorin Prof. Dr. med. Sarah Ohrndorf

Oberärztin in der Rheumatologie am Ernst von Bergmann Klinikum in Potsdam

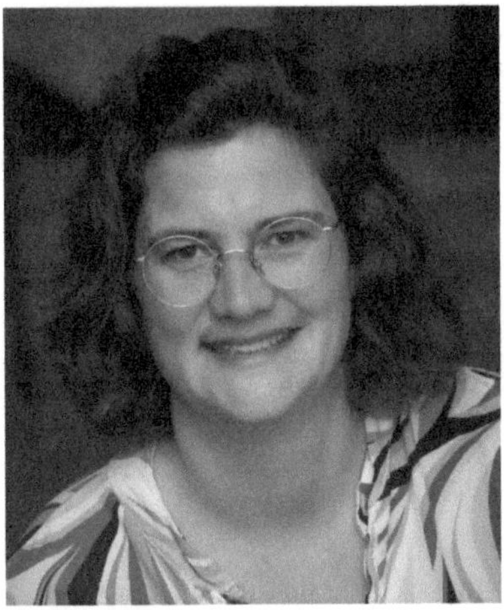

© *Simone Kessler*

Deine wichtigste Herzensbotschaft für Gesundheit
»Einsamkeit ist so schädlich wie tägliches Zigarettenrauchen.«

Eine Zeitreise
»Vertraue dir selbst und deinen Fähigkeiten. Bleib fleißig, beharrlich und mutig, trotz vieler Widerstände (die werden immer wieder da sein) – dann wirst du deine Ziele erreichen.«

Dein Lieblingszitat zur Gesundheit
»Lachen ist die beste Medizin gegen alles (zumindest vieles an) Übel in der Welt.«

Fun Fact über dich
Schwarzer Humor rührt mich oft zu Tränen.

Wie kann dich eine interessierte Person erreichen?
Per Mail (sarah.ohrndorf@gmx.net) oder auf *LinkedIn*

Teil II:
Wie die Kindheit unsere Gesundheit beeinflusst

Kindheit und gesundheitliche Themen, die ihren Ursprung oft in der Kindheit haben

Bisher hast du viel über die Themen von Erwachsenen gelesen. Doch viele Krankheitsgrundlagen werden bereits im Kindesalter gelegt – sowohl für körperliche als auch für psychische Themen. Meist können sie gar nicht so genau voneinander getrennt werden, weil das eine das andere bedingt. Und gerade, weil das Thema *Kindheit* so elementar ist und uns die Probleme aus der Kindheit oft ein Leben lang verfolgen – vor allem auch gesundheitlich –, werden wir uns in den nächsten Kapiteln mit genau diesem Thema beschäftigen.

Das ist aus zwei unterschiedlichen Perspektiven heraus wichtig:

Zum einen sind wir alle erwachsene Kinder und viele von uns sind auf der Suche nach Ursachen von Erkrankungen, nach Diagnosen und vor allem auch nach Lösungen und nach Heilung. In der klassischen Schulmedizin werden häufig nur Symptome behandelt. Werden jedoch nur Symptome und nicht die Ursache bekämpft, wird sich die Erkrankung (oder eine andere Erkrankung) nach einiger Zeit sehr wahrscheinlich wieder zeigen. Wenn die Ursache gefunden wird, können ganz andere Heilmethoden erfolgreich angewendet werden.

Zum anderen bist du vielleicht selbst ein Elternteil. Und ich behaupte, du möchtest nur das Beste für dein Kind. Doch manchmal sind wir Menschen etwas unachtsam mit dem, was wir tun, oder auch mit ganz alltäglichen Verhaltensweisen. Ich möchte dir an dieser Stelle eine Frage stellen: Wie viele Gedanken machst du dir darüber, was es mit dem Kind macht, wenn du in seiner Gegenwart mit deinem Handy beschäftigt bist?

Doch ich möchte an dieser Stelle gar nicht so viel vorneweg nehmen. Lass uns direkt in das erste Kapitel zum Thema *Kinder und Kindheit* starten.

Kapitel 6
Wie wir die Gesundheit unserer Kinder prägen
(Angelika Rohr)

Wir starten mit einem gemeinsamen Blick in das Wohnzimmer einer jungen Mutter und beobachten eine kurze Sequenz ihres Alltags.

Sie liegt auf der Couch. Ihr Baby wird gerade munter, wälzt sich, brabbelt und versucht, sich zu drehen. Die Mutter rührt sich nicht. Sie gähnt und bleibt auf der Couch liegen. Sie wirkt sehr müde. Dunkle Ringe umranden ihre Augen, die Haare sind zerzaust. Rings um die Couch liegen Rasseln, Bälle und Decken. Der Tisch daneben zeugt davon, dass das Baby bereits zugefüttert wird und offensichtlich die letzte Mahlzeit nicht geschmeckt hat. Brei klebt nicht nur auf der Tischfläche. Die Kleckse reichen vom Teppich über die Wand bis hin zur Deckenlampe.

Das Baby wird lauter. Die Mutter bleibt regungslos und kneift gähnend die Augen zu. Sie hofft, das Baby würde noch ein paar Minuten schlafen. Doch es will Nähe, möchte Ansprache, wird lauter und beginnt schließlich, bestimmt zu schreien.

Die junge Frau spricht ein paar Worte zu ihm, winkt ihm. Lächeln kann sie nicht. Sie ist völlig erschöpft. Ihr Partner ist kaum zu Hause, ihre Beziehung hält lediglich durch ihre Abhängigkeit von ihm. In der Karenz (= in Deutschland Mutterschaftsurlaub) reicht das Geld nicht und sie hat keine Energie, die Trennung zu vollziehen. Ihre Freunde melden sich immer seltener, weil sie es nicht schafft, den Kontakt zu ihnen zu halten.

Das Baby schreit nun in voller Lautstärke. Die Mutter erhebt sich kurz, schaltet den Ton des bunten Tier-Mobiles ein und legt sich umgehend wieder auf die Couch. Das Baby schreit weiter. Bitterlich. Die Mutter reagiert gereizt. Sie denkt, das Baby sei verwöhnt, weil es sich nur durch Körperkontakt zu ihr beruhigen lässt.

Es schläft in der Nacht kaum, schreit viel und möchte gefühlte 24 Stunden am Tag an ihrer Brust trinken. Ihren Partner hat sie mehrfach um Hilfe gebeten, doch er ist nach der Arbeit zu müde und sagt, er brauche seine Ruhe. Die Schwiegereltern kommen selten vorbei, kritisieren jedoch jedes Mal, dass die Wohnung nicht aufgeräumt ist, und werfen ihr vor, deshalb keine gute Mutter zu sein. Die Frau meidet daher Besuche der Familie.

So oder sehr ähnlich ergeht es vielen Frauen in den Anfängen ihrer Mutterschaft. Das Leben steht Kopf, ein ICH gibt es ab der Geburt nicht mehr. Auszeiten der Verantwortung als Mutter sind rar, und in diesen wenigen Zeitfenstern versucht sie, den Haushalt halbwegs auf den Normalzustand zu bringen. Eine Notwendigkeit, um sich selbst in der eigenen Wohnung wohlfühlen zu können. Kaum sind Haushalt oder Einkauf abgeschlossen, geht es nahtlos in die Mutterrolle zurück. ICH-Zeit fehlt.

Augenhöhe kennt keinen Größenunterschied

Ganz unabhängig von unserer aktuellen Rolle als Mutter, Vater, Pädagogin, Kinderkrankenpfleger oder andere haben wir Erwachsene einen unglaublich großen, uns meist weit unterschätzten Einfluss auf die Entwicklung und Prägung unserer Kinder. Was sie für ihre gesunde, ganzheitliche Entwicklung dringend benötigen, sind sichere Bindungen zu Menschen, die ihnen über den Weg des Vorlebens Werthaltungen und Handlungsmuster mitgeben, auf die sie später unbewusst zurückgreifen werden. Je sicherer und positiver die frühen Bindungserfahrungen unserer Kinder sind, desto größer sind ihre Entfaltungsmöglichkeiten.

Beziehung auf Augenhöhe zwischen Erwachsenen und Kindern ist eine Frage der Einstellung und wahrt das Kindeswohl. Denn Kinderschutz bedeutet nicht nur, Kinder vor körperlicher Gewalt zu schützen. Er beginnt bereits bei der Alltagskommunikation mit ihnen. Wir sind es, die durch die Ermöglichung einer positiven Beziehung, durch Anerkennung, Zutrauen, Zuhören, Verstehen, das Einnehmen der kindlichen Perspektive, Empathie und Verhaltenskorrektur durch

Vorbildhandlungen einen wesentlichen Beitrag zum Schutz und der Gesundheit unserer Kinder leisten. Eine laufende Selbstreflexion der eigenen Alltagshandlungen ist dafür notwendig. Weshalb das so ist, fasse ich in diesem Kapitel zusammen.

Historisch betrachtet wurden Kinder in unserem Kulturkreis über Jahrhunderte als kleine Erwachsene angesehen, die über Gehorsam zu großen Erwachsenen werden sollten. Ihre kindliche Art, die Welt im wahrsten Sinne des Wortes zu begreifen, war wenig bekannt. So ernteten die großen Reformpädagogen und Reformpädagoginnen bei ihren Ansichten heftige Kritik. Ende des 18. Jahrhunderts zeigte Johann Pestalozzi die Bedeutung vorschulischer Bildung auf. Etwa zur gleichen Zeit begründete Friedrich Fröbel den ersten Kindergarten, dessen Basis ein pädagogisches Konzept war. Auch die Ausbildung von Kindergärtnerinnen und Kindergärtnern geht auf ihn zurück.[1] Schließlich war es Maria Montessori, die in ihrem Konzept Möbel vorsah, die der Größe der Kinder angepasst waren. Für die Umsetzung ihres Leitmotivs »Hilf mir, es selbst zu tun« musste das Rollenbild von Erziehern erneuert werden.[2]

Um 1900 wurde erstmals ein Werk über die Rechte von Kindern verfasst. Janusz Korczak machte sich dafür stark, dass Kinder als Teil der Gesellschaft gesehen werden und in Entscheidungen eingebunden werden müssen. Der respektvolle Umgang mit Kindern war bis dato nicht festgeschrieben.[3]

Du fragst dich vielleicht, weshalb ich hier einige Pädagoginnen vom 18. und 19. Jahrhundert anführe? Sie haben für das heutige Bild von Kindheit einen revolutionären Beitrag geleistet. In einer Zeit, in der die sogenannte schwarze Pädagogik Standard war. Als Schläge,

1 Thesing, T. (2014). Leitideen und Konzepte bedeutender Pädagogen. Ein Arbeitsbuch für den Pädagogikunterricht, Lambertus, Freiburg im Breisgau. S. 82 ff.

2 Thesing, T. (2014). Leitideen und Konzepte bedeutender Pädagogen. Ein Arbeitsbuch für den Pädagogikunterricht, Lambertus, Freiburg im Breisgau. S. 142 ff.

3 Thesing, T. (2014). Leitideen und Konzepte bedeutender Pädagogen. Ein Arbeitsbuch für den Pädagogikunterricht, Lambertus, Freiburg im Breisgau. S. 94 ff.

Züchtigung oder das Sitzen auf der Strafbank zum Alltag von Kindern gehörten, obwohl diese sich einfach nur wie Kinder verhielten und nicht wie angepasste kleine Erwachsene.

Dankenswerterweise gilt in Österreich seit 1989 und in Deutschland seit 2000 das gesetzlich verankerte Gewaltverbot an Kindern. Die »gesunde Ohrfeige« oder der »verdiente Klatsch auf den Po« sind seit diesem Zeitpunkt nicht mehr nur verpönt, sondern Straftaten, die entsprechende rechtliche Folgen haben. Dazu zählen jedoch nicht ausschließlich Handgreiflichkeiten wie Schlagen, Festhalten oder Bewerfen mit Gegenständen. Auch sexualisierte Gewalt (Kinder zu Zeugen sexueller Handlungen zu machen, Kinder dazu zu bringen, Körperteile des Erwachsenen zu berühren etc.) und psychische Gewalt (Manipulation, Vernachlässigung, Erpressung, vom Kind miterlebte Gewalt an nahen Angehörigen und vieles mehr) sind klar als Gewalt am Kind definiert und somit strafbar.[4]

Bindung – der rote Faden unseres Lebens

Wir schauen nun weiter zu einem der größten wissenschaftlichen Meilensteine der kindlichen Entwicklung: den Erkenntnissen aus der Bindungsforschung.

John Bowlby war Mitte des 20. Jahrhunderts Vorreiter in der Erforschung von Zusammenhängen zwischen der frühen Bindung eines Kindes und dem späteren Verhalten. Mittlerweile ist die Bindungswissenschaft nicht nur gut erforscht, sondern aus neurowissenschaftlicher Sicht rückbestätigt.

Ein bisschen schreien lassen und nicht gleich reagieren war vor kurzer Zeit noch ein heißer Tipp an junge Eltern. Auch sollte das Baby möglichst schnell im eigenen Bett oder sogar Zimmer schlafen. Wieder mit dem Argument, dass man es nicht verwöhnen sollte. Das ist längst revidiert. Es sind nur wenige Sekunden, in denen beim Baby der

4 Justiz Online § 138 ABGB Kindeswohl, https://www.jusline.at/gesetz/abgb/paragraf/138, Stand 05.01.2025.

Zusammenhang zwischen Bedürfnisäußerung und Bedürfnisbefriedigung hergestellt wird. Wenn es schreit, weil es Hunger hat, und die Mutter nimmt es umgehend an die Brust, so erfährt das Baby Selbstwirksamkeit. Es erlebt, dass die Mutter positiv auf das Unbehagen reagiert. Ein gelungener Dialog hat stattgefunden. Im Gehirn wird abgespeichert: Mama versteht mich und nimmt mich ernst. Lässt sich die Mutter hingegen Zeit und das Baby minutenlang schreien, so bleibt dieser Effekt aus. Das Unbehagen des Babys, nicht wahrgenommen zu werden, überlagert alles, und im Gehirn wird abgespeichert: Ich werde weder gehört noch ernst genommen.

Die Haltung, ein Baby darf nicht verwöhnt werden, ist also nicht zulässig. Das Baby, das Selbstwirksamkeit erlebt, stärkt die Bindung zur Mutter, weil es sich ernst genommen fühlt. Das bewirkt wiederum eine erhöhte Ausschüttung des Bindungshormons Oxytocin, das sich in weiterer Folge positiv auf Verknüpfungen im Gehirn auswirkt. Hingegen erlebt das Baby, dessen Mutter sich bewusst Zeit lässt, das Gegenteil. Die Unmutsäußerung (Schreien) führt ins Leere. Keine Reaktion der Mutter. Das Gehirn des Kindes speichert keine positive Reaktion ab, und infolgedessen bleibt die Oxytocin-Ausschüttung aus. Das Verhalten der Mutter macht bleibende Spuren in das Gedächtnis des Kindes. Dies passiert bei dem Baby weder wissentlich noch bewusst, prägt jedoch für das gesamte Leben. Denn diese elementaren Bindungserfahrungen sind die Muster, auf die auch später im Jugend- oder Erwachsenenalter zurückgegriffen wird.

Je jünger das Kind ist, desto kürzer sind die Zeitspannen, in denen es Aktion und Reaktion in Zusammenhang bringen kann. Ein Baby braucht eine unmittelbare Reaktion, um beispielsweise das Hochgenommenwerden mit dem Schreien in Verbindung zu bringen. Mit zunehmendem Alter des Kindes werden natürlich die Spannen größer und die Ausdrucksfähigkeit besser. Dennoch bleibt das Prinzip gleich. In beiden Fällen wird ein Kreislauf in Gang gebracht. Positiv wie auch negativ.

Bei indigenen Völkern ist häufig zu beobachten, dass Kinder über viele Stunden am Tag und über weite Strecken in Tüchern am Körper getragen werden. Und das noch in einem Alter, in dem sie über den europäischen Kinderwagen bereits hinausgewachsen wären. Mittlerweile sind auch in Europa Tragetuch oder Babytrage wieder in Mode gekommen. Doch sie sind nicht nur ein modisches Accessoire – sie schaffen eine Bindung. Das Baby oder Kleinkind erfährt dadurch intensive Nähe. Es spürt Körperwärme und Herzschlag der Mutter, spürt ihren Atem, fühlt die Vibrationen ihrer Stimme, erlebt die rhythmischen Gehbewegungen der Mutter, wie sie aus dem Mutterleib vertraut waren. All das bewirkt, dass beim Baby oder Kleinkind Oxytocin ausgeschüttet wird. Das Glückshormon oder vielmehr noch DAS Bindungshormon schlechthin. Es beruhigt, reduziert Stress und baut Angst ab.

Eine sichere Bindung wirkt sich nachweislich positiv auf alle Bereiche des Lebens aus. Das schließt sowohl die gesundheitliche Entwicklung, die Beziehungsfähigkeit als auch den Bildungs- und Berufsweg mit ein. Hingegen führt eine unsichere oder fehlende Bindung zu einem deutlich höheren Gesundheitsrisiko, schwierigeren Beziehungsgestaltungen sowie einer erhöhten Delinquenz (= Straffälligkeit) oder Suchtproblematik. Für die Entwicklung von Urvertrauen, der Fähigkeit, anderen Menschen Vertrauen zu schenken, ist eine sichere Bindung des Kindes zu mindestens einer engen Bezugsperson die Grundvoraussetzung. Glücklicherweise unterstützen unsere Spiegelneuronen dabei. Dank ihnen lernen Kinder von Geburt an, mit engen Bezugspersonen in Interaktion zu gehen. Schon bald lächeln sie zurück, wenn wir sie anlächeln. Umgekehrt spiegeln wir sie wie selbstverständlich, wenn sie große Augen machen, den Mund spitzen oder ähnliche Gesichtsausdrücke zeigen. Umso verstörender ist es für einen winzigen Menschen, wenn Papa neben dem Baby in sein Handy starrt. Der Nachwuchs nimmt die väterlich-emotionslose Mimik wahr, lächelt ihn an und bekommt keinerlei Lächeln zurück. Oder das im Wagen liegende Kind sieht direkt auf das Gesicht der Mama, die jedoch mit Kopfhörern mit einer Freundin telefoniert. Das Kind kann den Emotionen der Mutter nicht folgen und erlebt Irritation.

Jedes Kind hat sogenannte Timeslots, in denen die Basis gelegt werden muss. Gibt es dort keine positive Bindungserfahrung, hat dies Folgen bei der gesamten Persönlichkeitsentwicklung. Ist das

Zeitfenster geschlossen, können die Defizite nicht mehr aufgeholt werden.

Stresseffekte mit Langzeitfolgen

Kurzfristiger Stress kann auch von Kindern gut kompensiert werden. Problematisch wird es, wenn Stress zum empfundenen Dauerzustand wird. Besonders gravierend wirkt er sich aus, wenn er von engen Bezugspersonen ausgeht.

Stress kann beim Kind durch überhöhte Ansprüche, Vernachlässigung, unberechenbares Verhalten, Mangelernährung, geringe Empathie oder andere Verhaltensweisen entstehen, allen voran natürlich durch jegliche Form von Gewalt. Das Kind erlebt dabei einen nicht lösbaren Spannungszustand. Gerade wenn der unangenehme Stress durch die Person ausgelöst wird, die eigentlich Schutz bieten soll, befindet es sich in einem unlösbaren Dilemma. Es kann sich dem Stress aufgrund der Abhängigkeit, in der es sich befindet, nicht entziehen. Es ist ihm ausgeliefert, und eine existenziell bedrohliche Situation entsteht.

Gibt es Störungen dieser Sicherheit, weil sich das Kind darauf konzentrieren muss, die Aufmerksamkeit der Mutter oder des Vaters zu erlangen, laut zu schreien, damit die Windel endlich gewechselt wird oder Sorge haben muss, ob es zu essen bekommt, sieht die Welt des Kindes anders aus. Es befindet sich in einer permanenten Stresssituation und kann sich nicht dem kindlichen Bedürfnis nach Exploration hingeben. Es erlebt eine anhaltende existenzielle Bedrohung. Aus Sicht des Kindes ist das Überleben nicht gesichert. Mit dieser Prägung fällt es auch im späteren Leben schwer, die eigenen Affekte gut zu regulieren. Nicht selten haben diagnostizierte Persönlichkeitsstörungen ihren Ursprung in genau dieser Lebensphase. Die Folgen sind weitreichend und beeinträchtigen den gesamten psychosozialen Bereich.

Ist das schon ein Trauma?

Wir sprechen von Traumata, wenn ein oder mehrere dramatische Erlebnisse das Weltbild erschüttern und (noch) nicht adäquat aufgearbeitet werden konnten. Wichtig ist die Unterscheidung zwischen verschiedenen Traumatypen[5]. Zum Beispiel zählt der plötzliche Verlust eines nahestehenden Menschen zum Traumatyp 1. Es stellt ein einmaliges, dramatisches und einschneidendes Erlebnis dar. Auch wenn die Verarbeitung des Traumas länger dauern kann, ist das auslösende Ereignis kurz. Traumatyp 2 hingegen beschreibt eine komplexere Situation. Hier gibt es eine immer wiederkehrende oder anhaltende, verstörende Situation. Im Fall von Gewalt an Kindern ist von diesem Traumatyp zu sprechen. Zusätzlich gibt es eine weitere Differenzierung: zwischen von Menschen nicht beeinflusst (wie Naturkatastrophen) und durch Menschen herbeigeführt (wie Gewalt jeglicher Form).

Posttraumatische Belastungsstörung (kurz: PTBS)

Ist es einem Kind über einen längeren Zeitraum nicht möglich, traumatische Erlebnisse aufzuarbeiten und den inkongruenten Abgleich zwischen Realität und Idealvorstellung aufzulösen, so äußert sich das im Verhalten des Kindes, in den gezeigten Emotionen oder über den Weg psychosomatischer Beschwerden. Speziell Kinder im Vorschulalter durchlaufen innerhalb weniger Jahre eine Vielzahl an Entwicklungsschritten, die ein stabiles Umfeld erfordern. Sie sind also besonders vulnerabel. Darüber hinaus gibt es wenig soziales Korrektiv, weil ein Kleinkind oder Kindergartenkind in voller Abhängigkeit lebt und wenig Erfahrungen außerhalb der eigenen Familie sammeln konnte.

Doch so rasch wird eine PTBS nicht festgestellt. Es wird berücksichtigt, dass es Wochen bis Monate braucht, um die Psyche wieder

5 Rosner, R. & Steil, R. (2014). Posttraumatische Belastungsstörung häufig mit chronischem Verlauf, pädiatrie hautnah, Serie Kinder- und Jugendpsychiatrie, Teil 5: Traumafolgestörungen, 25 (5).

ins Lot zu bringen. Gelingt das jedoch nicht innerhalb eines halben Jahres, wird von einer PTBS gesprochen. Kinder können aufgrund ihrer kognitiven Entwicklung oft noch nicht in Worte fassen, was sie empfinden. Ein Kind, das zappelig sitzt, rasch die Aufmerksamkeit von einer Sache auf die andere schwenkt oder Schwierigkeiten mit der Konzentration hat, wird heutzutage schnell als »ADHS-Kind« bezeichnet. Mehr dazu findest du im Kapitel *Ihr seid ein Versicherungsfall* von Rosmarie Holtermann. Fakt ist, dass Kinder mit einer PTBS oft ein hohes Erregungsniveau haben und daher ein hyperaktives Verhalten zeigen. Der Grund dafür besteht darin, dass sie von ihrem Spannungszustand, der nach wie vor nicht aufzulösen war, Entlastung in der Bewegung finden.

Es war der Däne Jesper Juul, der den Begriff der Gleichwürdigkeit geprägt hat. Er findet es notwendig, die hierarchische Eltern-Kind-Konstellation aufzulösen. »Die Frage wollte eher so lauten: Wie wollen wir damit umgehen, dass wir uns auf Kinder beziehen und sie damit auch erziehen?«[6] Ein tolles Beispiel ist die Studie von Sue Westwood.[7] Wenn Kinder mehrmals pro Tag gelobt und wertgeschätzt werden, sind sie ausgeglichener, selbstbewusster und achtsamer. Waren sie vorher tendenziell hyperaktiv, so konnte bereits nach einem Monat eine deutliche Entspannung nachgewiesen werden. Die Grundvoraussetzungen dafür sind eine aufmerksame Beobachtung kleiner Entwicklungsschritte, das Eingehen auf die kindliche Sichtweise und eine wohlwollende, respektvolle Haltung.

Beim Erziehen durch Autorität wird ein Machtgefälle als Tool verwendet, um Kinder zu Gehorsam zu bringen. Was vordergründig zu einem angepassten Verhalten des Kindes führt, hinterlässt Spuren. Angst blockiert kognitive, motorische oder emotionale Entwicklungsschritte. Professor Haller ist ein bekannter Psychiater,

---

6 Juul, J. (2018). Das Kind in mir ist immer da. Mein Leben für die Gleichwürdigkeit, Beltz Verlag, Weinheim Basel, Seite 145.

7 Westwood, S. zitiert nach Haller, R. (2020). Das Wunder der Wertschätzung. Wie wir andere stark machen und dabei selbst stärker werden, Gräfe und Unzer Verlag GmbH, München (7. Auflage), Seite 156.

Psychotherapeut, Neurologe und angesehener Gerichtsgutachter. Er ist der Meinung, dass es nicht nur Traumatisierungen sind, die sehr häufig als Ursache psychischer Erkrankungen gelten. Vielmehr liegt der Ursprung in Kränkungen. Denn sie sind nicht nur fehlende Wertschätzung, sondern aktivieren direkt unsere Urängste vor Liebesverlusten.[8] Lebt also ein Kind in der Sorge, nicht genügend Liebe zu bekommen, weil es nicht gesehen oder anerkannt wird, so entstehen automatisch Gefühle der Minderwertigkeit. Und wer permanent in der Hoffnung lebt, nicht »zu minder« zu sein, hält seinen Körper ungewollt in Dauerstress. Nicht umsonst bezeichnet Prof. Haller Wertschätzung als »Medizin«[9].

Nun wissen wir bereits, dass speziell bei Kindern die Zeitspannen relativ kurz sind. Kinder erleben also schneller einen Dauerstresszustand als Jugendliche oder Erwachsene.

Gefahr in den eigenen vier Wänden

Erschreckend ist, dass die meisten Kindeswohlgefährdungen in den eigenen vier Wänden stattfinden, also dort, wo Kinder die größte Sicherheit haben sollten. Je jünger betroffene Kinder sind, desto weniger Möglichkeiten haben sie, Hilfe zu bekommen. Erst mit zunehmendem Alter, Aufklärung in Kindergarten oder Schule erfolgt ein Realitätsabgleich.

Zwei Beispiele: Um die enorme Diskrepanz zwischen enger Bezugsperson als lieber und fürsorglicher Papa, der Minuten später laut schimpfend dem Kind nicht nachvollziehbare Vorwürfe macht, oder der liebenden und fröhlichen Mama, die immer wieder gänzlich in ihr Handy vertieft ist, während das Kind bitterlich nach ihr weint, auszuhalten, eignet sich das Kind Strategien an, die seinen psychischen und vielleicht auch physischen Schmerz lindern. Es beginnt, Erlebnisse

---

8 Haller, R. (2020). Das Wunder der Wertschätzung. Wie wir andere stark machen und dabei selbst stärker werden, Gräfe und Unzer Verlag GmbH, München (7. Auflage).

9 Ebd. Vgl. Seite 85.

distanziert wahrzunehmen, so als würde es einen Film betrachten. Es dissoziiert. Manche von uns kennen ähnliche Zustände in Zeiten großer Überforderung oder wenn sie kurz einmal tagträumen. Das trägt zur Entlastung bei. Bei Kindern in Stresssituationen, die in völliger Abhängigkeit sind, ist es als wahres Notfallprogramm zu sehen. Um zu »überleben«, nimmt sich das Kind aus der Situation raus. Gefühle werden nur gedämpft wahrgenommen, um den Schmerz zu überstehen. Läuft dieses Programm wiederholt ab, kann das zu einer Beeinträchtigung der Selbstwahrnehmung führen und als Langzeitfolge auch im Erwachsenenalter psychiatrische Behandlung erfordern. Ist später in einer Beziehung zum Beispiel das Fühlen gefragt, hat die betroffene Person einen eingeschränkten Zugriff auf Erfahrungen, weil es sich in der Kindheit eben »rausbeamen« musste, um die Situation zu überstehen. Wesentlich daran ist, dass das erlernte Notfallprogramm der Dissoziation auch dann aktiviert wird, wenn Gefahr droht, ein erneutes Trauma zu erleben. So schützt sich beispielsweise der Organismus durch Dissoziation vor dem Wiedererleben psychischer Schmerzen, wenn ein sogenannter Trigger (Geräusch, Geruch, Gegenstand oder eine Handlung) an den Auslöser des Traumas erinnert. Die Beeinträchtigung besteht bis ins Erwachsenenalter.

In diesen Zuständen ist das Gefühlsempfinden oft sehr eingeschränkt, Erinnerungen können ausgeblendet werden und somit Lücken entstehen. Auch der Rückfall in bereits überwundene Entwicklungsschritte ist häufig. Speziell bei Kindern, die sich verbal noch nicht so gut artikulieren können, zeigen sich oft Schlafstörungen, eine geringe Frustrationstoleranz, Angstzustände, auffallende Vorsicht, Unruhe oder aggressives Verhalten beziehungsweise Wutausbrüche. Alles Verhaltensweisen, die sich mit kindlicher Leichtigkeit nicht kombinieren lassen. Der Alltag des Kindes wird also beschwerlich.

Je traumatisierender das Ereignis für das Kind ist, je länger es anhält (oder auch wiederkehrend über einen langen Zeitraum) und je nahestehender die auslösende Person ist, desto stärker wird das Kind durch die Folgen der Symptome eingeschränkt. Die Wahrscheinlichkeit von Komorbidität (= gleichzeitiges Auftreten von mehreren

Symptomen) ist hoch. Das bedeutet, dass es zusätzliche Einschränkungen gibt.[10]

Neben anhaltenden Traumata ist ein erhöhtes Risiko für psychische Störungen, wie zum Beispiel Borderline, bekannt. Die Folgen von Traumata wurden bis dato häufig unterschätzt. Werden Traumata der Kindheit, also (wiederkehrende) verstörende Ereignisse, nicht aufgearbeitet, zeigt sich das nicht nur im Verhalten. Auch der Körper ruft um Hilfe. Ein- oder Durchschlafen ist nicht mehr möglich, er schreit durch Erschöpfungszustände nach einem Aus. Bauchschmerzen, chronische Müdigkeit, diffuse Schmerzen und vieles mehr können ernst zu nehmende Signale des Körpers sein, um den Organismus aus der Situation herauszuholen.

Der Kinder- und Jugendpsychiater Prof. Dr. Alexander Trost weist eindringlich darauf hin, dass speziell das erste Lebensjahr für die Entwicklung einer sicheren Bindung essenziell ist.[11] Ist die Bezugsperson zu sehr mit sich selbst beschäftigt, kann der Fokus auf das Kind nicht gewährleistet sein. Beispielsweise ist belegt, dass die Wahrscheinlichkeit um ein Vielfaches höher ist, eine Psychopathologie zu entwickeln, wenn das Kind zu Beginn seines Lebens wenig bis keine Sicherheit erlebt.[12]

Wie entsteht eine unsichere Bindung? Entscheidend dabei ist, dass dieser Stresszustand mit dem dazugehörigen Notfallprogramm

---

10 Eilers, R. et al. (2024). Posttraumatische Belastungsstörung bei Kindern und Jugendlichen: Ergebnisse einer Querschnittsstudie zu Auswirkungen der neu formulierten Diagnosen PTBS und kPTBS in der ICD-11, Bundesgesundheitsblatt – Gesundheitsforschung – Gesundheitsschutz 4.

Metzner, F. et al. (2020). *Die Posttraumatische Belastungsstörung (PTBS) bei Kindern im Vorschulalter: Ein Überblick zu Diagnostik, Prävalenz und Versorgungssituation in Deutschland*, Zeitschrift für Psychiatrie und Psychotherapie 68 (1).

11 Trost, A. (2018). Bindungswissen für die systemische Praxis. Ein Handbuch, Vandenhoeck & Ruprecht GmbH & Co. KG, Göttingen.

12 Strauß, B. & Schauenburg, H. (2016). Bindung in Psychologie und Medizin, Kohlhammer, Stuttgart. Oder auch Cassidy, J. & Shaver, P. R. (2016). Handbook of Attachment, Guilford Press, New York.

nicht einfach zu deaktivieren ist, denn dabei können auch bereits bestehende Vernetzungen im Gehirn wieder abgebaut und die Weiterentwicklung verlangsamt oder gehemmt werden, was laut Prof. Trost üblicherweise psychopathologische Syndrome zur Folge hat.[13] Und diese wirken in der Regel sowohl in Störungen des Verhaltens, der Emotionsregulation, des Lernens, der Wahrnehmung sowie der Beziehungsfähigkeit. Trotz hochprofessioneller Unterstützung ist bei stark traumatisierten Kindern und Jugendlichen der Weg in eine psychiatrische Erkrankung kaum zu vermeiden.

Sichere Bindung – schenken wir unseren Kindern ein gesundes Lebensfundament

Du hast bereits erfahren, wie wichtig die ersten Lebensmonate für die Gesundheit eines Menschen sind. In dieser Phase sollte jeder Jungfamilie finanzielle Sicherheit gewährt werden, damit sich die Eltern auf die Bindung mit ihrem Kind konzentrieren können und keine wertvolle Bindungszeit an Stress aufgrund finanzieller Nöte, Armutsbekämpfung oder Existenzängsten verloren geht. Wie sich diese Nöte auf die Psyche von Erwachsenen auswirken, ist plakativ im Kapitel von Carina Fülle zu lesen. Psychische Erkrankungen der Eltern erfordern rund um die Geburt zusätzliche Begleitung. Elterngruppen, Informationen zu Gewaltvermeidung, den Entwicklungsschritten des Kindes und vieles mehr müssen kostenfrei und leicht zugänglich sein. Nur ein niederschwelliges Angebot, das Eltern nicht stigmatisiert, ist zielführend. Das können auch kurze Podcasts, *YouTube*- oder *TikTok*-Videos sein, aber auch moderierte Communitys auf *Instagram* oder *Facebook*. Je mehr professionelle Angebote es für Jungfamilien gibt, desto größer wird die Normalität, aus einem breit gefächerten Angebot Support zu holen. Für andere sichtbar oder in einer ruhigen Minute unbemerkt auf der Couch. Wenn alle Eltern von Kindern und Jugendlichen im Hinblick auf ihre Bindung zum Kind in Selbstreflexion gehen und nur einen einzigen Aspekt im Verhalten dem Kind

---

13 Trost, A. (2018). Ebd.

gegenüber positiv(er) verändern, sodass das Bindungserlebnis (noch) besser wird, haben wir die Zukunft unserer Kinder gemeinsam verbessert. Zu einem gesünderen und bindungsorientierten Leben. Im Umkehrschluss ist eine sichere Bindung im ersten Lebensjahr ein riesiger Bonus für die Gesundheit und Resilienz.

Deutschland hat bereits 1992 und Österreich 2003 die UN-Kinderrechte ratifiziert. Darin ist unter anderem fest verankert, dass das Wohl des Kindes zu wahren ist, ein gewaltfreies Aufwachsen gewährt wird und der Wille des Kindes Gehör finden muss. Kindeswohl ist unter anderem gesetzlich definiert als: verlässliche Kontakte zu den Eltern und sichere Bindung zu diesen Personen, Vermeidung von Gefahren für das Kind und Fürsorge.[14]

Mir ist wichtig festzuhalten, dass nicht jede der erwähnten Verhaltensweisen Erwachsener gleich Langzeitfolgen haben muss. Vielmehr geht es darum, unser Bewusstsein zu schärfen, was daraus resultieren kann und vor allem, wie schnell eine negative Prägung bei Kindern mit Folgen bis ins hohe Alter entstehen kann. Es ist unsere ernst zu nehmende Verantwortung, durch kritische Selbstreflexion unsere Interaktion mit Kindern zu hinterfragen. Erfahrungen, die uns selbst negativ aus unserer Kindheit bekannt sind, nicht weiterzugeben und stattdessen durch neue beziehungsorientierte Verhaltensweisen zu ersetzen.

14 Vgl. Justiz Online § 138 ABGB Kindeswohl. https://www.jusline.at/gesetz/abgb/paragraf/138; Stand 05.01.2025

Zur Autorin Angelika Rohr

Sonderpädagogin, Autorin und Regionsleiterin beim BNI in Wien (Business Network International)

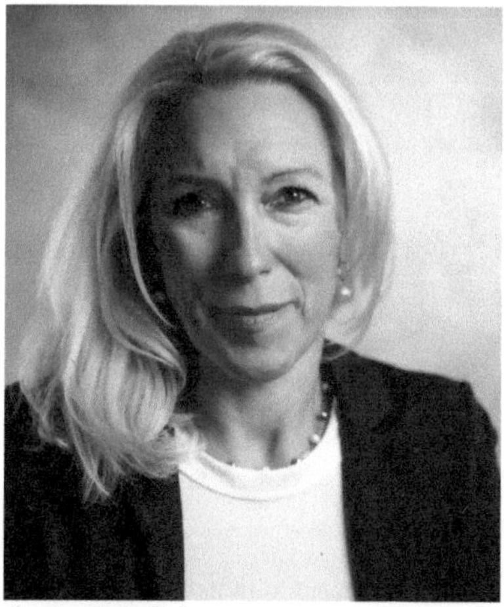

© *Angelika Rohr*

Deine wichtigste Herzensbotschaft?
Traue dich, auf dein Bauchgefühl zu hören. Es hat recht.

Zeitreise
Wenn du immer in die Fußstapfen anderer trittst, kannst du keine neuen Wege entdecken.

In diesem Sinne liebe ich das Zitat von Mark Twain: »Twenty years from now you will be more disappointed by the things that you didn't do than by the ones you did do. So throw off the bowlines. Sail away from the safe harbor. Catch the trade winds in your sails. Explore. Dream. Discover.«

Dein Lieblingszitat
»Be the change you wish to see in the world.« M. Gandhi

Fun Fact über dich
Hast du schon einmal von Krozus gehört? Mehr dazu erfährst du in den (fast) realistischen Abenteuer-Stories von Nojan und Nana … (mehr dazu auf meiner Website)

Erreichbarkeit
Mag. Angelika Rohr, MA
info@kinderthemen.at

Facebook: AR Kinderthemen

Instagram: ar_kinderthemen

Web: www.kinderthemen.at

Wir bleiben noch ein wenig beim Thema *Kindheit* und nehmen einen weiteren Perspektivwechsel vor – denn wie zuvor schon geschrieben, sind wir alle erwachsene Kinder.

Die Kindheit sollte optimalerweise eine Zeit voller Freude, Liebe und Leichtigkeit sein. Sie sollte eine Zeit des Ausprobierens und des Gehaltenwerdens sein. Im Optimalfall geben Eltern ihren Kindern sowohl Halt als auch Flügel. Doch was ist, wenn die Eltern sich selbst haltlos fühlen? Was ist, wenn sich Eltern nicht mehr verstehen und eine Trennung erfolgt? Das geht nicht spurlos an den Kindern vorüber und die Folgen einer Trennung verfolgen diese oft ein Leben lang. Viele gesundheitliche und psychische Probleme können genau daraus entstehen.

Maike Kirchhoff, unsere nächste wundervolle Autorin, hat sich auf erwachsene Trennungskinder spezialisiert. Doch auch hier möchte ich gar nicht so viel vorneweg nehmen. Viel Freude beim Lesen und wer weiß, vielleicht sind auch für dich viele spannende Erkenntnisse mit dabei, die dich oder jemanden, den du kennst, mehr zu sich selbst bringen können.

Kapitel 7
Die unsichtbaren Narben von Trennungskindern

(Maike Kirchhoff)

Die verlorenen Wurzeln erwachsener Trennungskinder

Ein Handgriff, eine alltägliche Bewegung. Das Papier gleitet aus dem Drucker. Anna greift nach dem Papier. Unbewusst. Mechanisch. Dann – ein scharfes Ziehen. Ein feiner Schnitt, kaum sichtbar, doch sofort spürbar.

Halb so wild, denkt sie. Doch dann – das Brennen. Beim Tippen auf der Tastatur, beim Schließen des Reißverschlusses, beim Umblättern einer Seite. Eine winzige Wunde, unscheinbar – und doch ist sie da. Nervig. Stechend. Unerbittlich.

Wie oft ist es genauso mit den Dingen, die wir als »nicht schlimm« abtun? Ein Satz, beiläufig hingeworfen, vor Jahrzehnten. »*Stell dich nicht so an. Sei nicht so empfindlich. Du übertreibst mal wieder.*« Damals nur Worte. Heute eine Narbe, die bei jeder Herausforderung pocht. Sie liegt tief, unbemerkt, und doch regiert sie.

Glaubenssätze sind wie diese winzigen Schnitte. Erst kaum spürbar, dann störend, später schmerzhaft. Und wenn man nicht aufpasst, entzünden sie sich, graben sich tiefer und werden zu einer Wunde, die das Leben lenkt.

Erwachsene Trennungskinder sind Menschen, die als Kinder erlebt haben, wie sich ihre Eltern getrennt haben – emotional, räumlich oder beides. Manche von ihnen erinnern sich kaum an die Ereignisse, andere können die Momente noch lebhaft vor Augen führen. Doch das, was immer bleibt, sind Spuren, die nicht offensichtlich sind, aber tiefe Auswirkungen auf das eigene Leben haben.

Viele dieser unsichtbaren Narben begleiten Menschen unbemerkt durch das Leben und prägen das Bild, das sie von sich selbst haben.

Wenn sich Eltern trennen, bleiben nicht nur Scherben ihrer Beziehung zurück. Es entsteht eine kollektive, unsichtbare Wunde, die

die Kinder – oft ein Leben lang – begleitet. Doch diese Wunde bleibt häufig unentdeckt. Stattdessen zeigt sie sich subtil: in ungesunden Beziehungsmustern, in einem brüchigen Selbstwert oder in dem ständigen Versuch, im Leben alles richtig zu machen, um dazuzugehören. Immer die Kontrolle haben zu müssen, wird zwanghaft und erschöpft.

Die unsichtbaren Narben solcher Erfahrungen sollen sichtbar gemacht werden. Dabei geht es nicht darum, Schuld zuzuweisen oder Antipathie gegenüber den Eltern zu schüren. Im Gegenteil: Das Ziel besteht darin, ein tieferes Verständnis für sich selbst und die eigenen Prägungen zu entwickeln. Denn nur durch die bewusste Auseinandersetzung mit den eigenen Erfahrungen lässt sich entscheiden, was weiterhin das eigene Leben bestimmen soll.

Doch was genau sind diese unsichtbaren Wunden? Es sind die leisen Geschichten, die im Inneren weiterwirken – Ängste vor Verlust, Zweifel am eigenen Wert und Unsicherheiten, die daran hindern, frei und selbstbewusst zu leben.

Diese Wunden sind wie ein unsichtbares Netz, das sich durch unser Leben zieht und unsere Entscheidungen beeinflusst, uns immer mehr verstrickt.

Die unsichtbare Wunde mag vielleicht nie ganz verschwinden, aber sie muss nicht länger bestimmen. Gemeinsam betrachten wir diese Wunden, verstehen ihre Auswirkungen und finden schrittweise einen Weg, frei von alten Lasten zu leben.

Hab den Mut, hinzuschauen und neue Wege zu gehen. Denn die unsichtbaren Narben müssen nicht das letzte Wort in deinem Leben haben.

Historischer Wandel – von erzwungener Ehe zur Emanzipation und den Folgen für Kinder

Die Kaffeetasse klirrt leise, als sie zitternd abgestellt wird. Der Blick von Annas Mutter bleibt auf die Tischplatte gerichtet, während der Vater spricht. Keine laute Stimme, keine Schläge – doch die Worte schneiden tiefer als jeder Peitschenhieb.

»Du gehst nirgendwo hin. Eine Frau bleibt bei ihrem Mann.«

Sie nickt. So, wie sie es immer tut. Seit Jahren. Seit Jahrzehnten. Ihr Lächeln eingeübt, ihre Hände gefaltet. Was bleibt ihr auch anderes übrig? Sie hat keine Ausbildung, kein eigenes Konto, kein Zuhause, zu dem sie gehen könnte.

Es ist eine Zeit, in der Frauen bleiben – nicht aus Liebe, sondern aus Mangel an Optionen. Für die Kinder bedeutet es eine scheinbar intakte Familie.

In vergangenen Jahrhunderten war die Ehe für Frauen oft eine wirtschaftliche Notwendigkeit statt eine Herzensentscheidung. Ohne finanzielle Unabhängigkeit blieb ihnen meist keine Wahl, außerdem waren Trennungen gesellschaftlich geächtet. Hinter verschlossenen Türen herrschten oft Kälte, Schweigen und starre Regeln. Kinder wuchsen in einem Umfeld auf, das Stabilität suggerierte, jedoch tiefe emotionale Defizite hinterließ.

Dann kam die Wende. Die Emanzipation bringt Freiheit – und plötzlich dürfen Frauen gehen. Doch was für die einen Erlösung ist, bedeutet für die Kinder Unsicherheit. Die Welt beginnt zu wanken, Rollenbilder zerbrechen. Und mit ihnen ganze Familien.

Mit der rechtlichen und gesellschaftlichen Emanzipation von Frauen hat sich die Dynamik von Beziehungen grundlegend verändert. Die rechtliche Gleichstellung und der Zugang zu Bildung und Beruf haben es Frauen ermöglicht, ungesunde Beziehungen zu verlassen. Diese Freiheit, sich zu trennen, hat jedoch auch eine Kehrseite: Kinder erleben heutzutage häufiger Trennungen und müssen sich mit der Unsicherheit und Instabilität, die daraus resultieren können, auseinandersetzen.

Zwar gibt es heute mehr Unterstützungsangebote für alle Beteiligten, doch bleiben die emotionalen Folgen von Trennungen für Kinder oft langfristig unentdeckt.

Transgenerationale Weitergabe von Bindungsmustern

Die Auswirkungen von Trennungen reichen oft über Generationen hinweg, so wie bei Annas Mutter. Eltern, die selbst in instabilen oder emotional belasteten Beziehungen aufgewachsen sind, geben diese Prägungen unbewusst an ihre Kinder weiter. Bindungsmuster, die von Ängsten, Unsicherheiten oder überhöhten Erwartungen geprägt sind, setzen sich so fort.

Kinder aus Trennungsfamilien entwickeln häufig Ängste vor Verbindlichkeit oder neigen dazu, Partnerschaften hollywoodlike zu idealisieren. Diese übertragenen Muster beeinflussen ihre eigenen Beziehungen und können ein Gefühl der emotionalen Leere oder des Überfordertseins erzeugen.

Deshalb ist es so wichtig, die eigene Geschichte zu bearbeiten, denn dadurch lässt sich der familiäre Kreislauf wandeln. Die Reflexion über die eigene Familiengeschichte und die damit verbundenen Prägungen ist ein essenzieller Schritt, um alte Muster aufzulösen und neue Wege zu ermöglichen. Indem Eltern ihre eigenen Wunden erkennen und aufarbeiten, schaffen sie Raum für eine neue Art von Beziehung zu ihren Kindern – eine Verbindung, die von Stabilität, Vertrauen und emotionaler Offenheit geprägt ist.

Eltern sind Vorbilder, denn Kinder lernen nicht nur aus dem, was ihnen gesagt wird, sondern vor allem aus dem, was sie sehen. Eltern, die Frieden mit ihrer eigenen Geschichte schließen und bewusste Entscheidungen treffen, werden zu positiven Vorbildern. Sie zeigen ihren Kindern, dass es möglich ist, alte Muster zu überwinden und neue, gesunde Wege zu beschreiten.

Indem innere Stabilität und Sicherheit gefunden werden, entsteht die Basis für gesunde und erfüllende Beziehungen – sowohl zu Kindern als auch zu Partnern. Emanzipation bedeutet nicht nur Freiheit, sondern auch Verantwortung: Verantwortung, die eigene Geschichte anzunehmen und daraus eine stabile Grundlage für die nächste Generation zu schaffen.

Die unsichtbaren Spuren elterlicher Trennung

Die Trennung von Eltern kann unsichtbare, aber tiefgreifende Spuren in der emotionalen und psychischen Entwicklung eines Kindes hinterlassen. Diese Prägungen reichen weit über die Kindheit hinaus und beeinflussen das Vertrauen in andere, die Fähigkeit, stabile Beziehungen zu führen, und das eigene Selbstbild. In diesem Kapitel werfen wir einen Blick auf die verschiedenen Entwicklungsphasen eines Kindes (siehe auch Kapitel von Angelika Rohr) und die Herausforderungen, die elterliche Trennungen in jeder Phase mit sich bringen können.

Sowohl Kinder als auch Paare durchlaufen zyklische Phasen von Entwicklungsstufen und in einer Familie eben parallel, die häufig zu Spannungen im Miteinander führen können.

Übergänge dieser Phasen sind geprägt von Anpassungen und Neubewertungen, die ohne die zusätzlichen Herausforderungen des Elternseins bereits komplex genug sind.

Interessanterweise zeigen Studien[1], dass langjährige Partnerschaften solche zyklischen Veränderungen erleben – oft nach sieben, 14 oder 21 Jahren. Dies entspricht der Häufigkeit der statistischen Erwähnung des Alters der Kinder, als die Eltern sich durchschnittlich getrennt haben.

Diese Phasen bewusst wahrzunehmen, eröffnet die Möglichkeit, sie als Chancen für Reflexion und Wachstum zu nutzen. Jede Veränderung ist eine Einladung, ein neues »Ja« zur Beziehung, zum Leben und zu sich selbst zu formulieren.

Die elterliche Trennung kann Kinder oft vor Herausforderungen stellen, ihre eigene Identität zu entwickeln, während sie gleichzeitig mit widersprüchlichen Loyalitätsgefühlen kämpfen. Diese Konflikte können dazu führen, dass sie entweder stark angepasst oder rebellisch werden, was sich in ihrem späteren Umgang mit Beziehungen und Herausforderungen widerspiegelt.

Unsere frühen Lebensjahre prägen tief, doch oft hinterlassen sie Spuren, die wir erst viel später verstehen.

In den ersten drei Jahren bildet sich unser Urvertrauen – die Basis für Bindung und Sicherheit. Konflikte oder emotionale Abwesenheit der Eltern können diese Stabilität erschüttern und langfristige Ängste oder Unsicherheiten begünstigen.

---

1 Die Auflistung der Studien findest du am Ende dieses Kapitels.

Im Kindergarten- und Grundschulalter (vier bis neun Jahre) beginnt sich das Selbstbild zu formen. Streit oder Trennung der Eltern kann dazu führen, dass Kinder sich schuldig fühlen, sich überanpassen oder ihre eigenen Bedürfnisse verdrängen.

Die Pubertät (zehn bis 15 Jahre) verstärkt diese Unsicherheiten. In der Identitätssuche können Loyalitätskonflikte und der Wunsch nach Unabhängigkeit aufeinandertreffen und nachhaltige Selbstzweifel hinterlassen.

Selbst im Erwachsenenalter (20+ Jahre) kann eine elterliche Trennung das Bild der eigenen Vergangenheit ins Wanken bringen. Plötzlich sind vertraute Strukturen aufgelöst – und mit ihnen die Frage: Was war echt?

Mehr zu den Auswirkungen dieser Entwicklungsphasen findest du im Onlinebereich des Buches.

Auswirkungen elterlicher Trennungen: eine wissenschaftliche Perspektive

Anna bekommt von ihrer Mutter eine wunderschöne Porzellantasse geschenkt. Sie liebt sie, doch eines Tages fällt sie herunter und bekommt einen feinen Riss. Die Tasse bleibt funktional, doch der Schaden ist sichtbar. Erst als Erwachsene erkennt Anna, dass auch sie mit unsichtbaren Rissen durch das Leben geht – funktionsfähig, aber innerlich gezeichnet.

Das Gehirn speichert Erlebnisse wie eine Festplatte, manche sind sofort abrufbar, andere bleiben verborgen, bis ein Moment sie aktiviert. Elterliche Trennungen hinterlassen oft solche versteckten Spuren. Chronischer Stress stört das Gleichgewicht im Gehirn: Die Amygdala wird überaktiv und reagiert sensibler auf Bedrohungen, während der Hippocampus, zuständig für Gedächtnis und Lernen, geschwächt wird. Gleichzeitig kann der präfrontale Cortex, der für Impulskontrolle und Entscheidungsfindung verantwortlich ist, beeinträchtigt werden, was emotionale Instabilität begünstigt. Wenn zudem das Bindungshormon Oxytocin gehemmt wird, fällt es schwer, Vertrauen aufzubauen und stabile Beziehungen zu führen.

Doch diese Prägungen sind nicht unumkehrbar. Die Bindungstheorie von John Bowlby zeigt, dass sichere Beziehungen in der Kindheit emotionale Stabilität fördern, während konfliktbeladene Trennungen zu unsicheren Bindungsmustern führen können. Die Resilienzforschung belegt jedoch, dass Schutzfaktoren wie stabile Bezugspersonen und ein unterstützendes Umfeld helfen, schwierige Erfahrungen zu verarbeiten. Dank der Neuroplastizität des Gehirns können alte Muster überschrieben werden. Wer sich bewusst mit seiner Vergangenheit auseinandersetzt, kann die Schatten der Kindheit hinter sich lassen und sein Leben selbstbestimmt gestalten.

Unsichtbare Wunden verstehen

Peter geht die Straße entlang und bemerkt, dass ein Schatten ihn verfolgt. Egal, ob er schneller geht oder die Richtung ändert – der Schatten bleibt bei ihm. Erst als er stehen bleibt und sich umdreht, erkennt er, dass der Schatten zu ihm gehört. So ist es mit der Mutter- und Vaterwunde: Der Versuch, ihr zu entkommen, zeigt sich in Ablenkung, Leistung oder ständigem Weitermachen. Doch erst das Innehalten und bewusste Hinschauen macht sichtbar, was wirklich geprägt hat – und eröffnet die Möglichkeit, sich davon zu befreien.

Frühkindliche Erfahrungen wie Trennungen oder emotionale Vernachlässigung hinterlassen oft tiefe Spuren bis ins Erwachsenenalter. Diese Wunden beeinflussen Selbstbild, Beziehungen und Verhalten auf vielfältige Weise.

Betroffene versuchen, durch Perfektionismus fehlende Anerkennung zu kompensieren. Sie setzen sich unter starken Leistungsdruck, da sie gelernt haben, Liebe und Wertschätzung an Bedingungen zu knüpfen.

Trotz Erfolg und äußerer Sicherheit bleibt oft ein Gefühl der Unzufriedenheit. Dieses emotionale Vakuum entsteht durch fehlende Geborgenheit in der Kindheit, wenn emotionale Bedürfnisse nicht gespiegelt oder ernst genommen wurden.

Ein unsicherer Bindungsstil führt entweder zu Angst vor Nähe oder zu übermäßiger Abhängigkeit von anderen. Betroffene schwanken zwischen Rückzug und Klammern, aus Angst, erneut verletzt zu werden.

Da Konflikte in der Kindheit oft mit Unsicherheit oder Ablehnung verbunden waren, fällt es Erwachsenen schwer, Spannungen auszuhalten. Sie neigen entweder zur Vermeidung oder geraten in emotionale Überreaktionen, weil sie nie gelernt haben, Emotionen gesund auszudrücken.

Hinter chronischem Aufschieben steckt oft die Angst vor Kritik oder Versagen. Wer als Kind für Fehler abgewertet wurde, vermeidet als Erwachsener Entscheidungen, um sich vor negativer Bewertung zu schützen.

Erfahrungen aus der Kindheit formen innere Überzeugungen wie »Ich bin nicht liebenswert« oder »Beziehungen funktionieren nie«. Diese Denkmuster beeinflussen das Selbstwertgefühl und führen zu Zurückhaltung in Beziehungen oder im Beruf.

Wer gelernt hat, Emotionen zu unterdrücken, kämpft oft mit plötzlichen Gefühlsausbrüchen oder innerer Leere. Die Fähigkeit, Emotionen zu regulieren, ist gestört, was zu Problemen in Beziehungen oder psychosomatischen Beschwerden führen kann.

Es kann zu Schwierigkeiten kommen, die eigenen Bedürfnisse zu vertreten. Schuldgefühle oder Angst vor Ablehnung halten sie davon ab, »Nein« zu sagen, was zu Überforderung oder ungesunden Beziehungen führt.

Konsequenzen auf Beziehungsebene

Es ist der erste warme Frühlingsnachmittag und Anna sitzt im Straßencafé. Vor ihr dampft ein perfekter Cappuccino, am Nebentisch ein verliebtes Paar – Händchen haltend, mit tiefen Blicken und geflüsterten Worten. *Ich gebe ihnen sechs Monate*, denkt sie. *Dann gibt es Diskussionen über dreckiges Geschirr.*

Männer bleiben nicht. Ihr Vater hat die Familie verlassen, ihre Mutter hat es allein geschafft. *»Verlass dich nie auf einen Mann«*, hat sie ihr immer wieder gesagt – und Anna hat es verinnerlicht. Sobald ein Mann zu liebevoll wird, zieht sie sich zurück. Besser, bevor sie die Dumme ist, die wartet.

Das Paar neben ihr lächelt sich immer noch verträumt an. »*Genießt es*, denkt Anna. »*Bald werdet ihr euch anschweigen.*« Doch dann hält sie inne. Ein weiterer Gedanke schleicht sich ein: Oder lässt sie es einfach nie anders zu?

Unsere Beziehungen sind ein Spiegel unserer inneren Prägungen. Besonders erwachsene Trennungskinder tragen unbewusste Muster aus ihrer Herkunftsfamilie mit sich, die beeinflussen, wie sie Nähe gestalten und zulassen, Partner wählen und mit Konflikten umgehen.

Die sogenannte Mutterwunde entsteht oft durch emotionale Vernachlässigung, übermäßige Kontrolle oder unerfüllte Erwartungen. Sie zeigt sich in Perfektionismus, Selbstzweifeln oder der Angst, nicht genug zu sein. Die Vaterwunde hingegen entsteht häufig durch Abwesenheit, Strenge oder den Zwang, sich beweisen zu müssen. Sie kann Vertrauen erschweren, emotionale Distanz fördern oder zu einem übermäßigen Streben nach Anerkennung führen.

Diese unsichtbaren Dynamiken beeinflussen Beziehungen oft unbewusst und prägen, wie Menschen Nähe und Bindung erleben. Viele erwachsene Trennungskinder haben eine tiefe Sehnsucht nach Harmonie, die dazu führt, dass sie eigene Bedürfnisse unterdrücken, um Konflikte zu vermeiden. Statt authentisch zu sein, passen sie sich übermäßig an oder verharren in ungesunden Beziehungen, aus Angst, erneut Verlust oder Ablehnung zu erleben.

Gleichzeitig kann die Angst vor Nähe dazu führen, dass sie emotionale Distanz als Schutzmechanismus nutzen. Der Schmerz vergangener Trennungen sitzt tief, sodass sie sich unbewusst davor schützen, erneut verletzt zu werden. Manche wählen bewusst Fernbeziehungen, andere errichten innere Schutzmauern, die wahre Intimität verhindern.

Auch die Partnerwahl folgt oft unbewussten Mustern. Manche suchen sich Partner, die ihren Eltern ähneln, in der Hoffnung, alte Konflikte symbolisch aufzulösen. Andere gehen den genau gegenteiligen

Weg oder meiden Beziehungen ganz – aus Angst, erneut verletzt zu werden.

Wenn sie schließlich selbst Eltern werden, geben sie diese ungelösten Muster oft unbewusst an die nächste Generation weiter. Die Angst vor Verlust zeigt sich dann in Überbehütung, während überhöhte Erwartungen dazu führen können, dass Kinder sich nur geliebt fühlen, wenn sie funktionieren. So setzt sich das Muster fort.

Doch diese Prägungen sind nicht unumkehrbar. Wer beginnt, seine Muster bewusst zu hinterfragen, kann sein Beziehungsverhalten aktiv verändern. Ängste, Schutzmechanismen und übernommene Glaubenssätze dürfen neu bewertet werden, um gesündere, authentische Beziehungen zu führen – frei von den unsichtbaren Fesseln der Vergangenheit.

Kindheitswunden im Berufsleben – die »ewige Assistenz« und der Weg in die erste Reihe

Anna ist ehrgeizig und wird schnell zur besten Bezirksleiterin. Kunden lieben sie, die Zahlen sprechen für sich und ihr Chef erkennt ihr Potenzial. Er gibt ihr mehr Verantwortung, lobt ihre Arbeit – die Zusammenarbeit läuft großartig.

Doch dann kommt Gabi.

Sie ist schon lange im Unternehmen, hat mit dem Chef einen anderen Bezirk aufgebaut und sieht sich als zentrale Figur. Annas Erfolg empfindet sie nicht als Bereicherung, sondern als Bedrohung. *Warum bekommt sie so viel Aufmerksamkeit? Warum wird sie gefördert?* Der Neid wächst – leise, aber unaufhaltsam.

Gabi beginnt, Zweifel zu säen. »Ich weiß nicht, ob sie für diese Verantwortung schon bereit ist«, sagt sie beiläufig. Beim Chef spricht sie über Annas »ständige Fehler« und streut das Gefühl, dass ihr schneller Aufstieg fragwürdig sei. Nach außen bleibt sie professionell, doch Stück für Stück rückt Anna aus dem inneren Kreis.

Anna spürt es. Die Leichtigkeit im Umgang mit dem Chef schwindet, ihre Rolle wird kleiner, ihre Mitarbeiterinnen gelten plötzlich als

»Gabis Team«. Sie könnte kämpfen – doch tief in ihr meldet sich eine vertraute Stimme:

Es ist immer das Gleiche. Ich arbeite hart, und am Ende steht jemand anderes im Mittelpunkt.

Also zieht sie sich zurück.

Und mit ihr der Erfolg. Ihr Bezirk stagniert, die Kunden spüren den Unterschied. Der Chef wundert sich – doch die Dynamik ist längst in Gang gesetzt. Gabi hat sich durchgesetzt, nicht durch eigene Leistung, sondern indem sie Annas Potenzial klein hielt.

Viele Menschen übernehmen zu viel Verantwortung, hoffen auf Anerkennung – und bleiben dennoch im Hintergrund. Diese Muster wurzeln tief in der Kindheit, wo Liebe oft an Leistung geknüpft war.

Wer um Aufmerksamkeit kämpfen musste, empfindet Ungleichbehandlung als Bedrohung und reagiert mit übermäßigem Engagement oder Konkurrenzdenken. Wer Ablehnung fürchtet, meidet Konflikte und zögert Entscheidungen hinaus. Kontrolle ersetzt Vertrauen, Perfektionismus wird zum Schutzschild vor Kritik.

Doch echter Erfolg entsteht nicht durch Perfektion, sondern durch innere Klarheit. Wer seine Muster erkennt, setzt Grenzen, trifft bewusste Entscheidungen und fördert gesunde Teamdynamiken. Denn wirtschaftlicher Erfolg beginnt dort, wo Menschen sich selbst verstehen.

Einfluss familiärer Prägungen auf die Gesellschaft

Die Familie bildet das Fundament der Gesellschaft. Wenn jedoch familiäre Beziehungen von Verletzungen, ungelösten Konflikten und Distanz geprägt sind, hinterlässt dies tiefe Spuren – nicht nur im persönlichen Leben, sondern auch in der Gesellschaft insgesamt. Menschen, die in der Kindheit keine emotionale Sicherheit erfahren haben, neigen dazu, sich in oberflächlichen Beziehungen zu verlieren, statt echte Verbindungen zu knüpfen. Dies führt zu einem ständigen Kampf um Anerkennung und verstärkt gesellschaftliche Spaltungen. Fehlt der familiäre Halt, entstehen Unsicherheit, Konkurrenzdenken und ein übermäßiges Streben nach Anerkennung durch Leistung.

Doch Veränderung beginnt in der Familie. Wenn alte Wunden heilen, entstehen tiefere Freundschaften, weniger Konkurrenz und mehr Empathie. Eine friedliche Gesellschaft wächst aus den Menschen, die sich ihrer Vergangenheit stellen und bewusst neue Wege in Richtung Verständnis und Gemeinschaft einschlagen.

Der Weg zu einem neuen Ich

Anna schält eine Zwiebel. Kaum hat sie begonnen, spürt sie ein Brennen in ihrem Finger – genau dort, wo sie sich vor ein paar Tagen an Papier geschnitten hat. Die Wunde war klein, kaum sichtbar, doch jetzt macht sie sich bemerkbar. So ist es auch mit alten Verletzungen: Man glaubt, sie längst vergessen zu haben, bis etwas sie unerwartet berührt und der Schmerz wieder aufflammt.

Während sie weiterschält, merkt Anna, dass sie ihr Leben lang Masken getragen hat – Masken der Stärke, der Anpassung, des Funktionierens. Sie hatte sie aufgesetzt, um geliebt zu werden, um nicht zurückgewiesen zu werden. Doch Masken schützen nicht nur, sie trennen auch. Wer nur für das gesehen wird, was er vorgibt zu sein, bleibt in der Tiefe unerkannt.

Veränderung bedeutet, diese Masken bewusst abzulegen und sich zu zeigen, wie man wirklich ist – mit allen Narben, allen Unvollkommenheiten. Liebe muss nicht erarbeitet oder verdient werden. Sie entsteht, wenn wir uns ohne Masken begegnen.

Anna weiß, dass sie diesen Weg nicht allein gehen muss. Es gibt Menschen, die sie begleiten, die sie in ihrem wahren Sein sehen und die ihr zeigen, dass sie auch ohne Masken liebenswert ist.

Als sie schließlich den Kern der Zwiebel in den Händen hält, spürt sie, dass auch der Schmerz in ihrem Finger langsam nachlässt. Manche Wunden heilen nicht durch Ignorieren, sondern durch bewusstes Wahrnehmen und geduldiges Zulassen des Heilungsprozesses.

So wie sich ihre Haut regeneriert, kann auch sie Schicht für Schicht loslassen und sich erlauben, wirklich gesehen zu werden.

Der Weg zur Selbstermächtigung beginnt in dem Moment, in dem du bereit bist, hinzuschauen – und mit Liebe und Vertrauen zu deinem innersten Kern vorzudringen.

Du fragst dich jetzt vielleicht, wie das gehen kann und welche ersten Schritte notwendig sind, um in die Selbstermächtigung zu kommen. Gerne gebe ich dir ein paar erste Tipps mit an die Hand – du findest sie im Onlinebereich des Buches.

Jede Familiengeschichte ist einzigartig – auch wenn die Auswirkungen auf Trennungskinder ähnlich sind. Wenn du magst, buche dir ein kostenfreies Erstgespräch bei mir. Ich freue mich darauf, dich kennenzulernen und dich bei deiner Selbstermächtigungsreise zu begleiten.

Anhang:

Die zyklischen Veränderungen in Partnerschaften nach sieben, 14 oder 21 Jahren werden durch verschiedene psychologische und soziologische Studien zu Beziehungsdynamiken gestützt. Hier sind einige relevante Quellen:

1. **Die 7-Jahres-Krise**: John M. Gottman, ein renommierter Beziehungsforscher, beschreibt in seinem Buch *Die 7 Geheimnisse der glücklichen Ehe*[2] die kritische Phase, die Paare nach etwa sieben Jahren durchlaufen, in der Unzufriedenheit und Trennungstendenzen zunehmen können.
2. **Systemische Zyklen in Beziehungen**: Studien aus der systemischen Therapie und Entwicklungspsychologie zeigen, dass langfristige Beziehungen bestimmten Wachstums- und Anpassungsphasen unterliegen. Insbesondere die Arbeiten von Kurt Hahlweg zur Paartherapie[3] beschreiben, dass etwa alle sieben bis zehn Jahre größere Herausforderungen auftreten, insbesondere nach

2 Gottman, J. M. (2005). Die sieben Geheimnisse der glücklichen Ehe. Mosaik Verlag, München.

3 Hahlweg, K. (2001). Paartherapie: Ein integratives Konzept. Springer, Berlin.

Lebensveränderungen wie der Geburt eines Kindes oder beruflichen Umbrüchen.

3. **Bindungs- und Entwicklungspsychologie**: Die Forschungen von John Bowlby und Mary Ainsworth zur Bindungstheorie[4] zeigen, dass sich emotionale Nähe und Abgrenzungsprozesse in Beziehungen über die Jahre hinweg verändern. Bindungsdynamiken können in bestimmten Intervallen herausfordernd sein.

Studien zur Ehezufriedenheit: Untersuchungen, wie die German Socio-Economic Panel Study (SOEP)[5], zeigen, dass die Zufriedenheit in der Ehe tendenziell nach sieben bis zehn Jahren abnimmt, bevor sich ein neuer Zyklus einstellt.

---

4 Bowlby, J. (1988). Bindung: Eine Analyse der Mutter-Kind-Beziehung. Klett-Cotta, Stuttgart./Ainsworth, M. D. S. (1978). Patterns of Attachment. Lawrence Erlbaum Associates, Hillsdale, NJ.

5 SOEP – Sozio-oekonomisches Panel (2020). Eheglück und Trennungsrisiken im Zeitverlauf. DIW Berlin. https://www.diw.de/de/diw_01.c.100400.de/soep.html, besucht am 03.05.2025.

Zur Autorin Maike Kirchhoff

DIE Mentorin für erwachsene Trennungskinder

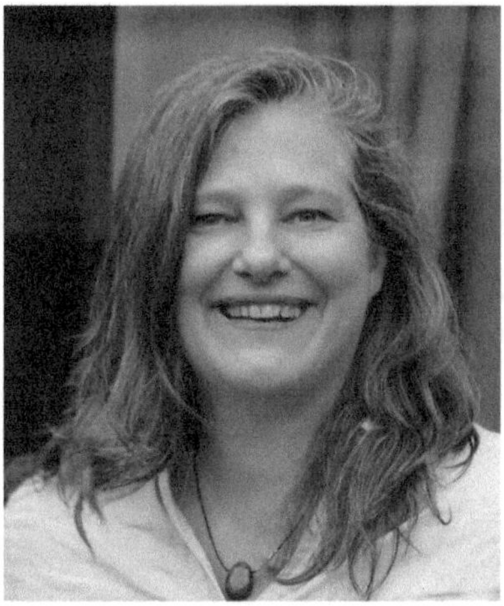

@nadinebremerphotography

Deine wichtigste Herzensbotschaft für Gesundheit

»Dein Körper ist das Zuhause deiner Seele – höre ihm zu, bevor er schreien muss.«

Unser Körper trägt alle unsere Erfahrungen, Emotionen und ungelösten Themen in sich. Je besser wir lernen, auf seine Signale zu hören, desto mehr können wir in Balance kommen – körperlich, emotional und mental.

Eine Zeitreise

Du bist nicht zu viel. Und du bist auch nicht zu wenig. Höre auf, dich kleinzumachen, um anderen zu gefallen – die Richtigen werden dich genau so lieben, wie du bist.

Ich würde meinem jüngeren Ich sagen, dass Anpassung nicht die einzige Strategie ist, um geliebt zu werden. Wahre Verbindung entsteht, wenn wir uns selbst treu bleiben und unseren eigenen Wert erkennen.

Dein Lieblingszitat zur Gesundheit

»Die Wunden sind der Ort, an dem das Licht in dich eintritt.« – Rumi

Dieses Zitat berührt mich tief, weil es zeigt, dass Heilung oft dort beginnt, wo wir die meiste Angst haben, hinzuschauen. Unsere schmerzhaftesten Erfahrungen können uns den Weg zur größten inneren Freiheit weisen.

Fun Fact über dich

Wusstest du, dass ich nicht nur im Coaching, sondern auch auf dem Boule-Platz zielgenau treffe? Mit meinem Team wurde ich sogar Landesmeisterin Nord!

Wege der Kontaktaufnahme:

Facebook-Gruppe:

Awakening Survivor – aus dem Überlebensmodus rein ins Leben

Kompass für erwachsene Trennungskinder:

Direkter Buchungslink in meinen Kalender:

Hast du dich schon einmal mit dem Thema *Glaubenssätze* beschäftigt?

Glaubenssätze sind fixe Überzeugungen, Ansichten und Bewertungen, die wir bewusst oder unbewusst in uns tragen. Unsere Gedanken und Handlungen sind in vielen Fällen unbewusst von genau diesen Glaubenssätzen beeinflusst, häufig sogar gesteuert. So manches Mal reagieren wir Menschen aus einem Automatismus heraus. Übrigens: Sehr viele Glaubenssätze entstehen bereits in der Kindheit – du hast davon in den letzten beiden Kapiteln bereits einiges erfahren.

Wenn du zu den Menschen gehörst, die jetzt sagen: »Glaubenssätze, ich kann es nicht mehr hören …«, dann solltest du unbedingt das nächste Kapitel von der großartigen Katharina Heinschke lesen – denn ihr ging es einst genauso.

Und wie sieht es heutzutage bei ihr aus? Lies selbst und freue dich auf eine weitere spannende Lesereise. So viel sei bereits an dieser Stelle verraten: Katharina Heinschke hat einen ganz anderen Ansatz bei diesem Thema als das, was viele Menschen in Trainings und Coachings bereits erfahren haben.

Neugierig? Dann viel Spaß beim Lesen.

Kapitel 8
Neues Denken, neues Leben – wie du deine Glaubenssätze transformierst
(Katharina Heinschke)

Glaubenssätze – Nicht schon wieder!

Seien wir mal ehrlich: Hast du Glaubenssätze wirklich verstanden, oder hast du einfach nur tonnenweise Infos darüber gesammelt? Vielleicht gehörst du auch zu denen, die beim Wort »Glaubenssatz« nur mit den Schultern zucken und sich denken: »Klingt irgendwie spirituell – brauche ich das?«

Ich war mir jedenfalls sicher, dass mir niemand mehr was Neues dazu erzählen kann. Zehn Jahre psychologische Erfahrung, unzählige Bücher, Workshops, Seminare – ich hatte das Thema durchgespielt. Dachte ich!

Und genau hier lag meine erste Fehlannahme: Ich hielt meine Gedanken für absolute Realität. Mein Wissen war für mich der heilige Gral. Aber jedes Buch, das ich aufschlug, klang gleich: »Glaubenssätze sind innere Überzeugungen.« – »Sie sind geprägt.« – »Sie schränken dich ein.« Oder ich stolperte über *YouTube*-Videos, in denen mir jemand mit ernster Miene erklärte: »Du musst da durch, dann wirst du frei!« – »Es ist hart, aber es lohnt sich!« – »Verlass deine Komfortzone – mit Anstrengung!« Blablabla.

Ganz ehrlich? Ich konnte es nicht mehr hören. Ich war schließlich Fachkraft in der Psychiatrie. Ich wusste, was ich wusste!

Tja … und da kam die zweite Fehlannahme: Wissen ist nicht Verstehen. Du kannst das Rezept für einen Kuchen auswendig kennen – wenn du das Ding nie gebacken hast, hilft dir das genau null.

Also saß ich da mit meinem »Expertenstatus« und fragte mich: Wenn ich doch so viel über Glaubenssätze weiß, warum fühlt sich das alles dann so unvollständig an? Warum funktionieren die ganzen tollen Übungen zwar irgendwie – aber im Tiefsten bleibt dieses Gefühl: »So richtig weg ist es nicht«?

Und genau das war der Moment, in dem mir dämmerte: Ich habe die Theorie gemeistert – aber das Verständnis? Das hatte ich noch nicht mal angerührt.

Ein Satz, der eine ganze Welt veränderte

Und dann kam er: Vater Zufall. Natürlich, der Typ ist berüchtigt dafür, einfach so aufzutauchen, wenn man ihn am wenigsten erwartet. Ich saß mal wieder in einem dieser zahllosen Vorträge – du weißt schon, die Sorte, bei der man nach der dritten *PowerPoint*-Folie beginnt, heimlich die Wandfarbe zu analysieren. Doch dann fiel ein einziger Satz und es machte *Klick*:

»Das Gehirn ist ein Bildgeber und verarbeitet nur Bilder.«

Zack, ich war hellwach. Bitte versteh mich nicht falsch – das war für mich jetzt keine revolutionäre Neuigkeit. Ich hatte das schon zigmal gehört, gelesen und wahrscheinlich selbst erzählt. Aber diesmal war es anders. Diesmal war es kein psychologischer Vortrag, sondern ein neuroanatomischer. Und genau das hat den Unterschied gemacht.

Denn plötzlich verstand ich, was das wirklich bedeutet. Unser Gehirn arbeitet **nicht in** Worten, sondern in Bildern. Sprache ist nur eine clevere Methode, um diese inneren Bilder mit anderen zu teilen – quasi ein neuronales Übersetzungstool.

Und jetzt darfst du ruhig lachen, aber bis zu diesem Moment war mir das in der Form nicht klar. Ich, die sich für eine Expertin in Sachen Psyche hielt, hatte eine fundamentale Wahrheit übersehen, die so offensichtlich war, dass sie mir förmlich ins Gesicht grinste. Und genau das war der Schlüssel, der mir gefehlt hatte.

Sprache – ein Denkfehler, der sich hartnäckig hält

Wir wachsen mit der Vorstellung auf, dass unser Denken aus Wörtern besteht – als wäre unser Verstand eine Art inneres Buch, in dem Gedanken schön in Sätzen verpackt auf uns warten. Spoiler: Das ist kompletter Unsinn. Sprache ist nur das Transportmittel für unsere Gedanken, aber nicht das Denken selbst.

Und genau hier liegt der große Denkfehler, wenn es um Glaubenssätze geht. Allein das Wort *Glaubenssatz* suggeriert, dass es sich um einen Satz handelt – also etwas, das in klarer, formulierter Sprache in uns existiert. Was tun wir also? Wir suchen nach Sätzen in unserem Kopf. Und was finden wir? Nichts. Oder höchstens ein paar diffuse Wortfetzen, die sich anhören wie das Intro eines schlechten Selbsthilferatgebers.

Da unser Gehirn aber kein Fan von Unklarheiten ist, kommt der nächste Schritt: Wir googeln nach Listen mit typischen Glaubenssätzen. Und *zack!* – wir werden fündig. Natürlich werden wir fündig! Doch nicht, weil wir wirklich auf unsere tiefsten Überzeugungen gestoßen sind, sondern weil unser Gehirn nach Ähnlichkeiten sucht. Es scannt die Liste nicht kritisch nach der Frage: *»Trifft das auf mich zu?«*, sondern eher nach: *»Erinnert mich das an irgendetwas?«* Und natürlich wird es fündig, weil unser Gehirn IMMER fündig wird.

Das Prinzip ist simpel: Das Gehirn liebt Muster, denn Muster bedeuten Vertrautheit. Und Vertrautheit bedeutet Sicherheit. Es ist also völlig egal, ob der Glaubenssatz wirklich zu dir gehört oder nicht – wenn er sich bekannt anfühlt, nimmst du ihn als »meinen« an. Ganz nach dem Motto: *»Was nicht passt, wird passend gemacht.«*

Und es wird noch besser! Falls unser Gehirn auf Anhieb nichts Passendes findet, hat es noch einen Trick auf Lager: Es kramt in alten Erinnerungen, bis es etwas findet, das irgendwie dazu passt. Ein Glaubenssatz, von dem du gestern noch nichts wusstest, wird plötzlich zu einer großen inneren Blockade – nur weil dein Gehirn aus Prinzip nichts unkommentiert lassen kann.

Kommt jetzt noch die Überzeugung hinzu, dass du »bestimmt viele einschränkende Glaubenssätze hast«, dann wird dein Gehirn besonders fleißig sein. Die Trefferquote steigt rapide, und plötzlich sitzt du da mit einer ellenlangen Liste an »Glaubenssätzen«, die du jetzt mühsam auflösen sollst. Na, kommt dir das bekannt vor?

Bilder in deinem Kopf – Glaubenssätze sind keine Sätze

Wenn du an *Glaubenssätze* denkst, stellst du dir wahrscheinlich irgendetwas Schriftliches vor. Ein Satz, eine festgefahrene Überzeugung, die irgendwo in deinem Kopf herumschwirrt und dir das Leben schwer macht. Aber – *Plot Twist!* – ein Glaubenssatz ist in Wahrheit gar kein Satz. Es ist ein Bild.

Glaubenssätze sind *Glaubensbilder*. Sie bestehen nicht aus Wörtern, sondern aus abgespeicherten inneren Szenen, die Gefühle auslösen und dein Verhalten steuern. Und genau hier beginnt das Problem: Wenn du sie wie eine To-do-Liste behandelst, verfehlst du den Kern komplett.

Vielleicht kennst du die *super motivierenden* Methoden à la: *»Schreibe jeden Tag deine Affirmationen auf!«* oder *»Hänge dir im Badezimmer Zettel mit positiven Sätzen auf!«* – etwa mit Botschaften wie *»Ich bin stark«* oder *»Ich bin ein/e Kämpfer/in«*. Falls du das mal ausprobiert hast, frag dich mal ganz ehrlich: Hat es was gebracht?

Oder sah es eher so aus? Am Anfang noch voller Enthusiasmus, dann wurde der Zettel langsam Teil der Badezimmerdeko, und nach ein paar Wochen hat dein Gehirn ihn so konsequent ignoriert wie unaufgeräumte Wäscheberge? Und wenn du dir deine Affirmationen vorgesagt hast, hast du wirklich an sie geglaubt – oder ist dein Kopf in der Zeit einfach die Einkaufsliste durchgegangen, während dein Mund mechanisch weiterplapperte?

Bei mir war es genauso. Meine damalige Trainerin meinte: *»Mach einfach weiter. Je länger du dranbleibst, desto eher funktioniert es.«* Euphorie? Fehlanzeige. Stattdessen wuchs der Frust – und mit ihm die leise Frage: *»Könnte es sein, dass mein Gehirn hier einfach nicht mitmacht?«*

Falls du dich da wiedererkennst: Willkommen im Club. Das Problem besteht nicht in der Affirmation selbst – sondern darin, dass sie nicht als Bild abgespeichert wird. Und solange dein Gehirn sich nichts darunter vorstellen kann, bleibt es einfach nur ein leeres Wortkonstrukt. Und leere Worte haben ungefähr so viel Einfluss auf dein Unterbewusstsein wie ein Werbeprospekt im Briefkasten.

Warum Bilder dein Denken steuern – und warum du keine Litanei an Affirmationen brauchst

Jetzt kommt der entscheidende Punkt – die Erkenntnis, die für mich *mindblowing* war. Also, schnall dich an:

Denk einmal kurz nach. Welche inneren Bilder schränken dich ein? Welche Erinnerungen oder Szenen tauchen auf, wenn du an etwas denkst, das dir schwerfällt? Klingt zu abstrakt? Okay, machen wir es einfacher:

Stell dir vor, morgen liegt ein Koffer mit zehn Millionen Euro vor deiner Tür.

Was passiert jetzt? Ich wette, dein Kopf hat dir gerade *sofort* ein Bild davon geliefert – der Koffer, dein Gesichtsausdruck, vielleicht sogar der verzweifelte Versuch, ihn mit beiden Armen ins Haus zu zerren.

Und jetzt beobachte mal deine Reaktion:

- *»Was für ein Blödsinn«* → Glückwunsch, du hast das Bild sofort abgelehnt. Warum eigentlich?
- *»Her damit, nehme ich«* → Super, aber warum kommt dieser Gedanke mit einem Hauch von Galgenhumor?
- *»Hatte ich schon, war cool«* → Wow. Falls das wirklich passiert ist: Respekt!

Was zeigt uns das? Ganz einfach: Nicht ein Satz bestimmt dein Verhalten, sondern das Bild, das du dazu im Kopf hast.

Und genau hier haben klassische Affirmationen ein Problem. Natürlich kannst du dir den Satz *»Ich bin ruhig und entspannt«* mantraartig vorbeten – aber seien wir ehrlich: Irgendwann hört dein Gehirn einfach nicht mehr hin. Es wird zu einer Art Hintergrundrauschen, während du gedanklich schon deine Einkaufsliste durchgehst.

Probiere stattdessen mal etwas anderes aus. Stell dir ein Bild vor, in dem du wirklich entspannt und ruhig bist. Sieh dich selbst in dieser Situation. Spüre, wie es sich anfühlt.

Ich lehne mich jetzt ganz weit aus dem Fenster und behaupte: Das fällt dir *wesentlich* leichter als stumpf einen Satz zu wiederholen. Und weißt du warum? Weil dein Gehirn Bilder versteht – und nicht leere Wortfloskeln.

Deshalb: Hör auf, dir Affirmationen vorzusagen wie bei einer alten Platte mit einem Sprung in der Spur. Fang an, deine neuen Überzeugungen als Bilder zu speichern. Dein Gehirn wird es dir danken – und dein Verhalten gleich mit verändern.

Vielleicht denkst du jetzt: *»Ja, aber ich verstehe doch, was ich da sage. Ich kann doch Sprache entschlüsseln!«*

In dem Fall sage ich einfach: Ja – und nein.

Ja, du verstehst natürlich die Worte, die du dir da vorsagst. Dein Gehirn kann Sprache verarbeiten, klar.

Aber nein, weil das Bild fehlt. Dein Gehirn kann zwar Wörter entziffern, aber es kann sie nicht automatisch mit *dir* in Verbindung bringen – weil es keine passende Vorstellung dazu hat.

Stell dir vor, du sagst dir jeden Morgen: *»Ich bin reich und erfolgreich.«* Schön und gut, aber wenn dein inneres Bild immer noch »Ich mit leerem Kontoauszug und Instant-Nudeln« ist, dann wird dein Gehirn da nicht aufspringen und begeistert rufen: *»Jawoll! Genau das sind wir!«*

Ohne das passende Bild bleibt es ein loses Wortkonstrukt – nett gemeint, aber ohne Wirkung. Dein Gehirn kann keine Verbindung zwischen dir und der Aussage herstellen. Es braucht visuelle Beweise.

Also, wenn du schon affirmieren willst, dann mach es richtig: Sieh dich selbst in dem Zustand, den du anstrebst. Stelle dir nicht nur die Worte vor, sondern *fühle* die Situation, als wärst du mittendrin. Erst dann wird dein Gehirn anfangen, daran zu glauben – und erst dann wird sich auch etwas ändern.

Neuronale Endstation – Grenzen deiner Realität

Dein Gehirn ist eine Hochleistungsmaschine – mit geschätzten 100 Milliarden Nervenzellen, die sich in unzähligen Kombinationen vernetzen können. Und wenn ich »unzählige« sage, meine ich fünf Trilliarden. Das ist eine Fünf mit 22 Nullen.

Warum erzähle ich dir das? Weil jede einzelne dieser Verbindungen eine Information trägt. Wenn eine Bildinformation in deinem Gehirn nicht existiert, dann existiert sie auch nicht in deiner Realität. Was du nicht denken kannst, kannst du auch nicht sehen. Erst durch neue Erfahrungen entstehen neue Verknüpfungen – und plötzlich ist etwas möglich, das vorher außerhalb deiner Vorstellung lag.

Mach einmal einen kleinen Test: Kannst du dir vorstellen, dass innerhalb von vier Minuten eine deiner Hände größer wird als die andere? Nein? Perfekt! Dann probieren wir es aus.

1. Lege beide Hände nebeneinander und überprüfe, ob sie gleich groß sind (meistens ja, außer du bist ein Zauberer).
2. Verstecke eine Hand – am besten hinter deinem Rücken, damit du sie nicht siehst.
3. Schaue auf die sichtbare Hand und denke vier Minuten lang intensiv: *»Diese Hand wird größer. Sie wächst. Sie dehnt sich aus.«*
4. Nach vier Minuten: Hol die andere Hand wieder hervor und vergleiche.

Und? Überraschung? Falls ja – willkommen in deiner neuen Realität. Falls nicht – dann hast du dir vermutlich die ganze Zeit gedacht: *»Was für ein Quatsch!«* (und das Gehirn hat natürlich genau das umgesetzt).

Aber jetzt kommt das wirklich Spannende: Du hast deine Wahrnehmung erweitert, ohne dich durch eine *Angstzone* kämpfen zu müssen. Keine Panikattacken, kein »Augen zu und durch«, kein *»Ach du Sch***, ich schaff das nicht!«. Und trotzdem ist etwas passiert.

Diese Erkenntnis hat bei mir *Bäm!* gemacht. Jahrelang wurde mir eingetrichtert, dass Veränderung nur durch Überwindung, Durchhalten und Mut zur Angst passiert. Aber hier war der Beweis: Du kannst deine Realität erweitern, ohne dich erst durch den Schlamm der Angst zu wühlen. Dein Gehirn braucht nur ein neues Bild, und schon setzt es die Dinge anders zusammen.

Cool, oder?

Kurzer Exkurs in die Angst – dein persönlicher Sicherheitsdienst

Angst ist dein eingebauter Sicherheitsdienst – ein übermotivierter Wachmann in deinem Kopf, der überall Gefahren wittert, selbst da, wo keine sind. Seine einzige Aufgabe? Dich am Leben zu halten. Nett von ihm, oder?

Das Problem: Dein Unterbewusstsein unterscheidet nicht zwischen »Oh nein, ein Säbelzahntiger!« und »Oh nein, was, wenn ich mich bei der Präsentation blamiere?«. Für dein Gehirn ist beides potenziell lebensbedrohlich. Zack – da ist die Angst.

Noch schlimmer: Es macht keinen Unterschied, ob die Bedrohung real ist oder nur in deinem Kopf entsteht. Das Bild erscheint, wird als Gefahr eingestuft – und die Sirenen gehen los. So, wie du bei einem Horrorfilm zusammenzuckst, obwohl du genau weißt, dass kein echter Killer hinter deiner Couch lauert (hoffe ich zumindest).

Kurz gesagt: Dein Kopf ist ein Meister darin, sich selbst in Panik zu versetzen. Aber genau da liegt auch die Lösung – wenn du verstehst, dass Angst nur eine Reaktion auf Bilder ist, kannst du sie umprogrammieren. Und das ist einfacher, als du denkst.

Glaubenssätze – dein Gehirn auf Autopilot

Dein Gehirn ist ein Wunderwerk – mit rund 100 Milliarden Nervenzellen, die sich vernetzen, übertrifft es selbst die besten Supercomputer. Falls du jetzt denkst: »Na gut, dann rechne ich einmal aus, wie viele Verbindungen das sind …« – vergiss es. Dein Taschenrechner würde kapitulieren und sich einen neuen Besitzer suchen.

Stell dir vor, du müsstest jede Entscheidung bewusst durchdenken – von »Kaffee oder Tee?« bis zur Frage, ob du an einer roten

Ampel stehen bleiben solltest. Nach einer Stunde wärst du völlig überfordert und würdest dein Gehirn bitten, doch bitte einen Gang herunterzuschalten.

Und genau hier kommen Glaubenssätze ins Spiel! Sie sind dein eingebautes Autopilot-System und helfen dir, Entscheidungen effizient und energiesparend zu treffen. Doch wie immer gibt es einen Haken: Manche dieser mentalen Abkürzungen sind längst überholt und beeinflussen dich, ohne dass du es merkst.

Deshalb werfen wir jetzt einen Blick darauf, welche Glaubenssätze dich wirklich weiterbringen – und welche du ins Museum der veralteten Denkmuster schicken solltest.

1. Begrenzungsdogmen: Stopp – Hier geht es nicht weiter! Endstation Vorstellungskraft.

Begrenzungsdogmen sind wie unsichtbare Stoppschilder im Kopf. Sie setzen eine klare Grenze – ohne zu bewerten oder zu urteilen. Sobald du diese Grenze erreichst, wird dein Gehirn nervös. Alles dahinter fühlt sich unlogisch, unangenehm oder schlicht unmöglich an.

Warum? Weil jenseits dieser Grenze nur Leere existiert. Dein Gehirn kennt nur das, was es sich vorstellen kann. Alles darüber hinaus ist ein schwarzes Loch – und für dein Unterbewusstsein bedeutet das: Achtung, Absturzgefahr! Also zieht es dich zurück, flüstert dir Zweifel zu oder lenkt dich mit Schokolade ab.

Stell dir das wie einen hohen Gartenzaun vor. Du kannst drüberschauen, vielleicht siehst du sogar eine schicke Villa mit Pool. Aber dein Gehirn sagt: »Nett, aber nicht meine Realität.« Entweder fehlen dir die inneren Bilder, um es zu verbinden, oder du hast sie – aber sie bleiben Fremdkörper in deinem Denken. Dein System zieht die Notbremse und du bleibst dort stehen, wo es sicher ist.

Doch was passiert, wenn du diese Begrenzungen hinterfragst? Der Gartenzaun bekommt eine Tür. Die Frage ist nicht mehr, ob du ihn überwinden kannst – sondern ob du bereit bist, hindurchzugehen.

2. Glaubenssätze, die bestimmen, was »sein darf« – normierende Glaubenssätze

Neben den unsichtbaren Stoppschildern gibt es noch eine zweite Art von Glaubenssätzen: normierende Glaubenssätze. Sie sind dein inneres Regelwerk – ein Gesetzbuch, das dir vorschreibt, was richtig oder falsch, erlaubt oder verboten ist. Und das Beste? Du hast es dir nicht selbst ausgesucht.

Diese Regeln wurden dir über Jahre eingetrichtert – durch Eltern, Schule, Gesellschaft oder prägende Erlebnisse. Manchmal war es ein Satz wie: »Das macht man nicht!«, »Erst die Arbeit, dann das Vergnügen!«, »Sei nicht so empfindlich!« – und schon wurde es zu deiner inneren Wahrheit.

Das Problem? Diese Normen beeinflussen deine Entscheidungen, oft unbewusst. Und hier liegt der Knackpunkt: Sie steuern deine Motivation. Wenn dein Regelwerk sagt: »Das gehört sich nicht«, wird dein System nicht einmal versuchen, es möglich zu machen.

Motivation – ist das nicht einfach Antrieb?!

Wenn ich dich jetzt frage: »*Was ist Motivation?*«, was würdest du antworten? Ist es eine präzise Definition oder eher eine vage Erklärung darüber, was Motivation bewirkt? Oder stolperst du vielleicht über deine eigenen Worte, weil es gar nicht so leicht greifbar ist?

Mir ging es lange genauso. Ich kannte alle Konzepte – intrinsische Motivation, extrinsische Motivation, steigende, sinkende, verbesserte Motivation. Aber eine wirklich zufriedenstellende Antwort? Fehlanzeige.

Eine Lehrerin meinte einmal: *»Motivation ist so etwas wie Antrieb.«* Mein Kopf direkt im Alarmmodus: *Nope. Antrieb ist etwas Motorisches, Motivation ist psychisch. Passt nicht.* Und weil ich damals bekannt dafür war, jeden gedanklichen Stolperstein laut auszusprechen, konnte ich mir den Kommentar natürlich nicht verkneifen. Ob ich mir damit den Ruf »Vorne links macht heute nicht mit« verdient habe? Möglicherweise.

Die Erleuchtung kam erst durch einen meiner Mentoren: *»Die deutsche Sprache ist faszinierend. Oft steckt die Erklärung schon im Wort selbst.«* Und plötzlich machte es Klick. Motivation = Motiv + Aktion. Ein Motiv ist ein inneres Bild, die treibende Kraft hinter einer Handlung. Aktion ist die Umsetzung.

Und auf einmal war es glasklar: Dein Kopf hat eine Idee – dein Körper setzt sie um. Und das ist der Moment, in dem Motivation tatsächlich spürbar wird.

Das Machtzentrum deiner Motivation: Bilder

Dein Gehirn liebt Bilder. Es denkt nicht in Worten, sondern in Szenen – wie ein inneres Kino, das ständig auf Sendung ist. Und genau hier sitzt die Schaltzentrale deiner Motivation.

Es gibt zwei Hauptkategorien von Bildern:

1. Befürchtungen – Szenen von allem, was schiefgehen könnte. Dein Gehirn spielt Katastrophenfilme ab und dein Körper reagiert, als würde das Unglück tatsächlich passieren. Herzklopfen, Schweißausbrüche, flaues Gefühl im Magen – dein System geht in den *»Oh Gott, das wird schlimm!«-Modus.*

2. Verlangen – Bilder von dem, was du erreichen willst. Dein innerer Regisseur entwirft Szenen von Erfolg, Freude sowie Glück, und dein Körper reagiert mit Vorfreude. Dein Belohnungssystem springt an, Dopamin flutet dein System, und du fühlst dich energiegeladen.

Das Spannende: Dein Gehirn macht keinen Unterschied zwischen Vorstellung und Realität. Ob du dir ausmalst, dass du grandios scheiterst oder dass du dein Ziel erreichst – dein Körper durchlebt beides mit voller Intensität. Die Frage ist also nicht, *ob* dein Kopf Bilder produziert, sondern *welche* du ihm liefern möchtest.

Gefühle – oder: warum dein Körper eine Chemiefabrik ist

Falls du dachtest, Gefühle wären etwas Mystisches – Fehlanzeige! Sie sind pure Biochemie. Dein Körper ist ein Chemielabor, dein Gehirn der Wissenschaftler, der ständig neue Rezepturen mischt.

Freude? Ein Cocktail aus Dopamin, Serotonin und Endorphinen. Angst? Ein Schuss Cortisol und eine Prise Adrenalin – voilà, der perfekte Stressdrink.

Das Spannende: Dein Körper unterscheidet nicht zwischen Realität und Vorstellung. Malst du dir Erfolg aus, schüttet dein Laborchef Glücksstoffe aus. Denkst du an eine Katastrophe, geht sofort der »Alarm! Alarm!«-Knopf an.

Deine Emotionen zeigen dir, welche Richtung dein Gehirn einschlägt: Unangenehm bedeutet »Vermeiden«, angenehm heißt »Los geht es!«. Ob du vorwärtsgehst oder zögerst, entscheidet nicht dein Wille – sondern das Bild, das du in dir trägst.

Deine Glaubenssätze geben die Richtung vor

Vielleicht denkst du: *»Ich stelle mir oft tolle Dinge vor, aber irgendwie passiert nichts.«* Willkommen im Club! Dein Wunschbild allein reicht nämlich nicht. Wenn dein Unterbewusstsein nicht an deinen Erfolg glaubt, kannst du noch so viele Affirmationen murmeln – es wird sich nichts ändern. Deine tief verankerten Überzeugungen, also deine Glaubenssätze, haben das Steuer in der Hand.

Dein Gehirn konstruiert ständig eine Vorschau auf das, was du für wahrscheinlich hältst. Glaubst du insgeheim an Misserfolg? Dann spannen sich deine Muskeln an, du triffst schlechtere Entscheidungen – und Überraschung, du scheiterst. Glaubst du dagegen fest an deinen Erfolg? Dein Körper reagiert, deine Wahrnehmung filtert nach Chancen, und du handelst ganz automatisch in Richtung deines Ziels. Dein Unterbewusstsein folgt immer den Bildern, die du ihm lieferst.

Oder um es mit Henry Ford zu sagen: *»Ob du denkst, du kannst es oder du kannst es nicht – du wirst in beiden Fällen recht behalten.«* Also, welche Zukunft hält dein Kopfkino für dich bereit?

Glaubenssätze auflösen? Komfortzone verlassen? – Ich lerne lieber fliegen!

Bestimmt hast du schon Sätze gehört wie: *»Verlass deine Komfortzone!«* oder *»Stell dich deinen Ängsten!«* Klingt vernünftig – aber mal ehrlich: Hast du es probiert? Hat es funktioniert? Eben.

Du stehst also da, mutig vor deiner Angst, erwartest irgendeine Erleuchtung – und? Nichts. Angst bleibt Angst. Das ist, als würde man einem Kind sagen: *»Steck die Hand ins Feuer, dann hast du es hinter dir!«* Spoiler: Es tut weh.

»Aber man muss weitermachen, auch wenn es schwer ist!« Ja, kann man machen. Oder du findest einen Weg, der nicht so anstrengend ist. Denn mal ehrlich: Wenn du für den Start schon all deine Energie brauchst – was bleibt dann für den Rest? Veränderung sollte nicht wie ein Marathon mit 50-Kilo-Rucksack sein. Sie sollte dich beflügeln.

Die große Lüge mit der Komfortzone

Jetzt eine steile These: *Du kannst deine Komfortzone nicht verlassen.* Klingt absurd? Dann hör dir Margots Geschichte an:

Margot: *»Ich hab meine Komfortzone verlassen und bin völlig erschöpft!«*

Ich: *»Erzähl mal.«*

Margot: *»Ich hab mich richtig reingehängt, mich durchgebissen, noch mehr gemacht als sonst!«*

Ich: *»Aha. Und du hast etwas Neues ausprobiert?«*

Margot: *»Naja … ich habe halt alles gegeben.«*

Ich: *»Klingt für mich, als wärst du einfach nur tiefer in deiner alten Strategie versunken.«*

Margot: *»WAS?!«*

Sie dachte, sie verlässt ihre Komfortzone – dabei hat sie einfach nur ihr altes Muster verstärkt. Und das ist genau der Punkt: Mehr Anstrengung bedeutet nicht mehr Veränderung. Wenn dein System nur auf »höher, schneller, weiter« gepolt ist, dann bringt »noch mehr Gas geben« genau nichts.

Die wahre Veränderung: Erweitere deine Komfortzone

Stell dir vor, du willst dein Ziel mit 30 Prozent weniger Aufwand erreichen. Was müsstest du anders machen? Keine Ahnung? Bäm! Willkommen außerhalb deiner Komfortzone!

Dein Kopf kann nur mit Bildern arbeiten, die er kennt. Alles, was außerhalb deiner Vorstellungskraft liegt, existiert für dich nicht. Deshalb kannst du nicht »raus aus der Komfortzone«, aber du kannst sie erweitern, indem du dir neue Möglichkeiten erschließt.

Und was ist mit Angst?

Musst du dich deiner Angst stellen? Nein. Du kannst sie umgehen. Angst ist wie eine rote Ampel – du kannst darauf warten, dass sie grün wird (Spoiler: Das wird sie oft nicht), oder du suchst eine andere Route. Veränderung passiert, wenn du beginnst, deine innere Realität zu erweitern, statt dich mit Angst zu bekämpfen.

Dein Zukunfts-Upgrade – Kurz & knackig

1. Setz dein Startsignal.
   Finde einen kraftvollen Satz wie »Ich mache das jetzt!«. Schreib ihn mit Datum auf die erste Seite deines Notizbuchs.
2. Formuliere deinen Wunsch klar.
   Was soll sich ändern? Schreibe es auf – groß denken ist erlaubt!
3. Streiche das »Nicht«.
   Dein Gehirn braucht positive Formulierungen. Statt »Ich will nicht gestresst sein« nutze lieber die Formulierung »Ich will gelassen bleiben«.

4. Erschaffe dein Zukunftsbild.
   Lehne dich zurück und stell dir vor, du hast dein Ziel bereits erreicht. Mach aus deinen Worten ein inneres Bild – lebendig, greifbar, real.
5. Schreibe deine Zukunft auf.
   Beschreibe eine Szene, in der dein Zukunfts-Ich lebt. Je detailreicher, desto besser.
6. Finde ein Symbol.
   Ein Bild, ein Gegenstand – irgendetwas, das deine Vision repräsentiert. Platziere es sichtbar in deinem Alltag.
7. Wiederhole, bis es real wird.
   Schaue täglich auf dein Symbol, gehe dein Zukunftsbild immer wieder durch. Dein Gehirn wird sich darauf einstellen – und du wirst unbewusst darauf hinarbeiten.

Dein Gehirn als Verbündeter: wie Vorstellung zur Realität wird

Wenn du bewusst an dein Wunschbild denkst, beginnt dein Gehirn, es zu konstruieren. Anfangs lenkt es dich ab – reine Energiesparstrategie. Bleibst du dran, wird das Bild zur Gewohnheit und ins neuronale Netzwerk integriert. Dein Gehirn sucht dann aktiv nach Bestätigungen in der Außenwelt und belohnt dich mit Glücksgefühlen. Das verstärkt die Vorstellung und macht sie immer realer. Ängste, die zuvor blockierten, werden überschrieben, weil dein Gehirn sie nicht mehr als relevant einstuft. Normierende Glaubenssätze bleiben bestehen, lassen sich aber gezielt umleiten. Wichtig ist: Dein Gehirn unterscheidet nicht zwischen Vorstellung und Realität – nutze das zu deinem Vorteil!

Über die Autorin Katharina Heinschke

Mentorin für Gehirnmanagement und Persönlichkeitsentwicklung

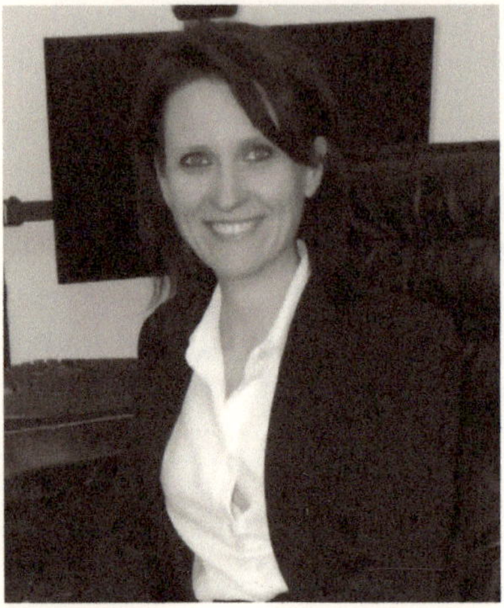

© Andy Bora

Deine wichtigste Herzensbotschaft für Gesundheit

WHO-Definition Gesundheit: *»Gesundheit ist ein Zustand vollkommenen physischen, geistigen und sozialen Wohlbefindens und nicht bloß das Fehlen von Krankheit und Gebrechen.«*[1]

Meine Gesundheit liegt in meinen Händen. Jede Entscheidung, die ich treffe, führt mich entweder näher zu ihr hin oder entfernt mich davon. Zwar können äußere Umstände manchmal unbeeinflussbar sein, doch in unserem Land haben wir das Privileg, unser Verhalten selbstbestimmt zu wählen. Ich darf allein entscheiden, was ich esse oder eben nicht. Ich allein kann entscheiden, ob ich über meine Grenzen gehe oder eben nicht.

Eine Zeitreise

Lass dich nicht von der Angst lähmen, sondern setze deinen Weg fort. Jeder Schritt, den du wagst, formt deinen Pfad und führt dich zu deinem Ziel. Alles, was sich dir in den Weg stellt, dient dazu, dich dorthin zu bringen, wo du hingehörst. Menschen werden deinen Weg kreuzen, einige, um dir Brücken zu bauen, andere, um dich zu begleiten. Doch es ist deine Aufgabe, zu gehen. Lerne, auf deine innere Stimme zu vertrauen, denn die Sicherheit, die du suchst, findest du

1 https://www.sozialministerium.gv.at/Themen/Gesundheit/Gesundheitssystem/Gesundheitspolitik-in-der-EU-und--im-internationalen-Kontext-(WHO).html#:~:text=Die%20Pr%C3%A4ambel%20der%20WHO%2DSatzung,Fehlen%20von%20Krankheit%20und%20Gebrechen, besucht am 20.05.2025.

nur in dir selbst. Auch wenn du zweifelst, werden andere dein Potenzial erkennen. Vertraue ihrem Blick, denn sie werden dir helfen, Wege zu errichten, auf denen du andere mitnehmen kannst. Die Pfade, die du erschließt, sind nicht nur für dich bestimmt, sondern auch für diejenigen, die dir folgen werden. Du gehst für sie, und in dieser Erkenntnis liegt deine wahre Stärke. Jetzt ist die Zeit, zu lernen und zu wachsen. Vergiss nie: Wurzeln, die dich halten, werden in der dunklen Erde geschlagen.

Dein Lieblingszitat zur Gesundheit

»Wir verbringen so viel Zeit damit, die Bilder unserer Vergangenheit zu ordnen und zu überlegen, was wir anders hätten machen können – und vergessen dabei, dass der einzige Ort, an dem wir wirklich etwas ändern können, vor uns liegt.« (Katharina Heinschke)

Fun Fact über dich

In gleich zwei meiner Ausbildungen erlebte ich ein ganz besonderes Ritual: Der Unterricht begann regelmäßig mit den Worten »Guten Morgen. Vorne links macht heute nicht mit.«

Tja – vorne links, das war ich. Ich war eine Streberin, und nicht nur irgendeine – ich war die Sorte, die Lehrern Schweißperlen auf die Stirn trieb. Meine unermüdlichen Fragen konnten ganze Unterrichtspläne sprengen, weshalb meine Lehrer irgendwann kapitulierten. Ich erhielt als Einzige die offizielle Erlaubnis, während des Unterrichts zu häkeln, zu stricken oder mich anderweitig zu beschäftigen – Hauptsache, ich hielt den Mund.

Blöd nur, dass ich multitaskingfähig bin. Also strickte ich eifrig Maschen und stellte Fragen gleichzeitig – sehr zum Leidwesen meiner Lehrer, deren Plan leider nicht so ganz aufging.

Heute? Würde ich es wieder genauso machen. Und vielleicht noch ein bisschen mehr häkeln.

Wie kann dich eine interessierte Person erreichen?

beratung@katharinaheinschke.de
www.katharinaheinschke.de

Wir bleiben noch ein wenig bei den Themen, die ihren Ursprung oft in der Kindheit haben. Dazu gehören auch die Themen *ADS und ADHS*. Aus eigener Erfahrung weiß ich, dass es für viele Erwachsene ein Aha-Erlebnis ist, wenn sie die Diagnose ADHS bekommen, weil sie plötzlich eine Antwort darauf haben, warum sie so anders sind als andere Menschen in ihrem Umfeld.

Klassischerweise wird ADHS bereits im Kindesalter diagnostiziert. Für die betroffenen Eltern kann das eine Odyssee sein, die häufig mit Medikamentengabe endet. Doch braucht es bei ADHS wirklich Medikamente?

Unsere nächste inspirierende Autorin und Expertin für das Thema *ADHS* berichtet von ihrer eigenen Odyssee, der verzweifelten Suche nach Diagnosen und ihrem Weg, den sie mit ihrer Familie gegangen ist. Doch bekanntlich ist alles für irgendetwas gut. Und ohne ihren persönlichen Weg wäre Rosmarie Holterman vielleicht niemals ADHS-Expertin geworden. Die ganze Geschichte und viele spannende Infos zu dem Thema gibt es im folgenden Kapitel.

Kapitel 9
Ihr seid ein Versicherungsfall!
Oder: ADHS – eine Reise voller Herausforderungen und der natürliche Weg zum Erfolg
(Rosmarie Holterman)

Gerade ist die zweite Kolik in dieser Nacht überstanden, Daniel schläft erschöpft, das Bett ist neu bezogen, mein Kind ist umgezogen und ich sitze auf meiner Matratze, kann nicht mehr einschlafen. In wenigen Stunden kommt meine Freundin und holt uns ab. Wieder eine neue Hoffnung, ob wir dieses Mal weiterkommen? Wir fahren zu einer Heilpraktikerin, die ich erst gestern Abend bei ihrem Vortrag kennengelernt habe. Sechs Krankenhäuser und sechs Kinderärzte haben wir schon durch, viele Informationen, viele Abwertungen, aber kein heilbringendes oder weiterführendes Ergebnis. Und immer wieder stellen mein Mann Michael und ich uns die Frage: Was machen wir falsch?

Und dabei fängt im Sommer 1978 alles so hoffnungsvoll an. Eine sanfte Geburt, acht Monate Stillen geht nach anfänglichen Problemen prima und ein zufriedenes Kind! Weil Daniel leicht einschlafen kann, habe ich auch jetzt noch viel Zeit für den größeren Bruder Mirko. Das ist ein Geschenk, verglichen mit Freundinnen in gleicher Familienkonstellation! Und dann meint der Kinderarzt: Das Kind ist viel zu dick! Hören Sie auf zu stillen! Noch glaube ich Ärzten und stille langsam ab. Und dann geht es los! Ungefähr alle zweieinhalb Stunden enorm stinkender Durchfall, unter hörbar schrecklichen Schmerzen, die Lebensmittel sind zum größten Teil unverarbeitet. Ich kann es kaum aushalten, dieses Leiden mitzuerleben! Das ist der Start unserer Kinderärzte- und Krankenhaus-Odyssee!

Das Thema *Unverträglichkeiten* ist die erste Station unserer Suche: Was ist mit unserem Kind und wie können wir ihm helfen? Die Methoden der Heilpraktikerin, die ich jetzt kennenlerne, sind mir erst einmal total fremd, Diagnose mit Pendel, OMG! aber meine letzte

Hoffnung. Mirko geht inzwischen in den Eltern-Initiativ-Kindergarten, sodass ich mit Daniel jeden Morgen zur Heilpraktikerin zum Spritzen fahren kann. Wir tasten uns Lebensmittel für Lebensmittel vor, machen auch einen Versuch mit glutenfreiem Getreide. Der Durchfall bleibt vorerst, aber die Schmerzen nehmen ab, ein erster Erfolg! Die Nächte sind immer noch sehr unruhig, ich bin schon völlig überdreht, Michael gelingt das »Etappenschlafen« deutlich leichter!

Weil sie eine Wasserader unter dem Schlafplatz vermutet, schickt uns die Heilpraktikerin einen Rutengänger. Und wieder frage ich mich: »Wo geht das alles hin, was sind das für sonderbare Methoden?« Doch tatsächlich, der Rutengänger wird fündig, unter Daniels Schlafplatz ist eine Wasserader, die durch einen Kreuzungspunkt von einem der Erd-Gitternetze führt.

Bist du auch auf der verzweifelten Suche nach Ursachen und Erklärungen für die Unruhe deines Kindes? Dann interessiert dich vielleicht nicht in erster Linie die Wissenschaft, die dahintersteckt. Mir war das erst einmal »wurscht«, ich wollte, dass es meinem Kind besser geht! Und wirklich, die Änderung des Bettplatzes hat Erfolg!

Mehr zum Thema *Wasseradern und Erd-Gitternetze* findest du im Onlinebereich.

In den nächsten zwei Jahren geht es gesundheitlich immer besser, wir stellen unsere gesamte Familienernährung um, scheint uns allen besser zu bekommen. Es gibt vorwiegend Bio-Produkte, soweit wir sie bekommen können, und wir lernen, Gemüse in unserem Garten selbst anzubauen. Ich backe unser Brot und Kuchen mit selbst gemahlenem Vollkorn-Getreide, koche Obst und Marmeladen ein, alles ohne weißen oder braunen Zucker. Das ist eine echte Herausforderung für mich, denn bevor ich als Studentin Mutter wurde, habe ich fast gar nicht gekocht, habe sozusagen keine Ahnung und probiere so lange, bis das Ergebnis uns allen schmeckt. Über manchen Versuch lachen die Jungs heute noch! Auch zu Süßigkeiten und Zucker findest du mehr im Onlinebereich.

Isst Daniel allerdings im Kindergarten oder bei Freunden Süßigkeiten oder Weißmehlprodukte, merken wir das an Durchfall und enormer Unruhe schon Stunden später. Wir müssen uns einiges an

Unverständnis anhören, besonders von den Großeltern, die höchstens ein- oder zweimal im Jahr die Kinder sehen, aber immer ein Urteil parat haben. Allergien oder Nahrungsmittelempfindlichkeiten sind in den 1980er-Jahren noch kein großes Thema.

Allergien treten bei Kindern mit ADHS häufiger auf als bei neurotypischen Kindern. »Viele kinderärztliche Praxen, die sich auf AD(H)S spezialisiert haben, bemerken diese Kombination von erhöhter Infektanfälligkeit und Zunahme von Allergien bei Kindern und Jugendlichen mit AD(H)S, man muss nur bei der Erhebung der Krankengeschichte darauf achten. Nach meiner Statistik aus der Praxis leiden im Durchschnitt von den AD(H)S-Kindern etwa doppelt so viele an einer allergischen Erkrankung wie Kinder ohne AD(H)S.«[1]

Bewegung

Zuerst halten wir es noch gar nicht für so besonders, dass Daniel ständig in Bewegung ist. Lebhafte Kinder sind doch toll! Und der Forscherdrang eines Kindes ist doch auch verständlich, oder? Als sich Kletterunfälle häufen, wir oft in der Unfallstation zum Nähen landen und man uns dort im Verdacht hat, das Kind zu misshandeln, beginnt wieder die Suche nach den Gründen. Die »Sensorische Integrationstherapie« nach Jean Ayres, ein wichtiger Meilenstein später, kommt erst Mitte der 1980er-Jahre nach Deutschland. Auch zu dieser Therapieform findest du ein PDF. Lade es dir gerne herunter, falls du ähnliche Situationen bei deinem Kind kennst und dich fragst, was ist da los?

Der Satz in der Titelüberschrift »Ihr seid ein Versicherungsfall« stammt von meinem Vater, als wir meine Eltern besuchen und wieder einiges passiert. Daniel stürmt begeistert ins Wohnzimmer, um seinen Opa zu begrüßen. Leider steht da eine Lampe im Weg, und die

1 https://adhs-deutschland.de/pdf/4_5_neue_akzente/2015/AKZENTE_101_Seite17.pdf, besucht am 05.01.2025.

diversen Schalter im Wohnzimmer müssen natürlich auch ausprobiert werden. So geht nach Minuten die Schwimmbadhalle im Garten in die Knie.

Mein Mann Michael ist sehr sportlich, und so begeistern wir Daniel und seinen knapp drei Jahre älteren Bruder Mirko erst einmal für viel Sport, wie Radfahren, Schwimmen, Schlittschuhlaufen, Fußball und Judo. Fast jeden Sonntag treffen wir uns mit den Kindergarten-Familien im Schwimm- oder Freibad, machen Picknick zusammen und die Kinder sowie wir Erwachsenen haben Spaß.

Regelschule, ein drohender Albtraum?

Unsere Kinder sind schon fast seit Geburt in der Waldorfschule angemeldet. Als Mirko fünf Jahre alt ist, schauen wir uns diese Schule genauer an, hören uns um und wissen sehr bald, speziell diese Waldorfschule soll es nicht sein! Im Sommer verbringen wir einen Urlaub in Dänemark und besuchen dort eine »Freie Schule«, die projektorientiert arbeitet. Zur Begeisterung von Mirko wird er sofort ins Fahrrad-Projekt integriert, wir Eltern könnten umgehend dort als Lehrer anfangen. Wir hatten in früheren Jahren begeistert über die »Projekt-Schule Summerhill«[2] gelesen, und nun dieses Angebot! Aber die Sache hat einen entscheidenden Haken: Die Kinder wohnen nicht bei den Eltern, sondern im Kinderhaus. Dazu sind nach unserer Auffassung beide noch zu jung, Ausnahmen gibt es leider nicht. Die gesundheitliche Situation von Daniel ist sowieso noch zu instabil. Die kurz aufgetauchte Traumvorstellung zerplatzt! Eine herbe Enttäuschung!

Projekt »Freie Schule«

Wieder zu Hause gründet Michael mit einigen Eltern unseres Kindergartens das Projekt »Freie Schule«. Mit großem Elan werden Anträge gestellt, eine Lehrerin gefunden, aber kurz vor der Realisierung bangen dann doch einige Eltern vor der instabilen Gesetzeslage. So

---

2 https://de.wikipedia.org/wiki/Summerhill, besucht am 16.02.2025.

kommt Mirko in die nächste Regelschule. Er tut sich mit dem Lernen sehr leicht, welch eine Erleichterung und Freude! Er ist besonders musikalisch, möchte Schlagzeug spielen und beginnt begeistert mit dem Unterricht. Endlich etwas, was er ganz allein macht, wo sein kleiner Bruder keinen Zugang dazu hat.

Damit wir unser besonderes Familienleben mit vielen Therapieterminen überhaupt geregelt bekommen, bauen wir uns einen kleinen Wollversand auf, ganz dem Zeitgeist der immerzu strickenden »Alternativ-Scene« entsprechend. Michael hat zusätzlich noch eine Halbtagsstelle in seinem Beruf mit viel Möglichkeit zum Homeoffice. Ich halte hin und wieder Vorträge in der Volkshochschule, gebe Kurse und leite ein Jahr unseren Kindergarten, bin zudem einige Stunden in der Drogenberatung tätig. Mit meiner sehr aktiven Frauengruppe gründen wir das erste Frauenhaus in unserer Kleinstadt.

Die Schule für Daniel naht, das macht uns echt Gedanken. Wir haben das Gefühl, dass er überhaupt noch nicht schulreif ist, weder fein- noch grobmotorisch! Das Kind ist permanent in Bewegung! Wie soll er Stunde für Stunde ruhig sitzen, ständig sein Temperament zügeln? Wir besprechen uns mit den Eltern im Kindergarten und der Erzieherin, die ja unser Kind schon sehr lange kennt. Und dann starten wir eine neue Diagnostik-Odyssee!

Unter anderem stellen wir Daniel einem Neurologen vor, der aber unsere Bedenken nicht nachvollziehen kann. Allerdings gab es damals noch keine Kinderneurologen in unserem weiteren Wohnumfeld. Vielleicht hätte ein solcher uns verstanden? Die Schuleingangsuntersuchung besteht er ohne Probleme. Wir erkundigen uns trotzdem, ob wir ihm noch ein Jahr Zeit zur Reifung geben können. Das geht allerdings nur, wenn er dann die Vorschule besucht. Und die hat in unserer Umgebung leider keinen guten Ruf.

Einschulung

Also dann Einschulung. Daniel freut sich, mit Mirko die gleiche Schule zu besuchen und findet schnell Freunde. Der Unterricht macht ihm Spaß und wir fragen uns, ob unsere Bedenken vielleicht völlig übertrieben waren. Beim ersten Elternabend werde ich in den Elternbeirat gewählt, was ich auch später allen Eltern besonderer Kinder immer wieder empfehle. Dadurch sind klärende Gespräche mit den Lehrerinnen und Lehrern viel leichter möglich. Ein solches habe ich mit Daniels Lehrerin, weil ich ihr das Kompliment mache, wie sie ganz ohne Hausaufgaben mit dem Lernstoff klarkommt. Aber sie gibt Hausaufgaben, nur unser Sohn bringt keine mit!

Nun machen wir die Hausaufgaben gemeinsam. Sehr schnell fällt mir auf, dass Daniel Buchstaben vertauscht, sich an bestimmte Buchstaben nicht mehr erinnert und auch mit den Zahlen gewisse Schwierigkeiten hat. Also wieder ein Gespräch mit der Lehrerin, die unser Kind aber ganz reizend und intelligent findet und meint, das würde schon. Also arbeiten wir fleißig und motiviert weiter. Als dann das Lesenlernen derart schwierig wird, begebe ich mich in die Bibliothek und suche nach Gründen. Könnte es Legasthenie sein? »Niemals«, sagt die Lehrerin. Ich kürze jetzt einmal ab: Ende des zweiten Schuljahres bekommen wir endlich einen Test. Die Lehrerin kann es kaum glauben, aber eine gravierende Legasthenie wird bestätigt.

Hypermotorische Kinder haben ein erhöhtes Risiko für das gleichzeitige Auftreten von Legasthenie oder Dyskalkulie, nämlich zwischen acht und 39 Prozent.[3]

Berufsbedingter Umzug in ein anderes Bundesland und Sensorische Integrationstherapie

Eine genauere Diagnostik steht an und wird auch von der Schule eingefordert. Insgesamt bringt unser geplagtes Kind es auf drei Intelligenz- und Rechtschreibtests, bis die Schule bekundet, die Legasthenie anzuerkennen, es aber nicht ausführt. Ich trete dem Bundesverband Legasthenie bei und bekomme Tipps sowie Materialangaben, wie ich Daniel fördern kann. Schulisch ist die Unterstützung leider nicht gegeben, Legasthenie kommt in dieser Schule angeblich nicht vor …

---

3 Vgl. https://www.thieme-connect.de/products/ebooks/lookinside/10.1055/b-0034-25904, besucht am 28.12.2024.

Nun gilt es, die ihm zustehenden rechtlichen Möglichkeiten einer Notenbefreiung im Diktat durchzusetzen. Auch dazu bekomme ich inhaltliche Unterstützung vom Landesverband Legasthenie. Alle Gespräche in der Schule und im Schulamt erweisen sich als sinnlos, der Schulpsychologe besucht uns sogar unangekündigt, um den Sonderschulbedarf von Daniel zu testen. Ich verweise völlig aufgebracht auf die bisherigen Tests, verweigere einen weiteren und komplimentiere den Schulpsychologen hinaus.

Daniel baut in seinem hyperaktiven Drang noch immer viele Unfälle. Etwa zu diesem Zeitpunkt hören wir davon, dass Psychomotorik die Entwicklung dieser Kinder fördern kann. Überglücklich finden wir eine Institution bei uns in der Nähe, in der die Therapeutinnen gerade in Psychomotorik und Sensorischer Integrationstherapie geschult wurden. Das ist einer der entscheidenden Gamechanger! Daniel lernt hier in dreieinhalb Jahren Therapie, seinen Körper besser zu beherrschen und Selbstregulation. Er ist mit Begeisterung dabei und die Fortschritte sind bemerkenswert, vor allem im Alltag. Bist du neugierig auf das Thema *Sensorische Integration*? Im Onlinebereich erhältst du weitere Informationen dazu.

Die Jahre 1986 und 1987 bringen viel Traurigkeit durch den beruflich leider notwendigen Umzug, Mirko sagt später dazu: »Ihr habt uns entwurzelt!«. Deutlicher zeigen sich jetzt auch die besonderen Herausforderungen, unter denen das Geschwisterkind eines Kindes mit neurobiologischen Besonderheiten leidet. Uns sind die Herausforderungen bewusst und wir bemühen uns sehr, beiden Kindern gerecht zu werden. In einer besonders schwierigen familiären Phase buchen wir eine Familientherapie, die die Kinder leider nach zwei Sitzungen verweigern. (O-Ton meiner Kinder: »Unsere Eltern brauchen das, wir nicht! Kennen wir alles von unserer Mutter«). Beide verlassen den Raum, die Familientherapeutin staunt!

Und es gibt auch erstaunliche Entwicklungen und neue Erkenntnisse. Ich erfahre von der Existenz der Phosphatliga[4], und besuche

4 https://www.spektrum.de/lexikon/ernaehrung/schweizerische-phosphatliga/7992, besucht am 16.02.2025.

umgehend die nächste Veranstaltung, kein Weg ist mir zu weit, um mehr Wissen zu bekommen. Es geht natürlich um hyper- und hypomotorische Kinder. Neben der Ernährung wird in der Gruppe auch heftig über das Medikament *Ritalin*® diskutiert, welches sogar dem Betäubungsmittelgesetz unterliegt. Auch unser Kinderarzt verschreibt es Daniel immer wieder, wir entscheiden uns deutlich dagegen. Wenn du dich für die Geschichte der Phosphatliga und die Diskussion um Vor- sowie Nachteile von *Ritalin*® interessierst, dann findest du dazu ebenfalls mehr im Onlinebereich. Weiterhin findest du hier tiefergehende Informationen zu der Frage: Ist AD(H)S überhaupt eine Krankheit?

Und wieder feilen wir an unserer Ernährung, jetzt nach der Broschüre der Phosphatliga, und wieder mit Erfolg! Ist das denn einfach, fragst du dich vielleicht, die Kinder auf den »Körnerfraß« (O-Ton Familie) und manchen Verzicht einzuschwören? Natürlich nicht! Natürlich haben auch unsere Kinder Taschengeld und wir wissen und merken, was sie sich davon besorgen. Aber bei uns gibt es aus gutem, medizinisch notwendigem Grund biologische Vollkornkost ohne hochverarbeitete Lebensmittel, Honig und andere Süßungsmittel statt Zucker und weder Limo noch Cola. Es ist ja nicht einmal eine Diät, sondern nur eine Nahrungsanpassung. Beide reagieren auf ihre eigene persönliche Art und Weise, wenn sie sich anders ernähren. Das habe ich inzwischen durch die Vorträge der Phosphatliga gelernt zu beobachten. Mehr zum heiß diskutierten Thema *Zucker* findest du im Onlinebereich!

Bundesverband Legasthenie, berufliche Perspektive

Ich bereite gerade Daniels Lernstoff für den Nachmittag vor, da kommt ein Anruf vom Bundesverband Legasthenie: »Sie sind doch Pädagogin. Wir bilden gerade die ersten 60 Pädagogen und Psychologen zu Legasthenie-Therapeutinnen und Therapeuten aus. Eine Kandidatin ist zurückgetreten. Haben Sie Interesse? Sie müssen sich aber bis morgen früh entscheiden, der erste Block-Lehrgang beginnt bald.« Und ob ich Interesse habe!

Ich lege erst einmal eine fetzige Platte auf und tanze vor Freude wie wild durch die Wohnung. Endlich eine berufliche Perspektive auch für mich! Denn die 60 geschriebenen Bewerbungen als Diplom-Pädagogin sind noch nicht von Erfolg gekrönt. Zwar bin ich häufiger in der letzten Bewerbungsrunde, aber dann kommt die Frage nach den Kindern, die Frage nach der langen Zeit ohne dauerhafte Berufstätigkeit und die Vermutung, ich könnte ja noch schwanger werden. Einmal kann ich mich plötzlich nicht mehr zurückhalten. »Geht nicht«, schießt es aus meinem Mund, »ich bin sterilisiert!« Denkst du, ich habe den Job bekommen? Natürlich nicht, so viel Direktheit ist doch nicht erwünscht! Indiskrete Fragen und Bemerkungen sind wohl nur den Arbeitgebern erlaubt, die sie allerdings Männern offensichtlich nicht stellen. Die Jobs bekommen entweder Männer oder Frauen ohne Kinder. Ich könnte k…!

Und nun dieser Lichtblick! Wir organisieren das, da sind Michael und ich uns glücklicherweise einig. Wenige Wochen später geht es los zum ersten Blocklehrgang. Insgesamt dauert die Weiterbildung zwei Jahre in Form von mehreren Blocklehrgängen. Die Information spricht sich im Dorf schnell herum. Als ich von den ersten beiden Wochen zurückkomme, meldet sich das erste Kind. So schnell habe ich natürlich nicht damit gerechnet, habe noch kein Material, muss mein Zimmer umräumen und Platz für die Arbeit schaffen.

Ich lege mit Volldampf los. Jeden Abend, wenn die Kinder im Bett sind, bastele ich Lernmaterial, telefoniere mit den neuen Kolleginnen, die zum Teil schon Erfahrung haben, und plane die ersten Therapieeinheiten. Und dann ist er da, der erste Tag, die erste Therapiestunde. Vorerst arbeite ich in unserem Wohnhaus, das heißt natürlich auch, der Flur muss aufgeräumt sein und die Kinder müssen sich auf die neue Situation einstellen. An drei Vormittagen arbeite ich jetzt in einem Teeladen, um von dem Verdienst Therapiematerial kaufen zu können. Und bald werden es mehr Therapie-Kinder, denn der Erfolg spricht sich rum. Ich habe das Glück, dass das erste Kind in der nahen Klinik nachgetestet wird, und der Psychologe begeistert ist. Er wird ein toller Empfehlungsgeber!

Warum gerade wir, warum gerade dieses Kind?

Hast du dich das auch schon gefragt, wenn dein Kind ähnliche Besonderheiten zeigt? Ich stelle mir immer wieder diese Frage, in verzweifelten Momenten, bei Therapierückschritten, nach den zahlreichen Unfällen, nach einer neuen diagnostischen Vermutung, nach manchem Diagnose-Marathon und äußere sie bei der Heilpraktikerin. Eines Tages drückt sie mir ein Buch in die Hand, den Titel weiß ich nicht mehr. Es geht um Wiedergeburt, und ich verschlinge das Buch noch am selben Abend. Ab dieser Zeit sind wir in einem regen Dialog, der zu einem fruchtbaren spirituellen Austausch führt. Zuerst ist das absolut »spooky« für mich, ich kann außer mit ihr mit niemandem darüber reden. Ich bin Christiane noch heute dankbar, dass sie diesen Grundstein bei mir gelegt hat. Von ihr höre ich dann auch folgenden Satz zum ersten Mal: »Vielleicht sollst du eines Tages mit diesen Kindern arbeiten, vielleicht ist es deine Aufgabe.«

Und jetzt, in der Arbeit nicht nur mit meinem eigenen Kind, sondern mit vielen anderen Kindern, macht dieser Satz auf einmal Sinn. In den zwei Jahren Weiterbildung lerne ich wunderbare Kolleginnen und Kollegen kennen, mit denen ich mich zum Teil auch spirituell austauschen kann, endlich! Eine wunderbare Erfahrung, die mich sehr erfüllt aus jedem Lehrgang zurückkommen lässt.

Die Praxis ist noch gar nicht offiziell und feierlich eröffnet, aber nach einem Jahr kann ich kein neues Kind mehr aufnehmen. Bei einem Treffen mit einer befreundeten Therapeutin entsteht die Idee: »Wir brauchen den Austausch mit allen, die mit Kindern arbeiten. Dann können wir Kindern und Eltern am besten helfen.« Gesagt, getan, wir besuchen aufgeschlossene Kolleginnen und Kollegen verschiedenster Fachrichtungen und kurze Zeit später wird der Arbeitskreis »Frühe Hilfe« aus der Taufe gehoben. Es entstehen neue inhaltliche Kooperationen, ein Gewinn für alle!

Die Lernpraxis wächst und wächst.

Als die Weiterbildung zur Legasthenie-Therapeutin beendet ist und ich vorerst keine neuen Kinder aufnehmen kann, schaue ich mich nach einer freien Mitarbeiterin um. Im Laufe der folgenden

Jahre werden es vier, die gleichzeitig mit mir in der Praxis arbeiten. Wir ziehen mit der Praxis in andere Räume, und wir feiern jetzt erst einmal richtig die Eröffnung! Viele Eltern und Kollegen feiern mit uns. Sogar mein Vater, die Schwiegermutter und zwei Schwestern reisen an. Plötzlich sind wir für die Familie auch nicht mehr nur »merkwürdig, komisch«. Die Außenwirkung spricht deutlichere Worte, als ich das jemals könnte. Sieh an!

In der Weiterbildung haben wir eine Menge über Wahrnehmung gelernt, vor allem über Seh- und Hörwahrnehmung, also die Gebiete, die in der Schule mehr im Fokus stehen. Aber nicht umsonst habe ich über Daniel und seine Therapieerfahrung die Wichtigkeit der Körperwahrnehmung kennengelernt. Das muss sich doch in das Lernen integrieren lassen! Durch die Anregung einer Kollegin aus der Weiterbildung besuche ich Lehrgänge zur Kinesiologie und erlerne »Brain Gym«, Gehirn-Gymnastik. Auch dazu findest du mehr im Onlinebereich.

Die Therapiekinder bringen täglich neue Herausforderungen, denen ich mich mit Begeisterung stelle. Neue Ausbildungen, Weiter- und Fortbildungen verändern in den nächsten Jahren die Therapie, machen sie multimodaler und effektiver. Auch manche gesundheitliche Herausforderung wie Neurodermitis und Allergien bringen die Kinder mit. Einige sind deutlich hypermotorisch. Und dann mache ich einen alten Traum wahr, ich gehe neben laufender Praxis an den Samstagen zur Heilpraktikerschule, meine drei »Jungs« sind in der Zeit im Schwimmtraining.

Kennst du auch den Gedanken: Es muss doch eine Lösung geben? So geht es mir seit der Geburt meiner Kinder bei Problemen ständig, wenn es nicht weitergeht. Die Liebe zu ihnen ist immer der entscheidende Motor! Auch in den Therapien gibt und gab es immer wieder einmal den Punkt, an dem ich noch nach einer weiteren Lösung suche. Und der Bildungseifer nimmt bis heute kein Ende.

Aber die Lebenskonzepte von meinem Mann Michael und mir gehen immer weiter auseinander, die Söhne sind erwachsen und wir trennen uns. Auch die Zeit der Lernpraxis nimmt aus vielfältigen Gründen ein Ende.

Was aus Daniel und seiner Schulkarriere geworden ist, möchtest du wissen? Er hat nach vielen anderen Sportversuchen den Triathlon für sich entdeckt, war im Landeskader, ist viele Meisterschaften gefahren und konnte mit all diesen Lebensveränderungen seine Schule mit Abitur abschließen und später auch sein Studium.

Auf zu neuen Ufern

Der Neustart als Heilpraktikerin und Familientherapeutin, eine Praxisgemeinschaft und die Weiterbildung in Systemischer Aufstellung waren meine nächsten Stationen. Bei drei Heilenden durfte ich lernen. Und immer wieder gaben mir die Weiterbildungen und Kurse die Möglichkeit, mich meinen eigenen Kindheitserfahrungen zu stellen. Fiel mir das leicht? Nein, absolut nicht! Und half mir der Gedanke: Ich habe mir diese Familie, diese Erfahrung ausgesucht? Ja, absolut ja! Ich bin von Herzen dankbar, diese vielen spirituellen Erfahrungen machen zu dürfen. Es macht mich glücklich, all dies an Patienten, Klienten und, wenn sie will, auch an die Familie weitergeben zu können.

Naturheilkunde, Systemische Aufstellungen und die noch erlernte Traumatherapie bildeten die Schwerpunkte meiner Praxis in den nächsten Jahren. Und dann entdeckte ich in einigen Anamnesen von Erwachsenen Hinweise darauf, dass früher, teilweise bis heute, Schulprobleme, Unruhe und etliche Unfälle diese Menschen begleitet haben. ADHS?

Es war, wie du siehst, ein langer, aber immer aufregender und interessanter Weg zu meinem Herzensthema. Heute unterstütze ich Kinder, ihre Eltern und Erwachsene mit neurobiologischen Besonderheiten mit ausschließlich natürlichen Mitteln. Der Neurobiologe Prof. Gerald Hüther sagte in einem Interview: »Liebe ist das bedingungslose Interesse an der ENTFALTUNG des Kindes.«[5] Wollen oder sollen besondere Kinder und Erwachsene uns darauf aufmerksam machen, was hier schiefläuft?

---

5 Hüter, Prof. G., Provokante Thesen zur Kindererziehung, https://www.youtube.com/watch?v=43O0Yx-7eWQ, besucht am 17.02.2025.

Die wissenschaftliche Gemeinde der Befürworter einer natürlichen Therapie wächst, auch von ärztlicher Seite, denn die Anzahl der evidenzbasierten Untersuchungen in diese Richtung wächst ebenso. Spannend sind hierzu auch die Erkenntnisse zum Thema *Omega 3.*[6] Auch im Kapitel von Bärbel Strecker wirst du noch einiges über das Thema *Omega 3* erfahren.

Durch 47 Jahre persönliche und 37 Jahre therapeutische Erfahrung sowie eine Vielzahl von Fort- und Weiterbildungen kann ich die Besonderheiten schnell herausfinden, vieles selbst begleiten oder auf Kolleginnen und Kollegen verweisen. Das Erscheinungsbild ist um einiges vielfältiger, als Fragebögen, neurologische Abklärung und eine psychologische Beurteilung klären können. Besonders beeindruckt mich immer wieder, wie Kinder und Erwachsene auf dem natürlichen Weg Entwicklung nachholen können. Das ist für mich der epigenetische Weg, getreu dem Motto: Gene kannst du nicht verändern, aber ihre Arbeit! Das führt zu mehr Lebensqualität sowie Gesundheit und lässt die unglaubliche Kreativität, Experimentierfreude und Empathie dieser Menschen leuchten.

Einige meiner Empfehlungen findest du auch hier in anderen Beiträgen, zum Beispiel in den Herzensbotschaften von Bärbel Strecker und Julia Krahl.

Mit betroffenen Erwachsenen arbeite ich nach Testung mindestens ein halbes Jahr, auch teilweise über Zoom.[7] Daneben unterrichte ich an der Heilpraktikerschule Atropa[8] Kollegen in den Themen *ADHS-Therapie* und *Lerntherapie.* Und wieder schließt sich ein Kreis: Ich bin damit und mit meinen Vorträgen wieder in der Erwachsenenbildung tätig, mit meinem Studienschwerpunkt als Diplompädagogin. Ein käuflich zu erwerbender Kurs für Eltern ist in Arbeit.

---

6 Hier findest du weitere Informationen dazu: https://www.dr-schmiedel.de/adhs-omega-3/, besucht am 17.02.2025.

7 Die Eltern von mir getesteter Kinder begleite ich in einer Elterngruppe 14-tägig über Zoom.

8 https://www.atropaakademie.de, besucht am 27.02.2025.

Wenn du jetzt etwas wiedererkennst, was dich oder jemand aus deinem Umfeld betrifft, zögere nicht, dich zu melden. Mein Motto: Lieber gleich starten, anstatt zu warten!

Autorenprofil Rosmarie Holterman

Diplom-Pädagogin, zertifizierte Familientherapeutin, Heilpraktikerin.

Natürliche Therapie bei AD(H)S für Kinder & Erwachsene

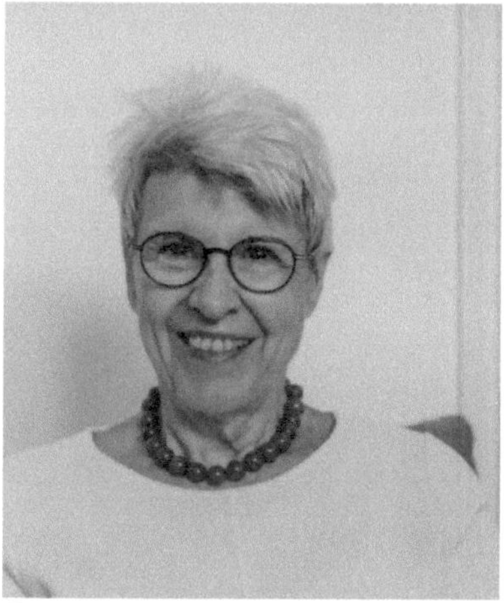

© *Barbara Hibler*

Deine wichtigste Herzensbotschaft für Gesundheit

Wenn es ein gesundheitliches Thema gibt und/oder ein psychisches Thema dich belastet, lass dich nicht beirren, vertrösten, zu etwas bewegen, das dir nicht behagt. Prüfe immer, ob die Ratgeber auch authentisch sind. Und gib nie auf!

Eine Zeitreise

Sei geschäftlich so mutig, wie du wissensmäßig und inhaltlich bist. Trau dich auf Social Media! Veröffentliche!

Dein Lieblingszitat zur Gesundheit

»ADHS ist eine wunderbare Gabe, wenn man sie richtig nutzt.« (Dr. Edward M. Hallowell, Psychiater)

»Liebe ist das bedingungslose Interesse an der Entfaltung des Kindes.« (Prof. Gerald Hüther, Neurobiologe)

Fun Fact über dich

Ups, da tue ich mich echt schwer! Aber hier eine Möglichkeit:

Episode aus dem Schulamt in den 1980er-Jahren, wie sie mir nachträglich berichtet wurde: Ich habe mich telefonisch zum Gespräch beim Schulamtsdirektor für die Grundschule angemeldet, um über die rechtliche Lage für Legastheniker zu sprechen (wie sich herausstellt, erst einmal zu informieren). Der Schulamtsdirektor zu seiner Sekretärin: »Ich erwarte ein Löwenmutter!«

Wie kann dich eine interessierte Person erreichen?

https://rosmarie-holterman.de/
hallo@rosmarie-holterman.de
49 151 7040 4374
Instagram: rosmarie_holterman

Hattest du schon einmal ein Fiepen im Ohr? Oder ein anderes nerviges Dauergeräusch?

Dann könnte es sein, dass du einen sogenannten Tinnitus hast. Betroffene leiden häufig extrem darunter. So manches Mal rennen sie von Arzt zu Arzt, weil sie verzweifelt Hilfe suchen. Es ist nicht nur anstrengend und nervig, ein permanentes Geräusch im Ohr zu haben. Es ist auch für soziale und berufliche Aktivitäten alles andere als förderlich, vor allem dann, wenn Gesprächen nicht mehr gefolgt werden kann, weil der Ton im Ohr lauter ist als die Worte des Gegenübers.

Ist dir bekannt, dass die Grundlage von Tinnitus häufig schon in der Kindheit gelegt wird?

Bevor ich unseren nächsten, ebenfalls sehr inspirierenden Autor kennengelernt habe, war mir dies selbst nicht bewusst. Dr. Rolf Kluge ist DER Experte, wenn es um das Thema *Tinnitus* geht. Du möchtest mehr erfahren? Dann lies direkt weiter.

Kapitel 10
Vom Lärm zur Stille – wie Tinnitus zum Wendepunkt im Leben wird

(Dr. Rolf Kluge)

Prolog

Es war ein grauer Freitag im November. Nach mehr als zehn Stunden Arbeit fuhr ich gestresst nach Hause. In Gedanken versunken genoss ich die Freude am Fahren, bis ein stechender Schmerz mich in die Realität zurückholte. Vom Ohr breitete er sich über den ganzen Körper aus. Mir lief ein Schauer über den Rücken. Doch viel schlimmer als der Schmerz war das Geräusch im Ohr und im Kopf. Wie ein schrilles Pfeifen hörte es sich an. Während der Schmerz am Abend ging, blieb das Pfeifen (Tinnitus) über viele Jahre mein Begleiter.

Das ist nun 16 Jahre her. Heute sitze ich in meiner Praxis. Es klingelt an der Tür. Jürgen, mein nächster Klient, ist da.

Jürgen, 52 Jahre, Angestellter

Jürgen steht vor meiner Tür. Seit über 20 Jahren begleitet ihn dieses nervige Pfeifen – ein chronischer Tinnitus, mal lauter, mal leiser, aber nie ganz weg. Dieses Pfeifen raubt ihm den letzten Nerv und bestimmt sein Leben. Niemand konnte ihm bisher helfen. Eigentlich hat er sich aufgegeben. Doch vielleicht ist das seine letzte Chance, Familie und Leben zurückzugewinnen.

Seitdem seine Frau mit den Kindern ausgezogen ist, fühlt er sich einsam und überfordert – privat wie beruflich. Er sah es kommen, konnte es aber nicht verhindern. Seine Kraft und Konzentration schwinden, Essen ist ihm längst vergangen. Sein schmales Gesicht spiegelt diesen Mangel wider. Sein Haus ist ein Chaos, ein Spiegel seines inneren Zustands. Nachmittags liegt er stundenlang auf der schwarzen Couch, unfähig, zur Arbeit zu gehen. Freunde hat er auf Abstand gehalten, Gespräche über seine Hörprobleme sind tabu.

Auch in der Firma zieht er sich zurück. Der Schlafmangel nimmt ihm Energie und Konzentration, Fehler häufen sich. Doch sein Job verlangt Höchstleistung, die er nicht mehr erbringen kann. Der Tinnitus saugt aus ihm die letzte Kraft heraus.

Während er erzählt, sinkt er immer tiefer in seinen Stuhl – als würden ihn die Lasten seines Lebens erdrücken. Wenn der innere Druck zu groß wird, ist es Zeit, etwas zu ändern.

Ursachen: Mangelernährung, Schlafstörungen, Konzentrationsmangel, beruflicher und privater Stress, Leistungsdruck im Büro, Verlust der Familie, sozialer Rückzug und Einsamkeit, mögliche depressive Episoden

Kaum ist Jürgen raus, klingelt die nächste Klientin an der Tür.

Julia, 35 Jahre, Selbstständig (Projektmanagement)

Mit einem festen Händedruck begrüßt mich Julia in meiner Praxis. Sie ist eine Frau, die alles im Griff hat, organisiert und anpackt. Ihr Leben läuft harmonisch – wäre da nicht dieses Rauschen und Knacken in beiden Ohren, das sich unbemerkt eingeschlichen hat. Aber jammern? Das ziemt sich nicht.

Sie liebt ihren Beruf und ihre Patchworkfamilie. Erfolg bedeutet für sie, ständig verfügbar zu sein und alles selbst zu erledigen. Fehler sind keine Option. *»Selbst und ständig«* – ein Motto, das sie von ihrer Mutter übernommen hat. Sätze wie *»Du musst viel leisten, damit es dir besser geht«* oder *»Wenn du ein gutes Leben willst, musst du viel lernen und hart arbeiten«* hallen bis heute in ihren Ohren nach.

So rauscht ihr Leben an ihr vorbei. Egal, wo auf der Welt sie Projekte betreut – sie liebt dieses freie Leben mit First-Class-Service. Tag und Nacht verschwimmen, 100 Prozent reichen nie. Als ein lukratives Projekt in Indien zur Vergabe ansteht, ist sie ganz vorn dabei. Zwei Jahre – das wird Jörg schon verstehen. Vor einem Jahr trat er mit seinen Kindern in ihr Leben – eine wunderbare Wendung, genau wie dieses Projekt, für das sie den Zuschlag erhält.

Voller Leidenschaft stürzt sie sich hinein. Doch manchmal schafft Leidenschaft auch Leiden – Tinnitus.

Ihr Körper sendet Warnsignale: Magenprobleme, Atemnot. Für Sport bleibt keine Zeit. *»Ich bin doch nicht krank.«* Aber das Rauschen wird lauter. Hörgeräte? Undenkbar. *»Ich werde das Projekt schon durchhalten.«* Doch die Tage werden zu Jahren, die Liebe, die Partnerschaft, die Heimat gehen – nur das Rauschen bleibt.

Wenn der innere Druck zu groß wird, ist es Zeit, hinzuhören.

Ursachen: Stress, Leistungsdruck in Projekten/Kunden, Verlust der Familie, falsche Prioritäten/Wertebezüge, falscher Tag-Nacht-Rhythmus, Verlustangst, begrenzende Glaubenssätze, Heimatverlust, Stigmatisierung

Emma, zehn Jahre, Schülerin

Kurz vor 14 Uhr klingelt es an der Tür. Ich wundere mich, denn ich habe keinen Klienten erwartet. Überraschend steht Emma vor der Tür – ohne ihre Eltern. Als ich ihre Tränen sehe, bitte ich sie herein. Zitternd, nach Luft ringend, sitzt sie auf dem Sessel. Ich kann sie nur langsam beruhigen.

Nach kurzer Zeit erzählt sie mir, dass sie zu Hause war. Doch ihre Mutter ist nicht da gewesen. Auch per Telefon war sie nicht zu erreichen. Ich probiere es ebenfalls bei der Mutter, leider ohne Erfolg. Sie möchte nicht allein sein und hat sich auf den Weg zu mir gemacht. Gerade in letzter Zeit ist die Mama oft nicht zu Hause, wenn sie aus der Schule kommt. Ihr Papa lebt nicht bei ihnen. Emma ist auf sich allein gestellt. Sie sitzt weinend in einer Ecke ihres Zimmers und schreit, aber keiner kann es hören. »Alle sind so gemein zu mir«, sagt Emma und ich frage mich, was sie damit meint. Abends, wenn die Mutter nach Hause kommt, fragt sie Emma, wie es in der Schule war.

Ihre Antwort lautet nur: »Schön«. Im Inneren von Emma sieht die Welt ganz anders aus.

Vor dem Tod der Großmutter war die Welt in Ordnung. Sie konnte nach Hause kommen und es war immer jemand für sie da. »Oma hat sich gefreut, mit mir gespielt, mich geliebt und ich sie auch.« Jetzt ist Emma nur noch zum Heulen.

Sie sagt, dass sie Angst vor der Schule hat. Sie möchte nicht mehr dorthin gehen. Mobbing, Ausgrenzung und Gewalt begleiten sie auf dem Weg. Es sind nicht nur Worte. Sie erlebt es täglich hautnah. Sie wird von einer Gruppe anderer Mädchen aus ihrer Klasse gehänselt. Heute wurde sie angerempelt, sodass sie sich beim Trinken beschmutzt hat. Und jetzt bezeichnen sie Emma auch noch als Dicke. Dabei ist sie ein schlankes Mädchen mit einer wunderbaren Figur. Ihre beste Freundin hat sie an die anderen Mitschülerinnen verloren. Emma ist verzweifelt und weiß nicht mehr, wo ihr der Kopf steht. Es brummt in ihrem Kopf immer wieder.

Alles dreht sich nur noch um die Schule. Kleidung, Handy und Aussehen stehen schon mit zehn Jahren im Mittelpunkt. Ihre Schulnoten werden immer schlechter. Die Konzentration nimmt ab, ebenso ihr Gewicht. Emma zieht sich zurück und hält diesen Druck mit den vielen Arbeiten und Anfeindungen in der Schule nicht mehr aus. Der Kopf dröhnt nur noch. Obwohl ihre Lehrerin und die Schulleitung ihre Situation kennen, unternehmen sie zu wenig. Emma fühlt sich allein und von allen im Stich gelassen.

Nach dem Tod ihrer Oma musste sie mit ihrer Mutter in eine neue Wohnung umziehen, obwohl sie lieber zu Hause geblieben wäre. Schließlich war alles andere schon schwer genug. Nachts kann sie kaum schlafen und hat Angst, allein einzuschlafen. Im Kopf hat sie ständig dieses Geräusch. Es hört sich so an, als würde der Wind über einen Friedhof tanzen. Es lässt sie nicht los. Alles wehrt sich in ihrem Kopf gegen dieses Geräusch. Aber all das ändert sich nicht.

Ursachen: Stress, Leistungsdruck, Einsamkeit, traumatisches Ereignis: Tod der Oma, Verlust der Bezugsperson, Mobbing und Ausgrenzung, Schlafdefizite, Ängste, Konzentrationsmangel, Gewichtsveränderung mit potenziellem Versorgungsmangel, Verlust ihres gewohnten Zuhauses (Heimat)

Abends bin ich beeindruckt von all dem, was ich am Tag gehört habe. Für mich ist es klar: »Wenn der innere Druck zu groß wird, dann pfeift der Kopf aus dem letzten Loch!« Genau dann ist die beste Zeit zum Hinhören! Immer wieder eine neue Melodie oder gar ein anderes Lied. Für manchen Klienten ist es das Lied aus dem Western *Spiel mir das Lied vom Tod*. Sie wissen nicht mehr ein noch aus und begehen Suizid. Muss das passieren? Gibt es keinen anderen Ausweg?

Tinnitus ist ein Spiel vieler Kräfte mit unklaren Regeln

Tinnitus ist eine multidimensionale Erkrankung mit vielen unterschiedlichen Einflussfaktoren. Diese können otologisch, neurologisch, kardiovaskulär, metabolisch oder psychologischer Natur sein.[1] Auch wenn die Wechselwirkungen nicht vollständig bekannt sind, können grundsätzlich die organischen oder psychischen Ursachen unterschieden werden.

Der Tinnitus zeigt sich in Veränderungen der Hörschnecke im Innenohr (Cochlea) sowie in unterschiedlichen Bereichen des Gehirns beim Klienten. Zu den klassischen Symptomen zählen das Schmerzerleben, die Stimmungsbeeinflussung, kognitive Auffälligkeiten oder sogar der Hörverlust. Für mich als Heilpraktiker für Psychotherapie stehen die psychischen Ursachen und ihre Wirkungen auf den Körper im Vordergrund.

Der Tinnitus kommt meist nicht allein und wird von weiteren psychischen Erkrankungen begleitet. Zu diesen Komorbiditäten gehören die Reaktionen auf schwere Belastungen (unter anderem

1 Vgl. Mazurek, B. et al. (2023). Tinnitus and multimodal cortical Interaction, Oto-Rhino-Laryngologie; 102(S 01): Seite 59 bis 66.

Posttraumatische Belastungsstörung) und Anpassungsstörungen, affektive Störungen (beispielsweise Depressionen), unterschiedliche Formen der Angststörungen, somatoforme Störungen, Störungen beim Ein- und Durchschlafen, Kommunikationsprobleme, kognitiv-emotionale Reaktionen sowie Kopfschmerzen, Verspannungen, Schwerhörigkeit und Weiteres.[2] Es ist eine große Vielfalt, die nur interdisziplinär angegangen werden sollte.

Viele dieser Erkrankungen traten auch bei Jürgen, Julia und Emma auf. Sie erhöhten den Leidensdruck und schränkten die Lebensqualität zunehmend ein. Mit Tinnitus wird aus einem selbstbestimmten Leben schnell ein fremdbestimmtes.

Der Weg aus dem Tinnitus erfordert einen ganzheitlichen Ansatz und braucht Zeit – doch genau diese nehmen sich nur wenige. Viele hoffen auf eine »Wunderpille«, die ohne eigenes Zutun heilt. Doch Tinnitus bleibt, solange die Gesundheit nicht zur Priorität wird. Er nährt sich am Widerstand und im Kampf zwischen Druck (Actio) und Gegendruck (Re-Actio) setzt sich meist der Körper durch – der Tinnitus bleibt.

Ganzheitliche Ansätze öffnen Perspektiven und bringen Chancen

Menschen mit chronischem Tinnitus brauchen einen umfassenden Ansatz und Vertrauen in den Heilungsprozess. Ein erster Schritt ist der Besuch beim Hals-Nasen-Ohren-Arzt, um organische Ursachen abzuklären. Psychische Auslöser bleiben oft unbeachtet.

Viele Betroffene hören dort lediglich: *»Ich kann Ihr Geräusch nicht hören – akzeptieren Sie den Tinnitus oder ignorieren Sie ihn.«* Doch Studien zeigen, dass Verdrängung oft zu einer Verschlechterung führt: Der Tinnitus tritt häufiger auf, die Frequenz steigt und die Intensität nimmt zu.

Psychische Ursachen sollten daher unbedingt weiter untersucht werden. Dennoch müssen sich viele Betroffene selbst auf die Suche

---

2 Vgl. Mazurek, B. et al. (2022) Dt. Ärzteblatt 119:19, Seite 219 bis 225.

nach Hilfe machen – von Osteopathen über Neurologen bis hin zu Zahnärzten. Jürgen schilderte mir seinen vierjährigen Leidensweg durch zahlreiche Behandlungen. Eine wahre Odyssee, die Geduld und Nerven kostete.

Viele kämpfen sich einsam durch Informationen aus KI, »Dr. Google« und Foren. Doch falsche Methoden zum falschen Zeitpunkt können Fortschritte zunichtemachen. Deshalb ist eine fundierte, gezielte Herangehensweise entscheidend.

Begleitung ist wichtig, um den Weg nur einmal gehen zu müssen.

Jeder Tinnitus ist einzigartig, genau wie der Mensch, der ihn als »Geschenk« bekommen hat.

Die Wege, die ein Tinnitus mit all seinen Facetten im Leben nimmt, sind wie die ursächlichen Ereignisse und die Menschen dahinter immer einzigartig. Jeder Lebenslauf ist individuell.

Tinnitus ist wie ein überfülltes Fass – mit jedem belastenden Ereignis fällt ein Stein hinein, mal größer, mal kleiner. Anfangs spritzt nur Wasser über den Rand, doch mit der Zeit steigt der Pegel, bis das Fass überläuft und der Tinnitus chronisch wird.

Deshalb ist es wichtig, die Ursachen zu erkennen. Erlebnisse hinterlassen Spuren im Körper, manche sogar als sichtbare Veränderungen im Gehirn. In meiner Arbeit gehe ich wie ein Detektiv vor, analysiere das Leben meiner Klienten und entdecke Muster – wie in einem handgeknüpften Teppich mit Flecken, Verstrickungen und Webfehlern.

Tinnitus fordert dazu auf, bewusst hinzuhören und hinzufühlen. Er ist ein Signal des Körpers – oft ignoriert, bis es nicht mehr geht. Julia und Jürgen haben lange nicht auf ihre Anzeichen geachtet. Doch wie heißt es so treffend? *»Die Seele sagt zum Körper: Geh du vor, auf mich hört er nicht.«*

Tinnitus ist der letzte Aufschrei des Körpers – ein Wendepunkt, dessen Richtung du selbst bestimmst. Menschen wie Julia, Jürgen und Emma auf ihrem Weg zu begleiten, ist eine Freude. Ihr Weg war steinig, aber mit Steinen lassen sich auch Brücken bauen.

Jeder der Drei hatte seine eigene Lebensgeschichte mit Flecken und Verstrickungen. In geführten Sitzungen bearbeiteten wir Stück für Stück die Themen. Je nach Ursache wählte ich die passende Methode – denn unterschiedliche Flecken erfordern verschiedene Reinigungsmittel. Mit dem richtigen Putzmittel lassen sich viele entfernen.

Jürgen erkannte, dass sein Leistungsdruck nicht nur im Job, sondern auch im Privatleben wirkte – tief verankert in der Kindheit und Partnerschaft, wo er Liebe und Anerkennung an Leistung knüpfte. Julia durfte sich von alten Glaubenssätzen lösen, die ihre Haltung im Leben einschränkten. In den Sitzungen erinnerte sie sich an den prägenden Verlust ihrer Heimat durch einen frühen Umzug, bei dem sie alle Freunde zurücklassen musste. Bei Emma war schnelles Handeln gefragt: Gemeinsam mit ihrer Mutter, der Schule und anderen Eltern fanden wir Lösungen, um ihre Situation zu verbessern. Gleichzeitig bearbeiteten wir ihre Ängste und gaben der Familie eine stabile Basis. Heute höre ich Emmas Lachen schon aus der Ferne. Für alle Drei begann ein neues Kapitel ihres Lebens.

Tinnitus entsteht nicht über Nacht und verschwindet ebenso wenig plötzlich. Doch er kann wieder gehen, wenn man ihn bewusst wahrnimmt. Entscheidend ist, hinzuhören und in den Körper zu fühlen – denn dort liegen die Hinweise und Ansatzpunkte, um die Balance wiederzufinden.

Im Rückspiegel das Leben verstehen und nach vorne gehen

Wann nimmst du dir Zeit für dich und schaust auf dein Leben?

Bei Jürgen, Julia und Emma habe ich mir intensiv die Flickenteppiche des Lebens angesehen.

Drei zentrale Themen, die viele meiner Klienten betreffen, möchte ich exemplarisch herausgreifen.

Wenn das Herz schlägt, fängt alles an

Die Grunddisposition für eine geringere Resilienz, das bedeutet geringe Widerstandskraft gegen äußere Stressoren, liegt unter anderem im Zeitraum der Schwangerschaft bis ins erste Lebensjahr begründet.[3] Dabei können die Bedingungen in der Schwangerschaft eine Rolle spielen, aber auch die Umstände bei der Geburt. Der erste Auftritt auf die Bühne des Lebens, der seine Spuren hinterlässt. In ungünstigen Konstellationen können daraus persistierende, frühkindliche Reflexe resultieren.[4] Zu den in diesem Kontext wichtigsten Reflexen zählt der Furcht-Lähmungs-, Moro- und Bonding-Reflex. Ihre mangelnde Integration führt zu einer erhöhten Empfindlichkeit bei Berührung, Licht, Geräuschen, Blickkontakt, körperlicher Nähe und einer erhöhten grundlegenden Stressbelastung.[5]

Unbearbeitete frühkindliche Reflexmuster können bei ausgebildeten Trainern mit spezifischen Übungen integriert werden. Schon nach kurzer Zeit sind die Wirkungen spürbar und im Körper kehrt mehr innere Ruhe ein. Ich habe sehr gute Erfahrungen in der Anwendung bei schulischen Entwicklungsstörungen (LRS, Dyskalkulie) und der Aufmerksamkeitsdefizit-Hyperaktivitätsstörung (ADHS) bei Kindern, Jugendlichen und Erwachsenen gemacht. Diese Ansätze bieten großartige Ergänzungen zu den konventionellen Möglichkeiten.

Eltern geben immer ihr Bestes – ihre Worte wirken

Primäre Bezugspersonen wie Eltern, Großeltern oder Freunde prägen Kinder nachhaltig. Ihre Worte und Verhaltensweisen werden bis zum Alter von acht bis zehn Jahren oft unbewusst übernommen und

---

3 Hüther, G.; Weser, I. (2020). Das Geheimnis der ersten neun Monate, Beltz Verlag, Weinheim.

4 Kotter, C. (2012). Entdeckungsgeschichte frühkindlicher Reflexe (2012), Centaurus Verlag, Herbolzheim.

5 Blomberg, H. (2022). Bewegungen, die heilen (2022), VAK Verlag, Kirchzarten bei Freiburg.

als »wahr« empfunden. Diese frühen Prägungen formen Glaubenssätze, die das ganze Leben beeinflussen – sie können stärken, aber auch einschränken.

Mit der Pubertät beginnt das bewusste Hinterfragen dieser Überzeugungen, doch viele Muster bleiben unbewusst wirksam. Wenn dich bestimmte Glaubenssätze begrenzen, lohnt es sich, sie zu hinterfragen: Gilt dieser Satz wirklich immer? Wie wäre dein Leben ohne ihn? Solche Reflexionen können tiefgehende Emotionen auslösen. Eine professionelle Begleitung kann helfen, sie nachhaltig zu verändern und neue, stärkende Überzeugungen zu entwickeln.

Diese Sätze lassen sich mit verschiedenen Methoden in Anlehnung an die kognitive Verhaltenstherapie nach Ellis und Beck[6] auflösen.

Dadurch kannst du bewusster reagieren und weniger glauben, was du denkst. Zwischen Reiz und Reaktion gibt es dann die Freiheit, zu entscheiden, und die Chance, wieder bewusst dein eigenes Leben zu gestalten, dich wieder selbst zu spüren und zu sein. Danach kannst du wieder sagen, wer du wirklich bist.

Wer loslässt, lebt leichter

Unsere Prägung beginnt in der Kindheit und setzt sich bis heute fort. Externe Ereignisse beeinflussen unser Verhalten – oft unbewusst, manchmal wie ein schwerer Rucksack, den wir mit uns tragen.

Um versteckte Muster zu erkennen, achte auf das Wort »man«: Nutzt du es bewusst oder vermeidest du »ich«? Diese unbewusste Sprachwahl kann auf einen Verdrängungsmechanismus hinweisen.

Um diese Situation aufzulösen und die Last des Rucksacks abzuwerfen, hat sich die beste Methode der Traumatherapie als zielführend erwiesen. Es ist die Eye Movement Desensitization and Reprocessing Methode, die von Francine Shapiro entwickelt wurde.[7] Es ist eine der am besten erforschten Methoden. Ich möchte dich zu den

---

6 Beckinstitut, https://beckinstitute.org/, besucht am 27.01.2025.

7 Vgl. Shapiro, F. (1998). EMDR – Grundlagen & Praxis: Handbuch zur Behandlung traumatisierter Menschen, Junfermann Verlag, Paderborn.

Anfängen dieser Methode einladen. Damit meine ich, sich als Mann oder Frau bewusst mit Themen auseinanderzusetzen.

Die Idee zu dieser Methode kam Francine Shapiro bei einem Spaziergang an der frischen Luft, bei einem Waldspaziergang bei Sonnenschein. Sonnenschein führt zu abwechselnden Lichtverhältnissen in den Augen. Sonnenschein, frische Luft und Bewegung stimulieren dein Gehirn in besonderer Weise. Das anfängliche Thema wird mit jedem Schritt verarbeitet. Diese Effekte erlebst du sonst nur im Schlaf während der Traumphasen. Mit der Methode kannst du Themen schon am Tag verarbeiten. Ereignisse, die zuvor als problematisch empfunden wurden, werden geordnet im Gehirn abgelegt. Eine unbewusste Reaktion wird nach der Verarbeitung nicht mehr ausgelöst. Du wirst jede abgeworfene Last spüren.

In Summe ist es großartig zu erleben, wenn Klienten ihre Rucksäcke ablegen. Sie atmen auf wie Jürgen und Julia, haben wieder mehr Energie, zeigen es mit einem Lächeln auf den Lippen und fühlen sich leichter. Manchmal sehe ich es direkt nach der Sitzung an der Haltung. Während Klienten gebückt hereinkamen, gehen sie mit erhobenem Haupt und aufrecht wieder hinaus. Ihre gesamte neue innere Haltung zeigt sich auch in der äußeren Haltung des Körpers. Hier gilt: »Wie im Innen, so im Außen und umgekehrt«.

Diese drei Methoden sind nur ein kleiner Einblick in die Vielfalt der Techniken, die ich erfolgreich anwende. Ein Blick in den Rückspiegel des Lebens lohnt sich – er ist kleiner als die Frontscheibe, doch die Zukunft zeichnet sich früh ab. So kannst du den Blick nach vorn bewusst genießen.

Potenzial für dich und dein Leben

Alle ursächlichen Themen für Tinnitus sind in deinem Körper verankert. Aus der traditionellen chinesischen Medizin ist bekannt, dass spezifische Emotionen sich in speziellen Bereichen des Körpers zeigen. Aussagen: Das ist mir auf den Magen geschlagen; Da bleibt mir aber die Stimme/Spucke weg; Da fehlen mir die Worte; Bei der Last würde ich auch in die Knie gehen. Diese Sätze sagen einerseits viel über den Klienten und sein Leben, andererseits aber auch etwas über den Ankerplatz im Körper. Wir dürfen unsere Worte ernst nehmen. Die Wahrheit der Diagnose liegt oft auf der Zunge des Klienten. Dazu hast du schon einiges im ersten Kapitel erfahren.

Tinnitus raubt dir die Energie im Körper und im Gehirn. Im Körper durch die emotional gespeicherten Themen. Auch wenn du sie nicht bewusst wahrnimmst, wirken sie wie die Standby-Funktionen bei elektrischen Geräten. Sie sind permanent in Aktion und rauben dir in kleinem Maß die Energie. Es können summarisch zu viele Themen sein, sodass Klienten dadurch innerlich ausbrennen.

Im Gehirn wird durch die Kompensationsarbeit beim Hören mit Tinnitus ständig Energie verbraucht. Der Hörprozess findet im Gehirn statt. Vom Ohr bis ins Gehirn werden die akustischen Signale in elektrische Signale gewandelt. Eine ständige Hörminderung und damit Überbeanspruchung des Gehirns im Hörprozess korreliert mit einer höheren Wahrscheinlichkeit von Demenz. Deshalb ist empfohlen, sich bei Hörminderungen und Tinnitus unterstützen zu lassen.

Mehr Energie, Lebensfreude und Leichtigkeit sind bei allen Klienten nach den Sitzungen zu spüren. Sie nehmen ihr Leben wieder in die Hand und führen ein selbstbestimmtes Leben. Fremdbestimmt durch den Tinnitus wollen sie nicht mehr sein.

Es gibt eine Chance für ein selbstbestimmtes Leben voller Ruhe

Jürgen, Julia und Emma – alle drei – haben den Kampf mit dem Tinnitus zuerst allein aufgenommen und mussten aufgeben. Menschen kämpfen manchmal zehn, 20, 30 Jahre oder ihr ganzes Leben.

Gemeinsam haben wir die Schreie ihrer Körper gehört. Alle Geräusche waren für sich wunderbare Melodien, wie Symphonien aus den einzelnen Ereignissen des Lebens.

Jürgen, Julia und Emma ließen sich auf die Klänge ein, nahmen sie an und gewannen. Sie nutzten die Chance, ihr Leben bewusst in die Hand zu nehmen. Durch die gemeinsame Arbeit konnten sie wieder klare Entscheidungen treffen und neue Energie schöpfen. Nach und nach kehrte Ruhe in ihren Körper, ihr Gehör und ihr Leben ein.

Heute haben sie ihr Leben neu ausgerichtet – oft verbunden mit dem Verschwinden weiterer körperlicher Beschwerden, die sie lange ignoriert hatten. Wenn die Psyche in Balance ist, kann der Körper heilen. Manchmal braucht es nur den Blick von außen und eine kleine Unterstützung.

Du bist nicht allein

Von Herz zu Herz möchte ich dir meine persönlich wichtigste Erkenntnis mitgeben: »Du bist nicht allein«.

Vertraue dich einem Menschen an, der dir zuhört und sich die Zeit für dich nimmt, um die Einzigartigkeit deines Tinnitus zu erkennen.

Vertraue dem Menschen, der dich in deiner Gesamtheit und Einzigartigkeit wahrnimmt und dein volles Potenzial sieht. Entscheidend sind der nächste Schritt und dein Wille, den Tinnitus hinter dir zu lassen.

Vertraue mir am Wendepunkt deines Lebens. Ich reiche dir die Hand.

Epilog

Vor vielen Jahren hätte ich mir diese Wende in meinem Leben nicht vorstellen können. Nach über zwölf Jahren mit Tinnitus führe ich mein selbstbestimmtes Leben in Freiheit. Ich liebe meinen Beruf – meine Berufung – und begleite Menschen von Herzen gerne an ihrem Wendepunkt im Leben.

Nach Jürgen, Emma und Julia kamen noch viele und haben um meine Hilfe gebeten. Mit jedem Besuch verändert sich ein kleines Stück. Ich sehe in die Augen und erblicke ihre Seele. Menschen mit ermüdeten, kraftlosen Blicken verwandeln sich zu strahlenden, in sich ruhenden Persönlichkeiten voller Energie. Diese Menschen haben ihr »besonderes« Geschenk empfangen und genießen ihr Leben.

Mein größter Antrieb jeden Morgen ist ihr tiefstes Strahlen. Das Herz lacht, gut gemacht.

»Jeder Tinnitus ist einzigartig,
genau wie der Mensch, der ihn als Geschenk bekommen hat«.

Über den Autor Dr.-Ing. Rolf Kluge

Heilpraktiker für Psychotherapie und Tinnitus-Experte

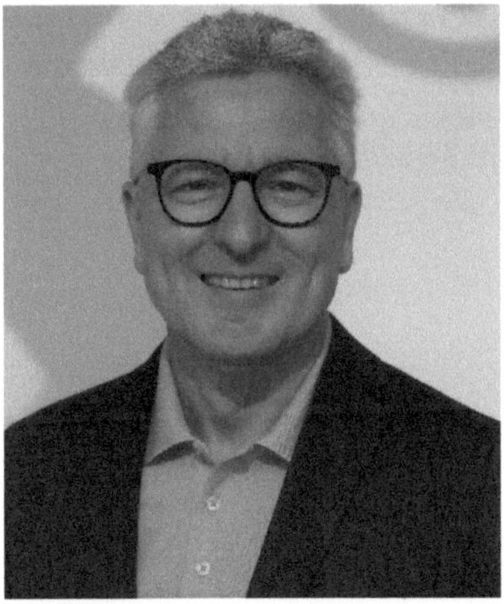

© *Markus Jung*

Deine wichtigste Herzensbotschaft für Gesundheit
Gesundheit ist ganzheitlich – erst wenn Körper, Geist und Seele in Balance sind, werden die wahren Schätze und Potenziale des Lebens sichtbar. Hast du deine schon entdeckt?

Eine Zeitreise
Tinnitus ist kein Schicksal, sondern ein Signal. Fürchte dich nicht – freu dich! Es ist das Signal, ab jetzt zu dir zu finden und dein eigenes Leben zu leben. Mach dich auf den Weg und vertraue den Menschen, die den Weitblick haben und dich auf dem Weg begleiten. Du bist nicht allein!

Dein Lieblingszitat zur Gesundheit
»Jeder Tinnitus ist einzigartig, genau wie der Mensch, der ihn als Geschenk bekommen hat«.

Fun Fact über dich
»Kluge« Sprüche haben mir damals nicht geholfen – egal von wem. Mit meinem Namen konnte ich nicht anders: Als Führungskraft habe ich diese Sprüche geliebt, aber zugegebenermaßen nicht immer gelebt. Nach dem Wendepunkt in meinem Leben höre, fühle und lebe ich, was ich sage. Ich liebe noch immer die »klugen« Sprüche. Es sind besondere Worte – Selbstgespräche. Du kannst dich gegen alles wehren, was andere zu dir sagen. Du kannst dich aber nicht dagegen wehren, was du selbst zu dir sagst.

Wie kann dich eine interessierte Person erreichen?

www.drrolfkluge.com
info@drrolfkluge.com
+49 (0)151 68 977 977
https://www.instagram.com/stories/dr.rolfkluge/
https://www.facebook.com/people/Dr-Rolf-Kluge/100090562090519/
https://www.tiktok.com/@dr.rolfkluge
https://www.linkedin.com/in/drrolfkluge/

Stille kann heilsam sein – besonders, wenn der Tinnitus einem Betroffenen zeigt, wie laut es manchmal in einem selbst werden kann. Und nach der Stille kommt oft die Klarheit. Dein Körper spricht mit dir – manchmal durch Geräusche, manchmal durch verschwommene Sicht. Während ein Tinnitus dich herausfordert, auf neue Weise auf dich selbst zu hören, zeigt dir deine Augengesundheit, wie wichtig es ist, den Blick auf dich selbst nicht zu verlieren. Sehen und Hören sind nicht nur Sinne. Es sind Wege, mit der Welt und vor allem mit dir selbst in Kontakt zu treten.

Wie klar ist dein Blick auf die Welt und auf dich selbst?

Welche Blickwinkel hast du auf dich und deine Gesundheit?

Und vor allem: Wie bewusst richtest du deinen Blick auf das, was wirklich wichtig ist?

Lass uns gemeinsam mit der wunderbaren Petra Bhatti das Thema *Augengesundheit* etwas näher anschauen.

Kapitel 11
Wege zur starken Augengesundheit: klarer sehen, besser leben
(Petra Bhatti)

Es sind viele Entwicklungsschritte notwendig, damit uns als Erwachsene ein voll funktionsfähiges Sehsystem zur Verfügung steht, denn Sehen wird erlernt!

Babys können bei der Geburt nur hell und dunkel unterscheiden und lernen nicht nur Laufen und Sprechen, sondern auch das Sehen. Das Zusammenspiel der Augen muss geübt werden, und es ist eine hohe Herausforderung, die Augen so zu koordinieren, dass im Gehirn ein Bild entsteht. Gelingt dieser Prozess nicht, weil etwa Forderung oder Überforderung vorhanden ist, dann entstehen Augenprobleme sowie/oder Augenerkrankungen.

Im Alter verändert sich nicht nur der Blick auf die Welt, sondern auch das Sehen selbst. Die Sehkraft nimmt ab und das Risiko einer Augenerkrankung oder Augenproblematik steigt. Sehschwächen sind heutzutage keine Seltenheit mehr. In Europa sind über 60 Prozent der Erwachsenen inzwischen Brillen- oder Kontaktlinsenträger, und in einigen Ländern Asiens liegt der Prozentsatz weit höher. Noch vor 60 Jahren sah es deutlich besser aus, auf Sehhilfen angewiesen waren weniger als 40 Prozent der Bevölkerung.

Um die eigene Sehkraft wiederzuentdecken und alle Grundfunktionen des Sehens zu stärken, nutzen die Menschen nicht nur die Hilfe der Schulmedizin, sondern auch die Hilfe der Naturheilkunde, wie zum Beispiel die Traditionelle Chinesische Medizin (TCM) oder auch die Informationsmedizin.

Gerade die naturheilkundliche Behandlung mithilfe der Anwendung von TCM bietet einige Möglichkeiten, um das Sehen wieder sehenswert zu machen.

Der »Leidensweg« beeinträchtigt die Lebensqualität und so finden Menschen den Weg in die Naturheilpraxis für Augengesundheit. Die

Augengesundheit umfasst den ganzen Menschen – also Auge mit Anhang, wie Haut, Gefäße, Verdauung und Weiteres.

In dem Erstgespräch wird eine ausführliche Anamnese erstellt, um den Menschen im Ganzen wahrzunehmen. Dabei geht es vor allem um folgende Fragen:

- Was ist die Erkrankung oder das Problem und wo hole ich die Person ab?
- Wie zeigen sich die Symptome?
- Seit wann ist die Lebensqualität eingeschränkt? Welche Ereignisse waren vorher vorhanden?

Anschließend erfolgt die Diagnostik sowie die Erstellung eines Therapieplans.

Über die Akupunktur, Ohrakupunktur sowie die Augenakupunktur ergeben sich Möglichkeiten, die Augen zu stärken oder auch in der Funktion anstoßen zu können. Die Informationsmedizin und Lichttherapie kann bei Personen angewendet werden, die Angst vor Nadeln haben – dies sind neben Kindern auch viele Erwachsene.

Westliche Heilpflanzen, die nach den Prinzipien der Traditionellen Chinesischen Medizin (TCM) ausgewählt werden, spielen eine wichtige Rolle in der ganzheitlichen Behandlung.

Pflanzen und Kräuter können in Pulverform, getrockneten Pflanzen und Kräutern sowie auch in Form von Tees oder Pillen zugeführt werden. All das unterstützt Betroffene dabei, ihre Augengesundheit zu verbessern.

Ergänzend dazu umfasst die Therapie auch eine individuelle Ernährungsberatung, die speziell auf die Bedürfnisse des Patienten abgestimmt wird. Dazu gehört unter anderem die gezielte Empfehlung von Nahrungsergänzungsmitteln, um mögliche Nährstoffdefizite auszugleichen.

Die Ernährung spielt eine große Rolle, wenn wir über Gesundheit sprechen. Dabei geht es nicht nur um die Auswahl von Nahrungsmitteln als solche, sondern auch um die Art und Weise der Zubereitung.

Die Wahl der Lebensmittel und die Art und Weise der Zubereitung kann entscheidend dafür sein, ob ein Mensch beispielsweise erfrischt oder gewärmt wird sowie viele andere Aspekte mehr. Somit ist das Thema *Nahrung und Ernährung* ein wichtiger Bestandteil beim Thema *Augengesundheit.* Sollten Nahrungsergänzungsmittel eingenommen werden, ist es wichtig, medizinisch die Dosierung abzuklären, um die optimale Menge an Mineralien, Vitaminen und Spurenelementen für eine optimale Augengesundheit zu sich zu nehmen.

Weitere naturheilkundliche Anwendungen runden das Behandlungskonzept ab und unterstützen den Körper auf verschiedenen Ebenen.

Durch eine individuell abgestimmte Behandlung kann der Patient neue Wege finden, um seine Beschwerden zu lindern. Typische Anwendungsbereiche sind altersbedingte Makuladegeneration (AMD), Glaukom, diabetisch bedingte Augenerkrankungen, Augenvenenthrombosen, allergiebedingte Beschwerden wie juckende oder trockene Augen, Schielen sowie Nacht- und Farbenblindheit. Besonders sinnvoll ist zudem die naturheilkundliche Nachbehandlung nach Augenoperationen oder Augenlaserbehandlungen, da sie die Regeneration und die allgemeine Augengesundheit unterstützen kann. Nach einer Operation oder einer Laserbehandlung an den Augen sollte die Nachsorge genauso selbstverständlich sein wie eine Reha nach einem Knochenbruch. Denn oft entwickeln sich im Laufe der Zeit weitere Beschwerden, die nicht direkt mit dem Eingriff in Verbindung gebracht werden – dabei könnten sie genau daraus resultieren. Eine gezielte naturheilkundliche Unterstützung kann helfen, langfristige Folgebelastungen zu vermeiden und die Augengesundheit nachhaltig zu stärken.

Du hast es selbst in der Hand, deine Augengesundheit aktiv zu gestalten!

Schon kleine Schritte können Großes bewirken.

1. Gesunde Ernährung als Energiequelle für die Augen, wie zum Beispiel weniger Zucker, weniger künstliche Zusatzstoffe – setze auf unverarbeitete Lebensmittel und ausgewogene Ernährung. Iss nur, wenn du wirklich hungrig bist.
2. Genug trinken für einen aktiven Stoffwechsel. Wasser und Kräutertees wie Brennnessel oder Löwenzahn unterstützen die Leber und die Nieren, helfen bei der Entgiftung und kurbeln deinen Stoffwechsel an. Schon ein bis zwei Gläser Wasser am Morgen können dabei helfen, deinen Körper und somit auch die Augen sanft in Schwung zu bringen.
3. Bewegung, denn deine Augen bewegen sich in der Natur am »natürlichsten«. Sie schauen umher, schauen von der Ferne wieder in die Nähe und stellen sich oft auf spielerische Art auf unterschiedliche Entfernungen ein. Die Augenmuskulatur hält so durch den Fokuswechsel sich elastisch und entspannt.

Die Augengesundheit hat die Möglichkeit, das Gedächtnis und Gedankenvolumen zu erhöhen, die Beweglichkeit und die Leistungsfähigkeit zu verbessern.

Aufgrund der Individualität von Augenerkrankungen sind hier nur wenige Tipps genannt, denn was für den einen gut ist, macht den anderen krank. Deswegen ist eine individuelle Anamnese und darauffolgende Behandlung unerlässlich.

Fallbeispiele und weitere Informationen, zum Beispiel zu heimischen Kräutern und Heilpflanzen, findest du im Onlinebereich.

Über die Autorin Petra Bhatti

Heilpraktikerin und Expertin für Augengesundheit

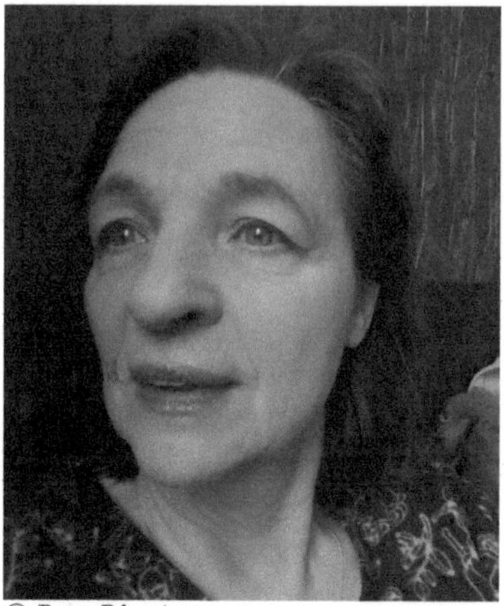

© *Petra Bhatti*

Deine wichtigste Herzensbotschaft für Gesundheit
Gib deiner Seele ein Zuhause, damit sie darin wohnen kann!

Ein gesunder Körper ist das optimale Zuhause für deine Seele.

Eine Zeitreise
Ich würde mich bestätigen: »Klasse, du bist auf dem richtigen Weg.«

Dein Lieblingszitat zur Gesundheit
Ich kann dir die Tür öffnen, hindurchgehen musst du selbst. Ich lasse jedem Einzelnen die Möglichkeit der Entscheidung, mutig und neugierig für den eigenen Weg zu sein.

Fun Fact über dich
Mutig sein und ausprobieren. Als Vierjährige habe ich auf einer vierspurigen Straße die Lkw angehalten, um guten Tag zu sagen.

Wie kann dich eine interessierte Person erreichen?
Webseite: heilpraktikerin-bhatti.de
Telefon +49 (0) 40 889 444 99
E-Mail info@heilpraktikerin-bhatti.de

Teil III:

Stress und die Folgen von Stress

Was tun, wenn der eigene Akku leer ist?

Erinnerst du dich an den Satz von Carina Fülle:

»Krankheit macht arm und Armut macht krank«?

Einen ähnlichen Satz könnte man zum Thema *Stress* schreiben.

»Krankheit macht Stress und Stress macht krank.«

Zugegeben, es gibt den positiven und den negativen Stress, Eustress und Distress genannt. Von daher macht Stress selbstverständlich nicht zwangsläufig krank. Doch auch positiver Stress kann, wenn Dinge übertrieben werden und dem Körper keinerlei Ruhe und Erholung gegönnt wird, in negativen Stress kippen.

In den folgenden Kapiteln geht es vor allem um negativen Stress, also um den Stress, der Menschen krank macht. Wie viele Menschen kennst du, bei denen der Akku komplett leer ist, obwohl sie doch eigentlich absolute Powermenschen sind? Das Wort »eigentlich« ist hier ganz bewusst gewählt, denn auch die stärksten Menschen können, wenn sie dauerhaft unter Stress stehen, irgendwann zusammenbrechen. Ich selbst gehörte einst zu den Menschen, die das nicht wahrhaben wollten. Damals – das ist jetzt 14 Jahre her – dachte ich: »Erholung – das brauchen nur die anderen! Ich bin stark genug!« … bis zum Komplettzusammenbruch. Doch dazu mehr im letzten Kapitel. Jetzt geht es zunächst um verschiedene großartige Menschen, die genau das auch erlebt haben, jede Autorin, jeder Autor mit seiner ganz persönlichen Geschichte.

Und von jedem Einzelnen wirst du in den nächsten Kapiteln erfahren, was ihnen geholfen hat, wieder auf die Beine zu kommen und vor allem, welche Tipps sie dir an die Hand geben, damit es gar nicht erst so weit kommt.

Wir starten mit einer zauberhaften jungen Frau, die so sehr für andere da war, dass sie selbst irgendwann keine Kraft und Energie mehr hatte. Heute arbeitet sie als Coach und unterstützt andere dabei, wieder in ihre Kraft zu kommen. Doch lies selbst. Lass dich von der berührenden Geschichte unserer nächsten Autorin – Judith Rechenberg – verzaubern.

Kapitel 12
Ganz bei dir – und trotzdem auch bei mir. Zwischen Fürsorge, Funktionsmodus und dem Mut zu fühlen

(Judith Rechenberg)

Erneuerung und Erinnerung im selben Atemzug

Der Duft von Sonne auf meiner Haut, das sanfte erste Grün des Frühlings und ein milder Wind. Fröhliches Lachen der aus dem Winterschlaf in Berlin erwachenden Menschen hallt durch den Volkspark Friedrichshain. Ich atme tief ein und kann kaum fassen, wie sehr ich diesen einfachen, alltäglichen Moment gerade genieße. Die Luft fühlt sich so lebendig an, als ob sie mit mir in Einklang schwingt, und ich spüre eine tiefe Dankbarkeit. Ich nehme die Lebendigkeit um mich herum und in mir wieder mit all meinen Sinnen wahr. Wie der Frühling, der langsam alles erneuert, finde auch ich mich in einem Moment des Neuanfangs und der Verbundenheit.

Mein kleiner Sohn zieht seinen blau-roten Spiderman-Koffer auf dem Spielplatz hinter sich her. Die Rollen ruckeln über den unebenen Gehweg, dann bleibt er stehen und klappt ihn auf, um seinen Bagger und das Sandspielzeug herauszuholen. »Mama, der ist ja leer!« sagt er verwundert und schüttelt den Koffer probehalber. Dann zuckt er mit den Schultern. »Habe ich bestimmt bei Papa vergessen.« Ohne sich weiter daran zu stören, beginnt er, etwas Sand und einen kleinen Stein vom Spielplatz in den Koffer zu füllen, als wäre es das Selbstverständlichste der Welt. Kleine Hände, die neue Schätze sammeln, ohne sich an die alten zu klammern.

Ich beobachte ihn, muss unwillkürlich schmunzeln und freue mich, ihn so unbeschwert zu sehen – denn das war nicht immer so. Dieser Park weckt bei mir auch schmerzhafte Erinnerungen an intensive und überwältigende Momente, die wir zusammen im angrenzenden

Krankenhaus erlebten. Ich erinnere mich an Zeiten, als ich nur noch funktionierte, als mein Leben von Sorgen und Ängsten bestimmt war und ich kaum einen Moment hatte, um innezuhalten, Luft zu holen und die Welt um mich herum wahrzunehmen. Es war, als wäre ich abgeschottet von all dem gewesen, was mich jetzt so berührt.

Krank vor Sorge

Mein Kind kam mit einer schweren Erkrankung auf die Welt und bereits an seinem vierten Lebenstag fanden wir uns auf der Kinderintensivstation des Klinikums wieder. Nach einer Notoperation waren sein Vater und ich in Angst um das Leben unseres Sohnes – ein Zustand, den ich nicht in Worte fassen kann. Die Mischung aus überwältigender Liebe für dieses kleine, wundervolle Wesen und der gleichen überwältigenden Angst war schlichtweg unvorstellbar.

In einem Workshop habe ich einmal eine vereinfachte Definition von Trauma gehört, die mir bis heute im Gedächtnis geblieben ist: »Trauma bedeutet, dass etwas zu viel, zu schnell, zu intensiv passiert, als dass unser System damit umgehen kann, es zu verarbeiten.« Und so war es. Es war einfach zu viel, zu plötzlich, mein Leben änderte sich schlagartig und ohne Vorwarnung.

Einen Monat verbrachten wir damals in der Klinik und die Eindrücke sind heute noch lebendig: Schläuche und Kabel, der Weg zum OP, das monotone Piepen der Geräte und die Schreie meines Kindes, Gefühle von Verzweiflung und Hilflosigkeit im Wechsel mit lähmender Taubheit und Leere, aber auch Hoffnung.

Tag und Nacht war ich an der Seite meines Sohnes, um ihm Schutz und Beistand zu geben und ihn in so viel Liebe wie möglich zu hüllen. Ich schlief kaum, doch im Überlebensmodus mobilisierte mein Körper Kräfte, die ich mir selbst nicht zugetraut hätte und für die ich überaus dankbar war.

Hast du auch schon einmal erlebt, wie dein Körper instinktiv auf »Überleben« schaltet, während dein Geist noch versucht, die Geschehnisse zu verarbeiten?

Unser Nervensystem trifft in Bruchteilen von Sekunden Entscheidungen, die über Kampf, Flucht oder Erstarren bestimmen, um uns vor einer Bedrohung zu schützen.

In der von dem Neurophysiologen Stephen Porges entwickelten Polyvagaltheorie[1] werden diese Reaktionsmuster anhand eines Ampelmodells veranschaulicht. Es beschreibt die drei Hauptzustände des autonomen Nervensystems, die unser Verhalten und Erleben beeinflussen:

Grün bei Sicherheit:
In diesem Zustand ist das parasympathische Nervensystem aktiv und wir sind im »Ruhemodus«. Der Körper fühlt sich sicher und entspannt. Wir sind offen für soziale Interaktionen, können uns konzentrieren und kommunizieren. Dies entspricht der Aktivierung des ventralen Vagusnervs.

Gelb bei Gefahr:
Bei Krisen, Bedrohungen oder Herausforderungen aktiviert der Körper das »Kampf-oder-Flucht«-System, das über das sympathische Nervensystem gesteuert wird. Dies führt zu physiologischen Reaktionen wie erhöhter Herzfrequenz, beschleunigter Atmung, Weitstellung der Pupillen und der Freisetzung von Stresshormonen wie Adrenalin und Cortisol, um den Körper auf die Bedrohung vorzubereiten.

Rot bei Lebensgefahr
Wenn das Gefühl der Bedrohung nicht nachlässt oder wenn als Reaktion auf Furcht vor einer Gefahr weder Kampf noch Flucht möglich und sinnvoll ist, wird der Körper in einen Zustand der

---

1 Porges, S. W. (2023). Die Polyvagaltheorie und die Suche nach Sicherheit, G. P. Probst Verlag, Lichtenau.

Immobilisierung versetzt (Totstellreflex, Einfrieren oder Erstarren), was der Aktivierung des dorsalen Vagusnervs entspricht.

Sobald die Gefahr vorüber ist, kehrt der Organismus idealerweise in den Entspannungsmodus (Grün) zurück. Genau hier setzt das Konzept der Resilienz an: In der Polyvagaltheorie beschreibt es die Fähigkeit des Nervensystems, nach einer Stressreaktion wieder in den regulierten Zustand zurückzufinden – also flexibel zwischen Aktivierung und Entspannung zu wechseln. Diese Fähigkeit zur Regulation ist nicht statisch, sondern kann durch bewusste Selbstfürsorge, soziale Unterstützung und gezielte Übungen gestärkt werden.

Doch was passiert, wenn dieser Wechsel nicht mehr gelingt? Wenn der Körper in einem dauerhaften Zustand von Kampf, Flucht oder Erstarrung bleibt?

Wenn der Überlebensmodus zum Normalzustand wird

Drei Jahre und zahlreiche Krankenhausaufenthalte, Operationen und Komplikationen später war der Überlebensmodus kein Ausnahmezustand mehr – er war zur Normalität geworden. Ich lebte in ständiger Alarmbereitschaft, empfand selbst kleine Alltagsaufgaben als extrem anstrengend und fühlte mich sozial isoliert.

Dieser Zustand des Durchhaltens und Aushaltens ließ kaum Raum für etwas anderes, doch etwas veränderte sich im Laufe der Jahre. Anfangs begegnete ich dieser Herausforderung wie einem Sprint: »Kurze Distanz, also alles geben!«. Das war einfach mein Weg, mein Programm, was fast automatisch ablief. Doch mit der Zeit musste ich feststellen, dass ich mich längst in einem Marathon befand – und immer noch nicht gelernt hatte, mir meine Kräfte einzuteilen.

Ich wollte als Mutter und als Pflegerin »alles richtig machen«, immer präsent sowie stets bestens informiert sein und die richtigen medizinischen Entscheidungen treffen. Um diesem Anspruch gerecht zu werden, erlaubte ich mir kaum Schlaf und auch keine Zeit für mich, um zu regenerieren, meine eigenen Gefühle zuzulassen oder zu verarbeiten, was wir durchmachten.

Aus dem Marathon wurde schließlich ein Ironman und die von mir geforderte Ausdauer erforderte zwangsweise neue Umgangsweisen. 100 Prozent Fürsorge ohne Selbstfürsorge funktionierte nicht mehr. Ich funktionierte nur noch oder erstaunlicherweise funktionierte ich noch! Aber ich fühlte mich kaum noch, so häufig war ich über meine eigenen Grenzen gegangen. Ich gab konstant mehr, als ich hatte, und gefährdete damit meine eigene Gesundheit.

Für mich war klar: Ich musste etwas ändern – langfristiger denken, für mich und meinen Sohn. Diese große Verantwortung, die ich trug, forderte mich heraus, neue Antworten zu finden. Ist dir schon einmal aufgefallen, dass das Wort »Antwort« in »Verantwortung« steckt? Verantwortung ist ein ständiger Dialog mit dem Leben – und jede Entscheidung ein Echo unserer Antworten.

Doch wie gelingt der Wandel – vom Zustand bloßen Funktionierens und chronischer Erschöpfung hin zu innerer Verbundenheit und dem Zurückkehren in die eigene Kraft?

Mehr als nur Funktionieren: zurück zum Selbst

Es gibt keine einfachen Antworten, aber es gibt Wege. Und manchmal beginnt Veränderung nicht mit dem Ernst des Lebens, sondern mit einem augenzwinkernden Perspektivwechsel. Im Coaching schätze ich genau deshalb die sogenannte Paradoxe Intervention. Durch das bewusste Verstärken unerwünschter Verhaltens- und Denkmuster kann sie deren Auflösung anstoßen. Paul Watzlawicks *Anleitung zum Unglücklichsein* veranschaulicht dieses Prinzip auf humorvolle Weise und zeigt, wie sehr unsere Gedanken und Imaginationen unsere Realität formen.[2] In diesem Sinne habe ich sechs Tipps für dich, um dauerhaft im Funktionsmodus zu bleiben (damit du auf jeden Fall allen gerecht wirst … außer dir …).

2 Vgl. Porges, S. W. (2023). Die Polyvagaltheorie und die Suche nach Sicherheit, G. P. Probst Verlag, Lichtenau.

- Setze dir viele und hohe Ziele! Erwarte möglichst viel von dir! Perfektionismus ist ein ausgezeichneter Kompass, um im Funktionsmodus zu bleiben.
- Bloß keine Pausen! Einfach immer so weitermachen! Entspannung birgt schließlich die Gefahr von Kontrollverlust.
- Lasse keine Gefühle zu! Sie können dich nur ablenken.
- Mache dein Empfinden gänzlich von äußeren Umständen abhängig. Dann bleibt dir gar nichts anderes übrig, als zu funktionieren.
- Hinterfrage nichts. Es geht dir schlecht? So ist das eben. That's life.
- Bloß keine Hilfe annehmen! Du musst auf jeden Fall alles allein schaffen.

Diese Tipps wirken auf dich absurd? Das sind sie auch, aber sie zeigen dir, welche Wahlmöglichkeiten du hast – und genau darin liegt deine Selbstwirksamkeit.

Natürlich gibt es vieles im Leben, worauf du keinen Einfluss hast, aber du hast immer die Wahl, wie du auf deine Umwelt und die Umstände, in denen du dich jetzt befindest, reagierst.

Mut zum Fühlen

Im Funktionsmodus agieren wir Menschen oft wie auf Autopilot – wir handeln, aber wir fühlen nicht wirklich. Daher ist ein wichtiger Schritt, aus diesem Zustand herauszukommen:

Erlaube dir zu fühlen. Traue dich, deine Gefühle zu spüren, und vertraue ihnen – allen Gefühlen.

Es gibt keine »guten« oder »schlechten« Gefühle, sie sind alle bedeutsam und wichtig und immer auf unserer Seite, nie gegen uns. Als innere Wegweiser machen sie uns einmal mit einem kleinen freundlichen Schubs oder dem Wink mit dem Zaunpfahl aufmerksam auf das Wesentliche, zum Beispiel darauf, dass grundlegende Bedürfnisse nicht in dem für uns nötigen Maß erfüllt sind.

Wir können sie ignorieren, unterdrücken, wegschauen und weghören, aber sie bleiben und melden sich lauter, nicht selten wird dann der Körper zum Ausdrucksmittel der Gefühle. In diesen Fällen sitzt zum Beispiel die »Angst im Nacken« oder »etwas geht uns an die Nieren«. Über die sprichwörtliche Bedeutung unserer Sprache hast du bereits einiges im ersten Kapitel erfahren (»Wenn der Körper zum Übersetzer wird«).

Gefühle senden uns nicht nur Botschaften, sie machen auch ein lebendiges Leben aus und dennoch kann es sehr herausfordernd sein, loszulassen, zuzulassen und auch den eigenen Schmerz zu durchfühlen.

Als ich inmitten all der intensiven Erfahrungen das erste Mal wieder Zeit für mich hatte, wollte ich diese einfach nur mit etwas Schönem füllen. Ich sehnte mich nach Leichtigkeit, Kreativität, Spontanität und Freude. Zum Glück! Viel schlimmer wäre es gewesen, wenn ich mir all das gar nicht mehr gewünscht hätte. Aber: Ich konnte mir das Glücklichsein nicht einfach aussuchen und dabei meine Traurigkeit ausblenden. Wir leben in einer Welt der Polarität. Wo Freude ist, ist auch Trauer. Es geht nicht um *entweder oder*, sondern um *sowohl als auch*.

Je mehr ich dazu bereit war, meine Tränen und meinen Schmerz zuzulassen sowie auch meine Impulslosigkeit, den scheinbaren Stillstand zwischen Ausnahmezustand und etwas Neuem, desto mehr Energie wurde frei, desto mehr Platz war auch wieder für Freude und Zufriedenheit.

Gleichzeitig zeigte mir mein Sohn, was es heißt, Gefühle zu leben. Kleine Kinder sind ganz im Moment, fühlen unmittelbar – ohne Filter, ohne Wertung. Sie lachen aus vollem Herzen und schreien aus ganzer Kehle.

Mit der Zeit lernen wir, Emotionen zu regulieren – oft leider so sehr, dass wir den Zugang zu ihnen verlieren. Umso wichtiger ist es, Räume zu schaffen, in denen du dein Gefühl (wieder) einladen kannst.

Am Anfang ist da vielleicht nur Leere, eine diffuse Unruhe oder einfach nichts Greifbares. Das ist okay. Manchmal dauert es, bis ein innerer Dialog entsteht – besonders, wenn ein Gefühl lange geschwiegen hat. Vielleicht meldet es sich dann umso deutlicher zurück, als wolle es dir sagen: »Danke, dass ich endlich da sein darf!«

Erwarte nichts Bestimmtes. Du musst dich nicht so oder so fühlen. Sei offen für das, was sich zeigt. Es braucht keinen Plan, keine Antwort. Nur einen Raum. Einen Moment, in dem du nichts leisten musst.

Und: Du musst das nicht allein tun. Suche dir Menschen, bei denen du dich sicher fühlst. Teile dich mit, lehne dich an, erlaube dir, nicht funktionieren und nicht immer »stark« sein zu müssen, sondern einfach zu sein – mit allem, was gerade ist.

Darüber hinaus gibt es eine Vielzahl an wertvollen Ansätzen und Methoden, die dabei unterstützen können, wieder Zugang zu den eigenen Gefühlen zu finden. Hier möchte ich einige meiner persönlichen Favoriten mit dir teilen – Übungen, die mir geholfen haben, mich selbst bewusster wahrzunehmen und aus dem Dauerfunktionsmodus auszusteigen.

Atmen hilft: Es klingt banal, wirkt aber. Bewusstes Atmen aktiviert den Parasympathikus und fördert Entspannung und Erholung. In stressigen Momenten atmen wir oft flach und unregelmäßig, was unseren Körper in einem konstanten Zustand der Alarmbereitschaft hält. Ein paar Minuten bewusster, tiefer Atmung können schon reichen, um die Wahrnehmung zu verändern und unterdrückte Gefühle fließen zu lassen, Altes loszulassen und Raum zu schaffen für Neues.

Tanz hat eine besondere Kraft, die über die äußere Bewegung hinausgeht. Es ist nicht nur der Körper, der sich bewegt, sondern auch die inneren Räume – Gedanken, Gefühle und Emotionen. Geist, Körper und Seele sind untrennbar miteinander verbunden. Tanzen kann auf diese Weise Zugang zu unterdrückten Gefühlen ermöglichen und als Ausdrucksmittel dienen, um Erlebtes zu verarbeiten.

Prozessorientierte Körperarbeit: Wenn wir unsere Gefühle nicht vollständig verarbeiten oder ausdrücken können, halten wir sie unbewusst im Körper fest. Wir unterbinden Bewegung, was zu Verspannungen und Blockaden führt. Prozessorientierte Körperarbeit umfasst verschiedene Methoden und fördert die Wahrnehmung für das, was im Inneren geschieht. Es geht nicht darum, den Körper zu korrigieren oder zu verändern, sondern ihm Unterstützung und Halt anzubieten. Durch achtsame Berührungen in einem sicheren Raum wird der Körper eingeladen, sich zu entspannen, loszulassen, zu kommunizieren. Dabei können unbewusste Gefühle wie Angst, Traurigkeit, Wut oder auch lange unterdrückte Freude wieder in den Vordergrund treten. Manche Menschen spüren plötzlich eine tiefe Erschöpfung, während andere vielleicht eine unerwartete Lebendigkeit oder Erleichterung empfinden. Diese Reaktionen sind Teil eines natürlichen Prozesses, in dem der Körper gespeicherte Spannungen und Emotionen nach und nach lösen kann.

Zeit mit Pferden: Pferde haben eine erstaunliche Fähigkeit, unsere Emotionen zu spüren. Sie nehmen kleinste Veränderungen in unserer Haltung, Atmung und Muskelspannung wahr, können sogar unsere Herzfrequenz erkennen und darauf reagieren. Pferde leben im Moment und laden uns ein, mit ihnen im Hier und Jetzt zu sein und uns auf das Wesentliche zu besinnen. Mich hat meine erste Erfahrung im Coaching mit Pferden bereits so berührt, dass ich bei Daniela Landgraf, der Herausgeberin dieses Buches, die zehntägige Sommerakademie »Weiterbildung zum pferdegestützten Coach« mitgemacht habe.

All diese Ansätze können kraftvoll sein – wichtig ist, dass du dich darauf einlassen kannst.

Nicht jeder Weg passt für jeden gleichermaßen. Manche Übungen sprechen dich vielleicht stärker an als andere – vertraue auf dich und deine Intuition.

Heilung ist ein individueller Prozess und jede Form der Begleitung, ob therapeutisch oder unterstützend im persönlichen Umfeld, sollte genau dort ansetzen – beim Individuum, im Jetzt. Der Weg kann ganz unterschiedlich aussehen, doch eines bleibt gleich: Heilung braucht Zeit, Geduld und die Bereitschaft zur Innenschau sowie Offenheit für und Vertrauen in den Prozess.

Neben der Auseinandersetzung mit den eigenen Gefühlen, um schmerzhafte oder gar traumatische Erfahrungen Schritt für Schritt verarbeiten zu können, ist es auch sehr wichtig, sich Zeiten des Auftankens und der Regeneration zu gönnen – denn dem eigenen Schmerz zu begegnen, kostet Kraft. Je nach Intensität und Dauer der Verankerung im Organismus ist es ratsam, sich professionelle Begleitung zu suchen.

Zeit und Raum zum Kraftschöpfen

Was tut dir gut? Was gibt dir Energie und lässt dich wirklich erholt fühlen?

Egal, was es ist, plane bewusst Zeit dafür ein. Jedoch nicht als starres Programm, das du abspulst. Sei offen für das, was du gerade wirklich brauchst – es darf sich verändern.

Wir glauben oft, uns selbst gut zu kennen und haben durch unsere Erfahrungen Überzeugungen und Meinungen über uns entwickelt. Oft identifizieren wir uns auch mit bestimmten Aspekten unseres Seins. Doch vieles davon passiert im Verstand. Was aber sagen deine Intuition, dein Körper und deine Seele? Nimm dir einen Moment, um wirklich in dich hineinzuhorchen: Welches Bedürfnis nimmst du gerade wahr?

In den Jahren, in denen ich meinen Sohn intensiv pflegte, habe ich meine eigenen Bedürfnisse weitgehend ignoriert und zurückgestellt. Schließlich war er krank, ihm ging es schlecht und ich war gesund – also schien es nebensächlich, was ich brauchte. Doch

mit der Zeit lernte ich, besser für mich zu sorgen, bewusst Auszeiten zu nehmen und mich darauf einzulassen, was mir gerade guttat – sei es Stille, Zeit in der Natur, körperliche Aktivität oder einfach wieder mehr unter Menschen sein.

Je mehr ich anerkannte, dass meine Bedürfnisse zählen, und akzeptierte, dass sie sich wandeln dürfen, desto mehr kam ich wieder mit mir in Verbindung und konnte langsam neue Kraft schöpfen.

Veränderung passiert, wenn wir akzeptieren, was ist, denn in Momenten der Akzeptanz entsteht Raum für etwas Neues.

Vorsicht, Einsicht, Zuversicht.

»Jeder neue Tag hat zwei Griffe. Wir können ihn am Griff der Ängstlichkeit oder am Griff der Zuversicht halten.« Henry Ward Beecher[3]

Lange Zeit war unser Alltag von einem empfindlichen Gleichgewicht zwischen Gesundheit und Krankheit geprägt, begleitet von ständiger Vorsicht. Diese Vorsicht hatte ihre Berechtigung, doch sie nahm viel Raum ein und entwickelte sich schnell zu einer Einschränkung. Mit der Zeit habe ich gelernt, sie immer öfter loszulassen, und heute ist neben ihr eine starke Zuversicht gewachsen, die mehr Leichtigkeit in unseren Alltag bringt.

Gesundheitliche Herausforderungen begleiten uns zwar weiterhin, aber nicht mehr im gleichen Ausmaß wie früher, und der letzte Krankenhausaufenthalt liegt bereits über ein Jahr zurück.

Während wir auf dem Spielplatz sind, scheint all das Schwere für einen Moment ganz weit weg. »Mama, wann fahren wir in den Urlaub?«, fragt mein Sohn, während er auf einem Balken auf dem Spielplatz im Volkspark Friedrichshain balanciert. Diesmal führt unsere Reise nicht in die Klinik, sondern in den Urlaub.

»Ich packe meinen Koffer und nehme mit: meinen Kuschelhundi, mein Feuerwehrauto, ein Buch …« Lächelnd höre ich zu, wie mein kleiner Schatz mit strahlenden Augen und roten Wangen voller Vorfreude erzählt, was er alles mitnehmen möchte.

Dann fällt mir wieder die Situation mit seinem Spiderman-Koffer ein. Wie selbstverständlich er akzeptiert hat, dass seine Sachen nicht da waren. Wie unbekümmert er den Koffer neu gefüllt hat, ohne nach dem zu greifen, was fehlte. Genau darum geht es: anzunehmen, was ist, und damit arbeiten – nicht mit dem, was hätte sein sollen. Immer wieder neu wählen, statt an Vergangenem zu haften. Den eigenen Koffer nicht nur mit Erinnerungen, sondern auch mit Möglichkeiten füllen und sich im Loslassen üben.

---

3 https://www.zitate7.de/autor/Henry+Ward+Beecher/, besucht am 20.02.2025.

Was kannst du loslassen, um Raum für das zu schaffen, was dir wirklich wichtig ist? Was möchtest du ein- und was auspacken?

Übung: Dein persönlicher Koffer – Was nimmst du mit auf deine Reise?

Stell dir vor, du stehst vor einem offenen Koffer. Dieser Koffer symbolisiert dein Leben – all das, was du mit dir trägst, bewusst oder unbewusst. Jetzt hast du die Möglichkeit, ihn gezielt zu packen.

Schritt 1: Reflexion

Nimm dir einen Moment Zeit und überlege:

- Welche Werte sind dir wirklich wichtig? (zum Beispiel Selbstfürsorge, Vertrauen, Leichtigkeit, Mut, Dankbarkeit)
- Welche Haltungen möchtest du bewusst einnehmen? (zum Beispiel Offenheit, Gelassenheit, Zuversicht)
- Welche Überzeugungen stärken dich?
- Was gibt dir Kraft und begleitet dich auf deinem Weg?

Schritt 2: Entscheidung

Schreibe nun fünf bis sieben Begriffe auf, die du bewusst in deinen »Koffer« packen möchtest. Dies können Werte, Haltungen oder innere Ressourcen sein, die dich stärken und dir guttun. Vielleicht tauchen dabei innere Bilder auf – male sie auf.

Schritt 3: Loslassen

Bevor du deinen Koffer schließt, frage dich:

- Was trägst du bisher mit dir herum, das dir nicht mehr dient?
- Welche Ängste, Zweifel oder überholten Überzeugungen möchtest du bewusst zurücklassen?

Schreibe auch diese Dinge auf – und stelle dir vor, wie du sie aus deinem Koffer nimmst und hinter dir lässt.

Schritt 4: Dein Reisekoffer für das Leben
Betrachte deine Liste: Das ist dein persönlicher Koffer für deine weitere Reise. Du kannst ihn jederzeit neu packen – Dinge hinzufügen oder loslassen.

Welche drei Dinge aus deinem Koffer möchtest du ab heute besonders bewusst leben?

Lass uns noch einen Moment bei der Metapher der Reise bleiben.

Welche Frage ist naheliegend, wenn wir von einer Reise sprechen?

Genau: »Wann bin ich endlich da?«

Dieses Streben nach einem Ziel, danach anzukommen – es taucht immer wieder auf.

Auch während des Schreibens habe ich mich gefragt: »Bin ich genug angekommen, um hier über meine Erfahrungen zu berichten, oder stecke ich noch mittendrin?« Schließlich ist all das nicht lange her.

Was bedeutet es überhaupt, anzukommen? Wie sehr muss alles verarbeitet oder abgeschlossen sein? Ist es eine Frage des Alters? Bin ich vielleicht erst angekommen, wenn ich tot bin?

Eine eindeutige Antwort habe ich darauf nicht. Aber ich habe mich entschieden, einfach aus dem heraus zu schreiben, was gerade ist, aus meinem Angekommensein in diesem Moment. Und ist jedes Ankommen nicht zugleich der Beginn von etwas Neuem?

Ankommen ist kein endgültiger Zustand, sondern geschieht im fortlaufenden Prozess – in jedem Augenblick, in dem du dich dir selbst zuwendest und dir erlaubst, dich zu entfalten, ohne an der Vorstellung einer »idealen« Version festzuhalten.

Nicht das perfekte Ziel zählt, sondern der lebendige Weg. Bin ich weit genug gekommen? Bin ich gut genug?

Darum geht es nicht. ICH BIN. Das allein ergibt Sinn. Ich ergebe Sinn.

Über die Autorin Judith Rechenberg

Psychologische und systemische Coachin

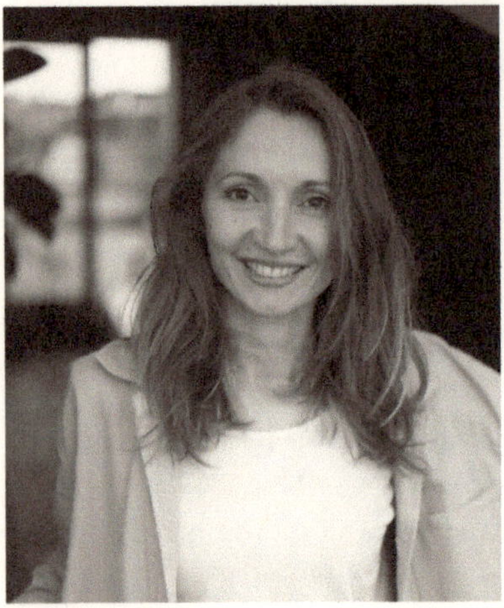

© Clara Rechenberg

Deine wichtigste Herzensbotschaft für Gesundheit

Menschen brauchen Menschen und echte Verbindung – denn ohne Nähe bleibt das Leben auf Abstand.

Zeitreise

Du musst nicht alles im Griff haben. Entspann dich ruhig ein bisschen.

Lass dich vom Leben überraschen – und von dir selbst. Du darfst ausprobieren, dich umentscheiden, neu anfangen. Das ist kein Scheitern – es ist einfach Teil des Prozesses, in dem du lebst, lernst und wächst.

Dein Lieblingszitat zur Gesundheit

»We may not be responsible for the world that created our minds, but we can take responsibility for the mind with which we create our world.« – Gabor Maté

Fun Fact über dich

In mir spielt ein ganzes Ensemble: Die neugierige Entdeckerin, die vorsichtige Zweiflerin, der begeisterte Macher, die verspielte Träumerin, ein freiheitsliebender Freigeist und der kritische Perfektionist, der am liebsten alles noch ein weiteres Mal überarbeiten würde. Auch diesen Text. Letzterer reißt gerne das Mikro an sich, aber wir arbeiten an einer gerechteren Redezeit – denn die anderen haben ebenfalls gute Ideen.

Wie kann dich eine interessierte Person erreichen?

judithrechenberg.de
info@judithrechenberg.de

Manchmal ist der Akku jedoch so leer, dass gar nichts mehr geht. Und wie geht man mit Aussagen von Ärzten um, dass man unheilbar krank sei oder dass man nicht mehr lange zu leben habe? Davon haben die nächsten Autorinnen und Autoren einiges zu berichten. Dramatische Ereignisse, Zusammenbrüche, unheilbare Krankheiten – doch eines ist ihnen gemeinsam: Sie sind heute wieder voll in ihrer Kraft, leben ein erfülltes Leben (viel mehr als je zuvor) und ermutigen andere Menschen. Nicht nur das, einige der nächsten Autorinnen und Autoren arbeiten inzwischen im Gesundheitsbereich und unterstützen Menschen dabei, ein gesünderes und glücklicheres Leben zu führen. Der Philosoph Arthur Schopenhauer sagte einst sehr passend: »Gesundheit ist zwar nicht alles, aber ohne Gesundheit ist alles nichts.«

Und in diesem Sinne machen wir gleich weiter mit der berührenden Geschichte unseres nächsten Autors: Enrico Eberlein.

Kapitel 13
Was bleibt, wenn nichts mehr bleibt?

(Enrico Eberlein)

Diese Zeit habe ich nicht (mehr)

»Wahnsinn. Was für eine Energie! Wann machst du das?«

Meine Antwort auf diese mir sehr oft gestellte Frage bekommst du hier.

Jeder klagt über Zeitmangel. Er ist allgegenwärtig – zwischen Familie, Job und einer Welt, die sich immer schneller dreht. Die ständigen Drohungen über den Gesundheitszustand unseres Langzeitpatienten Mutter Erde. Krisen häufen sich: Klimawandel, Druck auf die Demokratie, gesellschaftliche Unsicherheiten, persönliche Erschöpfung. Kein Wunder, dass unsere Energie schwindet.

Wo bleibt meine Zeit?

Wir haben einfach immer zu wenig Zeit!

Wie sollte es anders sein? Dann läuft die eigene Zeit auch noch zum ungünstigsten Zeitpunkt ab, wenn wir sie am dringendsten brauchen. Dies ist wohl nicht zu lösen. Mein Gesundheitszustand ist heute schlechter. Ich habe noch weniger Zeit als vorher.

Trotzdem geht es mir viel besser im Vergleich zu meiner alten Zeitrechnung. Zeit habe ich auch gewonnen. Was dies alles mit Gesundheit zu tun hat? Nimm dir etwas Zeit und wir drehen meine Zeit zurück.

Zurück zum Start. Zum Beginn – aber wofür?

Die Hektik vor dem Wendepunkt

Ich stand mitten im Leben. Der Geschwindigkeitsrausch war groß und das Tempo im Job wie immer sehr hoch.

Die Karriere nahm ihren Lauf und brauchte dieses ständige Wettrennen. Vieles im Leben musste sich unterordnen, doch mein

Anspruch blieb hoch: Familie, Kinder, Partnerschaft, Freundschaften. Auch Genuss, Sport und meine Gesundheit – all das wollte ich irgendwie unter einen Hut bringen.

Eine große Menge gelang, natürlich nicht alles. Ich versuchte trotzdem, alle Bälle in Bewegung zu halten. Das sehr hohe Tempo konnte man ebenfalls an der Auswahl meiner hochmotorisierten Autos ersehen. Ich höre die berechtigte Kritik. Es war einfach nur ehrlich und passt in mein Bild. Schneller, höher, weiter.

Ich hatte einfach niemals Zeit.

Es ging noch mehr Geschwindigkeitsrausch. In dem Jahr, bevor sich alles änderte, flog ich allein 40-mal von Berlin nach Frankfurt. Termindruck. Just in Time ins Flugzeug zu steigen, war Standard.

Und dann verlor ich völlig das Zeitgefühl.

Ich setzte noch eins obendrauf. Zu dritt bauten wir nebenbei ein nicht bestelltes Projekt für die Bank auf. Wir erfanden das Konzept der Grünen Filialen und setzten es auch neben unseren eigentlichen Aufgaben um. Der Umfang war vorher nicht abzuschätzen – wie es bei einer Neuerfindung häufig der Fall ist. Es wurde mit der Zeit ein Mega-Projekt. Einen Konzern bewegen. Die Welt dabei zu retten, fühlte sich wie im Rausch an. Über diese Sinnstiftung und Selbstwirksamkeit erzähle ich sehr gern ein anderes Mal.

Unsere Idee wurde zur Bewegung. Das Tempo vervielfachte sich. Es wurde ein zusätzlicher Fulltime-Job! Die Zeit war endgültig zu knapp und die Tage ohnehin zu kurz. Krass, was man alles so leisten kann. The Sky is the Limit!

Ich saß im Auto vor dem soeben verlassenen Ärztehaus, mitten in einer dringenden Telefonkonferenz. Dann klingelte mein Handy – eine aufgeregte Stimme meldete sich: »Wo sind Sie? Kommen Sie bitte sofort zurück!« In der Praxis verriet der Blick der Ärztin nichts Gutes. Die Panik in ihren Augen sah ich erst später. »Setzen Sie sich. Sofort.« Doch in meinem Kopf schrie es nur: »Ich habe keine Zeit dafür!«

Konfrontation mit der Endlichkeit – die erste Krise

Von 200 auf null! Vollbremsung. Jetzt habe ich keine Zeit mehr!

»Wir haben Ihrem Hausarzt direkt alles mitgeteilt. Ihre Lunge ist kollabiert. Er hat ein spezialisiertes Krankenhaus für Sie herausgesucht und die dortigen Experten informiert. Die Ärzte warten auf Sie! Ihre Operation wird bereits vorbereitet.«

Es fühlte sich unwirklich an. Ich hatte wohl ein größeres Problem. Wie gravierend war es? Warum war sich die Ärztin so unsicher? Was hatte das Krankenhaus vor? Wie lange musste ich dableiben? Wo war meine Frau gerade? Fragen über Fragen.

»Die Klinik wartet auf Sie! Sie müssen operiert werden. Jetzt!« Ich stieg riskanterweise wieder in mein Auto. In der Hektik vergaß die Ärztin, für mich einen Krankenwagen zu bestellen.

Ich fühlte mich ganz klar und fuhr erst einmal nach Hause. Beim Packen des Koffers wurde meine Luft immer knapper. Auf dem Weg ins Krankenhaus rief ich dann meine Frau an. Panik! Wir trafen uns vor dem Eingang der Klinik. Zusätzlich rief ich meine Kinder lieber auch noch einmal an. Antworten auf ihre Fragen hatte ich jedoch nicht. War der Anruf eine gute Idee?

Vor der Notaufnahme stand eine riesengroße Schlange. Es war zu der Zeit ein Corona-Lockdown. Ausnahmezustand. In Berlin konnte man sich für ein kurzes Zeitfenster bei bestimmten Kliniken für Urlaubsschiffsreisen testen lassen. Die Stimmung war entsprechend aufgeheizt. Ich stellte mich hinten an. Meine Gedanken waren zu diesem Zeitpunkt wohl doch nicht mehr ganz klar.

Meine Frau flippte aus. Zufällig lief uns ein sehr angespannter Pfleger über den Weg und vermittelte uns ungefragt, dass es heute keine Corona-Tests mehr gebe. Ich teilte ihm ungefragt einfach meinen Namen mit. Er reagierte daraufhin völlig hektisch und rief in die Notaufnahme: »Der Patient ist da!« Sekunden später unterschrieb ich im Vorraum mit rechts die Aufnahmepapiere, während am linken Arm bereits die Kanüle gelegt wurde.

Dann folgte Stille. Es war dunkel. Ich bekam Sauerstoff.

Schmerzen. Ok, dann lebte ich wohl noch. Ich richtete mich, noch benebelt von der Narkose, in meinem Bett auf und griff zum Handy.

Ich musste jetzt unbedingt meinen befreundeten Notar anrufen. Er wird wenige Monate später selbst viel zu früh sterben. Hatte ich alles geregelt? Seine Antwort war eindeutig. »Das fällt dir aber spät ein!« Fast zu spät, dachte ich. Danach meldete ich mich bei meiner Familie ins Leben zurück. Die restliche Narkose bewirkte wohl die falsche Prioritätensetzung.

Dann wurde es wieder still. Mir gingen sehr viele Fragen durch den Kopf. Aber eigentlich waren es immer die gleichen Gedanken.

Es waren die offenen Punkte, die mich bewegten.

Die Zeit kann schneller ein Ende haben, als ich dachte und mein Leben gelebt habe.

»Wir haben zwei Leben. Das zweite beginnt, wenn du erkennst, dass du nur eins hast.«[1]

Die Zeit der Stille: Pause und Reflexion

Die gesamte Welt spielte verrückt. Die Pandemie veränderte vieles.

»Meiden Sie möglichst jeden Kontakt. Ihre Lunge ist sehr angeschlagen. Die kleinste Erkältung ist jetzt keine gute Idee«, sagte mit sehr mahnenden Worten mein Arzt zu mir. Die Wahrscheinlichkeit, dass es wieder passierte, lag bei 30 Prozent. Oder meinte er doch 3,0 oder 0,3 Prozent? Das klang gar nicht gut.

Ich wurde quasi zum Gefangenen meines eigenen Hauses.

Mein Ausbruch war der Spaziergang allein um den See in unserer Nähe. Ich habe diesen See noch niemals so sehr geschätzt. Wir wurden Freunde. Wir sollten unsere Erde, unser Umfeld und unser Leben viel mehr würdigen. Meine Frau war immer für mich da. Liebe ist das Größte. Danke!

Ansonsten war es sehr still. Zeit zum Reflektieren.

An Angst kann ich mich nicht erinnern. Mein Kopf übernahm die Kontrolle. Eine Hälfte analysierte meinen Gesundheitszustand, die

1 Konfuzius oder Mario de Andrade

andere fragte: Was ist noch offen? Was habe ich nicht getan? Habe ich noch genug Zeit?

Ist alles geregelt, so wie ich es gern möchte? Was hätte ich gern getan und habe es bisher nicht? Alles andere ist unwichtig.

Ich brauchte noch Zeit. Es war noch einiges offen.

Ich las viel, und zwar ganz in Ruhe. Wann hatte ich das letzte Mal ein Buch so konzentriert gelesen oder besser, verinnerlicht? Im Vergleich zu meiner Vergangenheit drehte sich die Zeit gerade so langsam, dass ich das Gefühl hatte, wieder mehr Zeit zu haben.

Quarantäne bedeutete, keine persönlichen Kontakte zu haben, auch fast keine zu meinen Kindern. Das tat unheimlich weh. Dieses Gefühl vergisst man niemals wieder. Ich liebe meine Kinder.

Drei Monate musste ich so durchhalten. Dann war der kritische Zeitpunkt geschafft. Ich arbeitete wieder. Das Pensum war unverändert, als wäre nichts passiert. Doch innerlich fühlte sich alles anders an. Unser Trio durfte die Grünen Filialen deutschlandweit ausrollen. Genial. Einmal selbst die Welt retten. Es war zwar eine Operation am offenen Herzen, aber eine eigene Erfolgsgeschichte und Herzensbotschaft. Euphorie.

Zweite Krise: endgültige Erkenntnis

Sonntag. Einer der Miterfinder meldete sich aus dem Aufwachraum – Schlaganfall.

Zwei Tage noch, dann endete meine Quarantäne. Doch in dieser Nacht kam sie wieder: eine von den angekündigten Panikattacken. Dieses Mal war sie echt. Ich lag erneut auf dem OP-Tisch. Der Arzt schüttelte den Kopf: »Hierher zurückzukommen war keine gute Idee.« Corona. Ansteckungsgefahr. Aber ich hatte keine Wahl.

Es wurde noch stiller.

Solche Dinge zweimal zu durchleben, kann ich niemandem empfehlen. Die Wahrnehmung der Schmerzen wurde intensiver. Mein Arzt hatte recht. Die in der Regel nächtlichen Panikattacken häuften sich. Ich wachte wieder auf. Aber eigentlich auch nicht. »Wir müssen

Sie morgen gleich noch einmal operieren«, wurde mir mitgeteilt. Die Ärzte befürchteten, es gäbe sonst kein nächstes Mal. Tod.

Ein neuer Tag. Es wurde hell. Mein zweites Leben begann, also das eine. Ich erkannte es. Es ging gut aus. Auch mein Kollege und Freund war wieder gesund. Nach meiner zweiten Quarantäne gab es keine Wiederholung. Ich sammelte jeden Tag mehr neue Energie.

Bis zu diesem Tag stand es ungelesen im Regal. Wenige Monate bevor uns beiden das passierte, hatte mir genau dieser Freund ein Buch empfohlen: *Big Five for Life* von John Strelecky. Was mich auch immer dazu bewogen hat, jetzt wollte ich es unbedingt lesen.

Ich saß einige Tage völlig in mich gekehrt auf der Couch. Es gab keine Gespräche, kein Internet, kein Fernsehen, keine Ablenkung. Es war einfach alles unwichtig. Da waren nur ich, meine Gedanken und dieses Buch. Voller Fokus auf mein Leben.

Dazu kam der tägliche Gesundheitsspaziergang um den, nein, um meinen, See. Jeden Tag gab es neuen Sauerstoff in meinen Körper, durch sehr bewusstes tiefes Ein- und Ausatmen. Das sollte man auch öfter tun, wenn man gesund ist. Mein Körper atmete förmlich auf.

Meine Gedanken waren nicht mehr gebunden und bekamen eine neue Weite. *Das Café am Rande der Welt*, ebenfalls von John Strelecky, als weiteres Buch kam dazu. Jetzt oder nie, sagte mir immer wieder etwas. Es wurde Frühling und die Natur um mich herum erwachte.

Wann hatte ich mich eigentlich das letzte Mal so auf mich fokussiert? Pause und Fokus. Nur auf mich. Auf mein Leben. Kein Lösen von täglichen Problemen. Performance war nicht relevant. Gestern waren viele Dinge noch sehr wichtig. Heute am See, hier am Rande der Stadt, waren sie völlig unwichtig.

Ich habe Zeit geschenkt bekommen. Jetzt lag es an mir, was ich daraus mache.

Der Neustart: Fokus auf das Wesentliche

Mein Leben pausierte mehrere Monate. Die Uhren hielten an.

Die Zeit stand völlig still. Oder ist sie doch wie im Fluge vergangen? War das gut investierte Zeit? Was ist eigentlich sinnvoll genutzte Lebenszeit?

Die Menschheit hat in der Vergangenheit immer den Tod bekämpft. Zuerst war es die Hoffnung auf ein Leben nach dem Tod und später durch medizinische Fortschritte. »Wir haben den Tod fast besiegt. Krankheiten, die noch vor einem Jahrhundert die Menschheit in Angst und Schrecken versetzten, sind heutzutage durch Impfstoffe, Antibiotika und chirurgische Eingriffe behandelbar.«[2] Diese Entwicklung macht den Wunsch nach Unsterblichkeit noch stärker.

Ich möchte nicht unsterblich werden, aber Zeit gewinnen. Meine zur Verfügung stehende Zeit verlängern. Die Nachspielzeit deutlich in die Länge ziehen. Am liebsten wäre mir natürlich noch viel mehr. Weitere Spielzeiten wären perfekt.

»Das Leben ist lang genug, wenn du es richtig nutzt.«[3] Oder wie Seneca ebenfalls sagte: »Nicht zu wenig Zeit haben wir, sondern zu viel Zeit verlieren wir. Das Leben ist lang genug, und es ist uns reichlich bemessen, um die größten Dinge zu vollbringen, wenn es ganz gut verwendet wird.«[4]

Ich hätte eine sinnvollere Verwendung für diese Zeit gehabt! Wie oft hast du dir das schon in Meetings gesagt? Es wurde Lebenszeit verschwendet. Und dann wiederholt sich diese Situation auch noch regelmäßig. Um wie viel sinnvolle Zeit hätte das unser Leben verlängert? Wahrscheinlich bei manchen Menschen bereits direkt verdoppelt.

---

2 Harari, Y. N. (2023). Homo Deus: Eine Geschichte von Morgen. C.H.Beck Verlag, München.

3 Seneca. (2008). De Brevitate Vitae/ über die Kürze des Lebens. Reclam Verlag, Leipzig.

4 Seneca. (2008). De Brevitate Vitae/ über die Kürze des Lebens. Reclam Verlag, Leipzig.

»PowerPoint ist der Sieg der Verpackung über den Inhalt«, sagte mir oft eine Kollegin.[5] Wie viel Zeit und Akribie wird in die Erstellung einer Präsentation gesteckt? Nur, wie kurz verweilt der Lesende auf diesen Seiten? Wäre die Zeit nicht besser in die Umsetzung der Lösung investiert? Warum nehmen wir uns nicht die Zeit, um Zeit zurückzugewinnen?

Technik gibt uns präzisere Lösungen als je zuvor – doch um welchen Preis? Statt »so genau wie möglich« sollten wir fragen: »Wie genau ist nötig?« Vielleicht gewinnen wir so weitere Zeit zurück.

Alles wird digitalisiert, ob sinnvoll oder nicht. Kirchenglocken, sprechende Kühlschränke, Uhren, die mir sagen, wann ich schlafen soll. Aber bringt das wirklich mehr Lebensqualität? Oder verlieren wir dabei genau das – Zeit?

Wo finde ich die Zeit, um die Tausenden Fotos auf meinem Handy auszusortieren? Früher war das irgendwie einfacher. Der 12er-Film führte zu bedachter Benutzung eines Fotoapparates. Nach kurzem Aussortieren wurden nur noch wenige Fotos entwickelt, aber danach auch angesehen. Wie viel Zeit würden wir auch hier zurückgewinnen?

Kein Wunder, dass wir alle an unserer Unsterblichkeit arbeiten müssen. Wir haben nicht ausreichend Zeit. Dabei hat sich eigentlich unsere Lebenszeit gegenüber anderen Generationen schon mehr als verdoppelt. Aber es reicht einfach nicht aus.

Oder haben wir doch ausreichend Zeit?

Wir nutzen unsere Zeit nur nicht richtig. Stell dir vor, du nutzt die gewonnene Zeit allein aus vorgenannten Punkten zum Leben, für die eigene Gesundheit, für neue Sinnstiftung oder wichtige Dinge, die vielleicht dich sogar überleben?

In der deutschen Sprache kann sich mit der Ergänzung nur eines Buchstabens die Fokussierung völlig ändern. Ich schreibe hier über ein Leben. Für mich ist es aber mein Leben. Der kleine Buchstabe »m« ändert alles.

Was bleibt?

Die Relativität des Einzelnen.

---

5 Sylvia Fritz, Deutsche Bank

Ich bin natürlich stolz auf meine Karriere. Ziemlich früh war ich einer der wenigen Ossis in einer Geschäftsleitung. Darüber könnte ich eine andere Herzensgeschichte schreiben. Es ist mir wichtig.

In meiner Pause ist mir das Buch zu einem Firmenjubiläum in die Hände gefallen. Beim Blättern stelle ich fest, dass nicht einmal jedem Vorstand ein Kapitel gewidmet ist. In der Zeitleiste waren alle aufgeführt. Mir sagten nur wenige Namen etwas.

Aus dem Himmel betrachtet, erscheinen wir Menschen doch winzig, kleiner noch als Ameisen. Alltägliche Probleme und Sorgen werden unbedeutend. Entscheidende Themen erscheinen unwichtig.

Was wissen meine Kinder von meinem zeitintensiven Job? Was wäre das Bild, welches sie über mich erzählen? Lebenswerk würde ich es nicht gleich nennen. Was wissen die Enkel noch von Opa?

Da fällt mir gerade ein, wie hieß noch der ehemalige Kollege aus der Geschäftsleitung?

»Die wichtigste Frage, die wir uns stellen können, lautet: Was bleibt, wenn ich nicht mehr da bin?«[6]

Meine wichtigsten Erkenntnisse

Deine Zeit ist begrenzt. Lebe jeden Tag dein Leben.

Ich habe gelernt, wie wertvoll Zeit ist. Nicht, wie viel wir haben, sondern wie wir sie nutzen, macht den Unterschied. Egal, wie lang oder kurz sie ist. Wir wissen unseren Zeitrahmen vorher nicht.

Ob ich Angst vor dem Sterben hatte? Ich war gesund, bin Optimist und war im Geschwindigkeitsrausch unterwegs. Es galt, die Welt zu erobern. Mit der Wiedervereinigung und der Demokratie losgelassen, standen alle Türen offen. Warum am Anfang über das Ende Gedanken machen?

Bist du schon einmal auf Probe gestorben?

Heute frage ich jeden: Und was ist, wenn etwas ist? Hast du alles geregelt? Viele Menschen reduzieren dieses schwierige Thema auf

6 Strelecky, J. (2007). Das Café am Rande der Welt: eine Erzählung über den Sinn des Lebens. dtv Verlag, München.

die Finanzen. Wobei die Nutzung der eigenen Zeit doch die entscheidendere Frage ist.

Dein Leben verlängert sich heute um eine Woche.

Nimm dir die Auszeit, es dir konkret vorzustellen. Schreibe auf, was du in dieser letzten Woche deines Lebens alles erledigen möchtest. Egal, wie lang die To-do-Liste wird. Nimm dir diese Zeit. Ich verspreche dir, du gewinnst danach mehr Lebenszeit, weil du deine Zeit anders nutzen wirst.

Aber heute liegst du im Sterbebett. Alle dir sehr wichtigen Menschen stehen drumherum. Das Bett befindet sich in deinem Lebensmuseum. Was werden Familie und Freunde von dir sagen? Was steht alles in deinem Museum? Wie blickst du auf dein Leben? Es ist heute zu Ende. Da kommt nichts mehr. Hast du dir ausreichend Zeit für deine Lebensziele genommen? Fokussiere dich und du gewinnst neue Zeit.

Ob ich Angst vor dem Ende hatte?

Ja – aber nicht vor dem Tod. Meine größte Angst war, nicht genug Zeit zu haben, um das Leben wirklich zu leben. Mein Museum war noch nicht fertig.

Wie viele Dinge schiebt man auf? Ich wollte immer ein Buch schreiben. Andere wollen im Alter ein neues Thema studieren. Wieder andere möchten später Europa mit dem Fahrrad durchqueren. Oder welches klärende Gespräch schiebt man schon lange auf?

Am Ende des Lebens bereut man das, was man nicht getan hat.

Warum ich keine Angst habe?

Ich habe gelebt. Träume, die in der DDR unerreichbar schienen, wurden wahr. Ich habe drei wunderbare Kinder. Ich liebe meine Familie. Meine Arbeit war Erfüllung, meine Entscheidungen hatten Wirkung. Meine Rettung der Welt bleibt. Mein Leben war nicht perfekt – aber es war meines.

Es geschah noch ein Wunder.

Der Kinderwunsch in meiner zweiten Partnerschaft wurde uns nicht erfüllt. Nach vielen Rückschlägen jetzt noch meine Gesundheit. Die bitterste Entscheidung für uns war getroffen. Wir bleiben in unserer Beziehung kinderlos.

Die zweite Quarantäne war genau acht Tage abgelaufen. Es war nichts passiert. Naja, das kann man eigentlich so nicht sagen. Meine Frau zeigte mir ihren aktuellen Test. »Oh nein, du hast Corona«, reagierte ich. 14 Tage später gab es eine Bestätigung. Sie war schwanger!

Jetzt wurde nicht nur mein Leben verlängert, es kam sogar noch ein weiteres Leben dazu. Das nahende eigene Ende wurde von dem größten Glück auf der Erde abgelöst. Hollywood hätte diesen Film wohl nicht kitschiger schreiben können.

Da stand ich auf einmal in meinem »Café am Rande der Welt«. Ich konnte mein Glück kaum fassen. Es war ein wunderschöner Sonnenaufgang an den schönsten Stränden oder auf den traumhaftesten Gipfeln der Welt. Da blickte ich einfach nur noch nach vorn.

Ich habe natürlich versucht, mein Leben durch moderne Medizin zu verlängern. Ob es gelungen ist, kann niemand sagen. Aber eins ist sicher, mit jedem neuen Tag habe ich Zeit gewonnen.

»Es ist nicht der Tod, vor dem wir uns fürchten sollten, sondern vor der Vorstellung, dass wir nie wirklich leben.«[7]

Der Gedanke an die eigene Endlichkeit und die winzige Rolle, die man im großen Ganzen spielt, ermutigt dazu, das Leben so zu leben, dass es für einen selbst sinnvoll und erfüllend ist. Ich lebe jetzt viel bewusster. Darum die Wiederholung des Gedankens mit anderen Worten:

»Würden wir verstehen, dass wir jeden Moment sterben, würde uns das lehren, das Leben wirklich zu schätzen.«[8]

Durch Strelecky angeregt, wandle ich durch das »Museum meines Lebens«. Dieses Museum repräsentiert jede Erfahrung, jede Entscheidung und jedes Erlebnis meines Lebens. Es sind die Momente, die für mich und die Menschen um mich von Bedeutung waren.

Am Ende deiner Reise frage dich: Welche Eindrücke sollen die Besucher deines Museums dort sehen? Sind die Erlebnisse positiv, inspirierend, erfüllend und war es ein sinnstiftendes Leben? Du gestaltest

---

7 Seneca. (2005). Praktische Philosophie für Manager. Campus Verlag, Leipzig.

8 Rinpoche, S. (2020). Das tibetische Buch vom Leben und vom Sterben: Ein Schlüssel zum tieferen Verständnis von Leben und Tod. Knaur Verlag, München.

deine Museumstage jeden Tag selbst. Das hilft, sich von unwichtigen Dingen zu lösen und sich auf das Wesentliche zu konzentrieren.

Für mich war mit jedem Tag und Gedanken klar, ich möchte mein Leben noch bewusster und zielgerichteter gestalten. Es sollen möglichst viele Museumstage werden.

Ich wollte meine Zeit verlängern. Ich wollte sie noch besser nutzen und keine Zeit verschenken. Somit habe ich die Verlängerung meines Lebens selbst in der Hand.

Dazu passt perfekt die Idee der »Big Five for Life«. Es geht um »Die fünf Dinge, die du tun, erleben oder erreichen möchtest, damit dein Leben als erfüllt gilt.« Diese fünf Ziele sollen mir helfen, Prioritäten zu setzen. Aber was möchte ich, was meinem Leben einen Sinn gibt?

Also stellte ich mir immer wieder die wichtigste Frage.

Was bleibt, wenn ich nicht mehr da bin?

Ich habe meine Antworten. Ich habe drei Kinder und darf mich hoffentlich auch irgendwann über Enkelkinder freuen. Darum muss die Welt enkelfähig werden.

»Dem Leben einen Sinn geben heißt, Verantwortung finden und übernehmen für die eigene Existenz und das Weiterleben der Welt.«[9]

In diesem Buch geht es um Gesundheitsbotschaften. Unsere Erde hat Fieber. 2024 wurde mit 1,5 Grad bereits das angestrebte Limit erreicht. Wenn wir die heutigen Entwicklungen hochrechnen, läuft Deutschland auf Sommertemperaturen von 45 Grad zu. Was heißt das für die Gesundheit und Lebenszeit meiner Kinder und Enkel?

Ist meine Zeit nicht besser genutzt, wenn ich die Rahmenbedingungen für sie mit meinen Möglichkeiten verbessere? Darum engagiere ich mich weit über die Grünen Filialen hinaus zum Thema *Nachhaltigkeit* und zeige Lösungen mit meinem Podcast #5nach12[10] auf.

Wieder ein kleiner Buchstabe, der sehr viel verändern kann. Nehme die Umwelt als Umwelt wahr. Davon hast du schon im Kapitel

---

9 Frankl, V. E. (1946). … trotzdem Ja zum Leben sagen: Ein Psychologe erlebt das Konzentrationslager. Kösel-Verlag, München.

10 Podcast #5nach12, https://5nach12.podigee.io/, besucht am 18.06.2025.

von Astrid Beger gelesen. Ich kann heute sagen, diese Sinnstiftung hat bei mir trotz der körperlichen Einschränkungen unendlich viel Energie freigesetzt. Jeder Tag dieser Erfüllung verlängert mein Leben. Ich habe Zeit gewonnen.

»Der Mensch ist nicht in erster Linie ein Suchender nach Lust, auch nicht ein Suchender nach Macht, sondern ein Suchender nach Sinn.«[11]

Mein Museum sah erst ganz anders aus. In der DDR-Diktatur wäre mein Leben natürlich völlig anders verlaufen. Viele positive, grenzenlose und sinnstiftende Dinge würden fehlen. Unsere Ost-West-Familie würde es nicht geben. Reisen wären Träume geblieben und auch mein Beruf wäre undenkbar gewesen.

Diese positive Welt, unsere Demokratie, ist in Gefahr. Darum investiere ich viel Lebenszeit in mein Engagement für Demokratie, die *LinkedIn*-Gruppe #NieWiederIstJetzt und den Stammtisch #TuWas in Berlin. Es ist wie bei der Gesundheit: Vorsorge ist besser als Nachsorge. Eine weitere Gesundheitsbotschaft. Auch diese Sinnstiftung verlängert meine Zeit.

»Das Leben kann man nicht verlängern, aber wir können es verdichten.«[89]

Spätestens jetzt werden die ersten Leser sagen, alles sei frei erfunden. Nein, das ist es nicht. Die Corona-Zeit und die Sensibilität meiner Frau haben mir zusätzliche Zeit geschenkt. Ich wäre damals nicht zum Arzt gegangen. Uns wurde ein weiteres Leben dazu geschenkt. Dazu verdanke ich meinem Hausarzt, meiner Physiotherapeutin, unseren Freunden sowie allen mich behandelnden Ärzten und Pflegern sehr viel. Diese Herzensbotschaft, diese Gesundheitsbotschaft ist für euch. Herzlichen Dank!

---

11 Frankl, V. E. (1946). … trotzdem Ja zum Leben sagen: Ein Psychologe erlebt das Konzentrationslager. Kösel-Verlag, München.

Persönliche Herzensbotschaften für dich

Nutze bitte die Zeit für das Leben. Hiermit möchte ich direkt Zeit schenken. Meine Kernbotschaften und Leitfragen habe ich in einer kurzen Übersicht zusammengestellt.

1. Nutze deine Zeit bewusst – sie ist begrenzt.

Wir neigen dazu, Zeit mit Dingen zu verschwenden, die uns nicht langfristig erfüllen. Überprüfe regelmäßig, ob dein Alltag im Einklang mit deinen wahren Prioritäten steht.

Frage dich: *Verbringe ich meine Zeit mit dem, was wirklich zählt?*

2. Konfrontiere deine Endlichkeit – und gestalte dein Leben danach.

Welche unerledigten Dinge würdest du sofort angehen? Wer und was wäre dir wirklich wichtig? Nutze diese Erkenntnisse, um dein Leben bewusster zu gestalten.

Stelle dir vor: *Was wäre, wenn du nur noch eine Woche zu leben hättest?*

3. Setze klare Prioritäten – dein Museum des Lebens entsteht jeden Tag.

Entscheide dich bewusst für Momente und Projekte, die dir langfristig etwas bedeuten. Reduziere Ablenkungen, die dir nicht wirklich wichtig sind.

Frage dich: *Welche Erlebnisse und Erinnerungen sollen in deinem Lebensmuseum bleiben?*

4. Sei achtsam mit deiner Gesundheit – sie ist die Basis deiner Zeit.

Gesundheit ist oft selbstverständlich – bis man sie verliert. Sorge präventiv für dein körperliches und mentales Wohlbefinden.

Mache regelmäßig den Check: *Lebst du so, dass du deine Lebenszeit verlängerst?*

5. Finde deinen Lebenssinn – und handle danach.

Sinnstiftung gibt Energie und verlängert gefühlt die Lebenszeit. Engagiere dich für etwas, das über dein eigenes Leben hinausgeht.

Definiere deine Ziele: *Was sind die fünf wichtigsten Dinge, die du erleben oder erreichen möchtest?*

Zeit ist endlich, also nutze sie weise. Diese fünf Fragen helfen dir, bewusster zu leben und deine Zeit mit dem zu füllen, was für dich zählt. Was wäre deine erste konkrete Veränderung?

Jetzt bist du selbst dran!

Ich habe Zeit gewonnen! Ich versuche, jeden Tag das Beste daraus zu machen. Natürlich gelingt mir das nicht immer. Trotzdem gewinne ich immer noch Zeit dazu.

Nutze deine Zeit bewusst – sie ist das Wertvollste, was du hast.

Wir sterben so, wie wir leben.[12]

---

12 Sogyal Rinpoche (2020). Das tibetische Buch vom Leben und vom Sterben: Ein Schlüssel zum tieferen Verständnis von Leben und Tod. Knaur Verlag, München.

Über den Autor Enrico Eberlein

Banker, Impact-Investor, Podcast-Host #5nach12

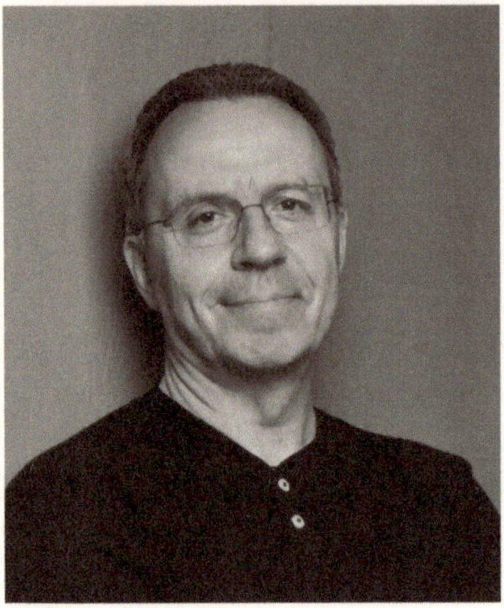

© *Enrico Eberlein*

Deine wichtigste Herzensbotschaft für Gesundheit

Höre auf deinen Körper, lebe achtsam und im Gleichgewicht – körperlich, geistig und emotional. Respektiere die Natur und trage zum Wohl unserer Gesellschaft bei.

Eine Zeitreise

Das Leben ist begrenzt – genieße die guten Zeiten, doch sei dir bewusst, dass auch schwierige Phasen kommen. In solchen Momenten handle selbst, sei mutig, optimistisch sowie kreativ und glaube daran, dass nichts unmöglich ist. Am Ende zählen immer die Menschen.

Dein Lieblingszitat zur Gesundheit

»Was wirst du mit deinem einen wilden und kostbaren Leben anfangen?« Mary Oliver

Fun Fact über dich

Nach der Wiedervereinigung füllte ich für einen guten Zweck das komplette Schlafzimmer meiner Eltern bis unter die Decke mit Tombola-Preisen.

Wie kann dich eine interessierte Person erreichen?

enrico_eberlein@web.de
linkedin.com/in/enricoeberlein,
#NieWiederIstJetzt: https://www.linkedin.com/groups/12957371

Beim nächsten Kapitel haben wir ein Autoren-Duo: Andrea und Markus Leenen.

Andrea war eine absolute Powerfrau. Sie kannte keine Grenzen und rannte immer weiter … bis zur völligen Erschöpfung. Und Markus? Der stand zunächst hilflos da, als die Frau, die ihm stets Halt und Energie gegeben hat, plötzlich selbst beides brauchte.

Ein sehr persönliches Lebensmotto von mir ist:

Wunder geschehen, wenn du bereit bist, sie zu sehen. Ein Zitat (von mir selbst), das ich oft Menschen mitgebe.

Doch Wunder kommen nicht einfach angeflogen … sie kommen dann, wenn die richtigen Schritte gegangen werden.

Und auch bei Andrea und Markus geschah so etwas wie ein Wunder, als sie für sich beschlossen haben, das Thema *Gesundung* aktiv anzugehen. Auf ihrem Weg haben sie etwas gefunden, was wie ein Wunder wirken mag, aber physikalisch zu erklären ist. Und heute ist Andrea wieder voll in ihrer Kraft – und das ganz ohne Chemie.

Das vermeintliche Wunder: eine maßgebliche Verbesserung ihrer Gesundheit in einer Art und Weise, die Ärzte für ausgeschlossen hielten …

Doch lies selbst und komm mit auf die wunderbare Reise von Andrea und Markus Leenen.

Kapitel 14
Ich bin! Das zählt. Wenn der Tiefpunkt den Weg zur wahren Gesundheit ebnet

(Andrea und Markus Leenen)

ANDREA ERZÄHLT

Ganz normale Menschen

Wenn ich mich selbst beschreiben müsste, würde ich sagen: Ich bin ganz normal. Ein Mensch wie du und ich. Aufgewachsen in einem kleinen Dorf bei Hildesheim, mit meinen Schwestern, mitten im ganz gewöhnlichen Alltag zwischen Schule, Sport und meiner großen Liebe zur Rockmusik der 80er. Kein außergewöhnliches Talent, keine spektakulären Lebensereignisse – einfach ein ganz normales Leben mit Höhen und Tiefen, Erfolgen und Herausforderungen.

Ich habe eine Ausbildung zur Fotografin gemacht, damals noch in der analogen Zeit. Unzählige Stunden habe ich hinter der Kamera und im Labor verbracht, mich durch die Lehrjahre gewurschtelt und die ersten Schritte ins Erwachsenwerden gemacht. Ich habe geheiratet, zwei wunderbare Mädchen bekommen – und irgendwann festgestellt, dass das Leben nicht immer nach Plan läuft. Die Ehe zerbrach und plötzlich stand ich allein da. Alleinerziehend, berufstätig, im Dauerspagat zwischen Existenzängsten, Mutterrolle und der leisen, aber immer drängenden Frage: »Schaffe ich das überhaupt?«

Und dann kam Markus.

Ich hatte schon so einige Höhen und Tiefen hinter mir, bevor wir uns begegneten. Und ehrlich gesagt hatte ich zu diesem Zeitpunkt nicht damit gerechnet, dass ein Mann mein Leben grundlegend verändern könnte – oder dass ich mich überhaupt noch einmal so tief auf jemanden einlassen würde. Aber Markus war anders. Von Anfang an. Er war ruhig, geerdet, hatte diese unerschütterliche Gelassenheit, die mich gleichzeitig faszinierte und irritierte. Ich wusste nicht genau, was es war, aber irgendetwas an ihm ließ mich innehalten.

Der Moment, in dem mir klar wurde, dass mein Leben sich verändern würde, war eigentlich völlig banal. Unser erster gemeinsamer Einkauf. Klingt nicht nach einer großen Erkenntnis, oder? Aber genau dieser Moment hat mich mehr über mich selbst gelehrt, als ich je erwartet hätte.

Ich war es gewohnt, einfach einzukaufen, was ich für gut hielt – ohne groß darüber nachzudenken. Doch plötzlich stand Markus da und drehte jede Packung um, die ich in den Einkaufswagen legte. Er las sich die Inhaltsstoffe durch. Jede einzelne. Ich wurde zunehmend genervt. Ich meine, was sollte das? Hielt er mich für eine schlechte Mutter? Wollte er mir etwa zeigen, dass ich keine Ahnung hatte, was ich da kaufte? Ich fühlte mich auf einmal so hinterfragt, fast angegriffen.

Aber dann – und das war vielleicht das erste Mal seit Langem – hielt ich inne. Ich hätte mich in meiner Gewohnheit suhlen können, mich aufregen und mich ihm gegenüber verschließen. Aber stattdessen ließ ich es einfach einmal zu. Ich hörte zu. Und ich erkannte, dass er mich nicht kritisierte, sondern mir eine neue Sichtweise eröffnete. Ich hatte mir bis dahin nie Gedanken darüber gemacht, was eigentlich in den Lebensmitteln steckt, die ich täglich meiner Familie gebe. Und das war erst der Anfang.

Dieser Moment im Supermarkt war nichts weiter als eine kleine Szene im großen Ganzen. Aber genau diese kleinen Momente sind es, die oft den ersten Stein ins Rollen bringen. Denn von da an begann meine Reise – eine Reise, die mich nicht nur zu einer bewussteren Ernährung führte, sondern mich auch mit mir selbst, meiner Gesundheit, meinen Beziehungen und meinem Leben auf einer ganz neuen Ebene auseinandersetzen ließ.

Und Markus? Er war die Konstante an meiner Seite. Immer da, mit seiner ruhigen Art, seinem tiefen Wissen und seiner bedingungslosen Unterstützung. Dafür bin ich unendlich dankbar.

Rennen, bis nichts mehr geht

Je tiefer ich nun in meine neue eigene Welt eintauchte, desto mehr begann alles, was ich über mich selbst zu wissen glaubte, zu zerbröckeln. Ich fühlte mich, als würde mir der Boden unter den Füßen weggezogen, als könnte ich die Kontrolle nicht mehr halten. Meine über Jahre, nein, Jahrzehnte aufgebauten Glaubenssätze – sie wankten. Und ich mit ihnen.

Doch statt innezuhalten, tat ich das Einzige, was ich kannte: Ich kämpfte dagegen an. Mit aller Macht. Leistung war mein Anker, meine Waffe gegen die wachsende Unsicherheit in mir. Also legte ich noch eine Schippe drauf. Ich begann zu laufen. Erst ein paar Kilometer, dann zehn, dann zwanzig – bis ich mich nur wenige Monate später durch einen Halbmarathon prügelte, als könnte ich mir selbst beweisen, dass ich stark genug war. Aber das reichte nicht.

Ich brauchte mehr. Mehr Leistung. Mehr Anerkennung. Mehr Bestätigung, dass ich noch »funktionierte«. Also begann ich eine neue Ausbildung zur Steuerfachangestellten. Arbeitete Vollzeit. Und weil das alles nicht genug war, meldete ich mich gleichzeitig für zwei der härtesten Weiterbildungen an, die man in meinem Bereich machen kann: Fachwirt und Bilanzbuchhalter. Parallel. Ich rannte – nicht nur auf der Laufstrecke, sondern auch durchs Leben. Atemlos. Besessen davon, mich selbst zu überholen.

Ich überhörte alle Warnsignale. Die Müdigkeit. Die innere Unruhe. Das Gefühl, dass mich nichts mehr wirklich erreichte, dass ich nur noch durch eine Hülle aus Disziplin und Pflichtgefühl existierte. Bis zu dem Moment, in dem mein Körper mir auf die brutalste Art zeigte, dass es vorbei war.

Der Prüfungsraum war still. Ich saß vor meinen Unterlagen. Ich kannte die Fragen. Ich wusste, dass ich die Antworten irgendwo in meinem Kopf hatte. Aber da war nur Leere. Ein tiefes, schwarzes Loch, das alles verschluckte. Mein Gehirn verweigerte den Dienst. Ich spürte, wie Panik in mir aufstieg, wie mein Atem flacher wurde, meine Hände schwitzten. Aber es half nichts.

Ich fiel durch. Krachend. Nicht mit einem »knapp daneben«, sondern mit einem totalen Zusammenbruch. Der Moment, in dem mein eigener Perfektionsdrang mich gegen die Wand laufen ließ – und ich endlich erkannte, dass ich so nicht weitermachen konnte.

Doch was dann? Was ist, wenn alles, woran du dich festgehalten hast, nicht mehr trägt?

Der endgültige Zusammenbruch kam nicht plötzlich – er war längst überfällig, hatte sich angekündigt. Doch ich hatte ihn hinausgezögert, wegignoriert, überdeckt mit Pflichten, Zielen und dem ständigen »Ich muss doch weitermachen«. Doch an diesem Morgen war da nichts mehr, woran ich mich noch festhalten konnte.

Ich erinnere mich nicht einmal genau, wie es passierte. Ich weiß nur, dass ich auf dem Sofa saß, unfähig, auch nur einen klaren Gedanken zu fassen. Mein Körper fühlte sich taub an, gleichzeitig schwer und fremd. Die Tränen liefen einfach – leise, unaufhörlich, wie ein stiller Strom, den ich nicht mehr kontrollieren konnte. Kein Drama, kein Aufschrei. Nur dieser Moment der totalen Leere.

Markus saß neben mir. Schweigend. Ich spürte seinen Blick, seine Präsenz – aber er sagte nichts. Er wusste, dass Worte jetzt nichts ändern würden. Und vielleicht war genau das seine größte Stärke: dass er einfach da war, ohne zu fordern, ohne zu bewerten.

Ich weiß nicht, wie lange wir so saßen. Minuten? Stunden? Es spielte keine Rolle. Irgendwann hörte ich meine eigene Stimme, leise, brüchig, fast ein Flüstern: »Ich glaube, jetzt brauche ich wirklich Hilfe.«

Ein Satz, der mich mehr Überwindung kostete als all die Prüfungen, all das Rennen, all die Leistung, die ich mir in den letzten Jahren auferlegt hatte.

Markus antwortete nicht sofort. Stattdessen nahm er einfach meine Hand. Kein »Ich habe es dir doch gesagt«. Kein »Endlich«. Nur ein sanfter Druck, ein Nicken.

Und genau das ließ mich zum ersten Mal seit langer Zeit tief durchatmen.

Es war so weit. Ich konnte nicht mehr kämpfen. Also blieb nur noch eine Möglichkeit: Loslassen.

Was dann kam, wusste ich nicht. Aber vielleicht war das auch nicht mehr wichtig. Vielleicht war dieser Moment – dieses Eingeständnis, dass ich es nicht allein schaffe – der erste wirkliche Schritt in eine Richtung, die sich nicht mehr nach Überleben, sondern nach Leben anfühlte.

Wenn der Körper nicht mehr mitmacht

Ich hatte Hilfe gesucht – und gefunden. Und das war ein großes Glück. Ich fand relativ schnell einen wirklich tollen Therapeuten, jemanden, der mir nicht nur zuhörte, sondern mich auch dazu brachte, mich selbst wirklich zu verstehen. Zwei Jahre Gesprächs- und Verhaltenstherapie lagen vor mir, zwei Jahre voller Aha-Momente, harter Wahrheiten und tiefer Erkenntnisse.

Und es tat gut. So unendlich gut.

Ich lernte, dass ich nicht ständig 120 Prozent geben muss. Dass 80 Prozent völlig ausreichen. Dass mein Wert nicht an meiner Leistung hängt, sondern einfach daran, dass ich *bin*. Ich verstand, dass ich all die Jahre immer nur im Außen funktioniert hatte, ohne wirklich bei mir selbst zu sein. Doch langsam – ganz langsam – begann ich, wieder eine Verbindung zu mir herzustellen. Ich spürte mich wieder, lernte, meinen Kopf und meine Emotionen nicht als Gegenspieler zu sehen, sondern als Team.

Aber während mein Kopf verstand, was los war, machte mein Körper nicht mit.

Die Erschöpfung blieb. Und sie wurde schlimmer. Erst dachte ich, es sei eine Phase, eine Art »Nachbeben«, das sich schon legen würde. Aber das tat es nicht. Im Gegenteil. Mein Körper fühlte sich jeden Tag schwerer an, müder, ausgelaugter. Und dann kamen die Schmerzen. Muskeln, Gelenke, alles schmerzte und oft hätte ich den Tag nicht ohne die Einnahme von Schmerzmitteln bewältigen können. Es war nicht mehr zu übersehen: Mein Körper war nach all den Jahren des Kämpfens und Funktionierens völlig am Ende.

Und das machte mich wütend.

Ich hatte doch alles *richtig* gemacht! Ich hatte mich geöffnet, mich reflektiert, neue Muster gelernt. Ich hatte mich so sehr bemüht, wieder ins Leben zu finden – warum also fühlte es sich an, als würde ich feststecken? Als würde ich immer wieder zurückgeworfen?

Diese Jahre waren die vielleicht härtesten. Weil ich nicht mehr einfach nur »durchziehen« konnte. Weil ich nicht mehr ausweichen konnte. Ich war gezwungen, wirklich hinzusehen – und das tat weh.

Fünf Jahre vergingen. Fünf Jahre voller Hoffnung, voller Zweifel, voller Momente, in denen ich dachte: *Es wird besser.* Und dann wieder: *Ich komme hier nie raus.*

Und dann kam der Punkt, an dem wieder nichts mehr ging.

Mein Körper zog endgültig die Notbremse. Physisch und damit auch seelisch war ich an einem neuen Tiefpunkt angekommen. Ich wusste nicht, wie es weitergehen sollte.

Was ich damals nicht ahnte: Genau dieser Tiefpunkt würde alles verändern. Mein Gamechanger war näher, als ich dachte.

Manchmal beginnt Veränderung genau dann, wenn du nicht mehr daran glaubst

Ich schreibe das alles so detailliert, weil ich zeigen möchte, wie lang und schmerzhaft dieser Weg wirklich war. Weil ich selbst oft nicht mehr daran geglaubt habe, dass es besser werden könnte. Weil Hoffnung in vielen Momenten kaum greifbar war.

Ich war noch keine 50 – und trotzdem fühlte ich mich, als hätte mein Körper längst aufgegeben. Meine Bewegungen wurden schwerer, mein Akku war permanent leer, meine Atemzüge flach und kraftlos. Ich konnte nicht mehr wirklich *am Leben teilnehmen*, sondern musste mich immer wieder zurückziehen.

Inzwischen war ich Oma geworden – ein wundervolles Geschenk! Aber anstatt mit meiner Enkelin herumzutoben, musste ich mich immer wieder erschöpft hinlegen. Wie oft saß ich mit meiner Familie am Tisch, mittendrin in Gesprächen, in Lachen, im Leben – und dann spürte ich, wie mein Körper mir wieder ein Stoppschild zeigte. Ich stand auf, ging ins Schlafzimmer, legte mich hin. Nicht, weil ich wollte, sondern weil es nicht anders ging.

Und da war sie wieder: die Wut. Die Enttäuschung über mich selbst. Der Gedanke: »*Soll das jetzt für immer so bleiben?*«

Ich hatte doch schon so viel probiert! Ich hatte gekämpft, reflektiert, so vieles verändert. Und trotzdem steckte ich fest.

Doch was ich damals nicht wusste: Manchmal, wenn man glaubt, nichts wird sich je ändern, wenn man sich mit jedem Tag ein Stück mehr verliert – genau dann öffnet sich plötzlich eine Tür.

Ganz unerwartet.

Ohne Inhaltsstoffe? Das konnte ich nicht glauben!

Es begann im Sommer 2023. Immer wieder tauchten in meinen sozialen Netzwerken dieselben bunten Bilder auf – mit Slogans wie *Weltneuheit*, *Blue Ocean* und *Feel like never before*.

Normalerweise hätte ich solche Posts sofort weggeklickt. Zu oft hatte ich schon leere Versprechen gesehen, zu viele Produkte, die angeblich revolutionär sein sollten und sich am Ende als heiße Luft entpuppten. Also scrollte ich weiter.

Nur diesmal war es anders.

Die Bilder verschwanden nicht. Sie tauchten immer wieder auf, als wollten sie mich regelrecht verfolgen. Und irgendwann hatte ich keine andere Wahl – meine Neugier war größer als meine Skepsis.

Und dann las ich auch noch diesen einen Satz.

Ohne Inhaltsstoffe!

Wie bitte? *Wie soll das gehen?* Ich las es immer wieder. Keine Pillen, keine Tropfen, keine chemischen Substanzen – einfach *nichts*. Das klang so absurd, dass ich es entweder sofort vergessen oder es endlich herausfinden musste.

Ich entschied mich für Letzteres.

Also schrieb ich eine der Personen an, die darüber postete. *Was hat es damit auf sich?* fragte ich – noch immer skeptisch, aber mit einer leisen Hoffnung, dass hier vielleicht doch mehr dahintersteckte.

Wenige Tage später hielt ich ein kleines Päckchen in den Händen. Ich öffnete es – und fand Pflaster. Schlicht, unscheinbar. Keine Anleitungen mit ellenlangen Wirkstofflisten, keine komplizierten Anwendungshinweise. Einfach nur diese kleinen Patches.

Ich setzte mich hin, drehte das Pflaster in den Fingern und fragte mich: *Soll ich das wirklich ausprobieren? Kann das funktionieren? Oder bin ich gerade auf einen riesigen Marketing-Gag hereingefallen?*

Aber die Neugier war stärker.

Also klebte ich das erste Patch auf.

Und dann … geschah etwas.

Etwas, das ich nicht erwartet hatte.

Ich konnte es nicht erklären, nicht in Worte fassen – aber ich spürte es. Eine Veränderung. Ein Gefühl, das so neu und unerwartet war, dass ich für einen Moment einfach nur dasaß und versuchte zu begreifen, was hier gerade passierte.

Ich war verblüfft. Verwirrt. Begeistert. Und gleichzeitig fragte ich mich: *Ist das wirklich möglich? Oder bilde ich mir das nur ein?*

Was ich zu diesem Zeitpunkt noch nicht wusste: Dieses schlichte Pflaster enthielt eine außergewöhnliche Technologie auf neuesten Erkenntnissen der heutigen Forschung – entwickelt von einem Sohn, der seine Mutter unterstützen wollte, sich trotz ihrer Krankheit besser im Alltag zurechtzufinden, ihr das Gefühl zu mehr Mobilität und Balance zurückzugeben.

Diese Technologie ist so neuartig, dass viele Menschen, die zum ersten Mal davon hören, sich schwertun, sie zu begreifen. Sie begegnen ihr – verständlicherweise – mit gesunder Skepsis.

Doch je mehr man sich damit auseinandersetzt, desto faszinierender wird sie. Plötzlich eröffnen sich Möglichkeiten, die man sich zuvor nicht hätte vorstellen können. Möglichkeiten, den Körper im Alltag auf eine völlig neue Weise risikofrei zu unterstützen – in so vielen Bereichen der verschiedenen körperlichen Funktionen.

Ich hielt das kleine Patch in der Hand und konnte es kaum glauben. Keine Inhaltsstoffe, keine Chemie – und doch sollte es meinen Körper auf eine völlig neue Weise unterstützen? Mein Verstand war skeptisch, doch mein Körper hatte mir bereits nach den ersten Momenten eine ganz andere Geschichte erzählt.

Aber wie konnte das funktionieren?

Erinnerst du dich an die heiße Herdplatte?

Vielleicht hast du als Kind einmal gehört: *Fass nicht auf die heiße Herdplatte!* Aber was passiert, wenn man es doch tut?

In dem Moment, in dem deine Finger die heiße Oberfläche berühren, senden Schmerz- und Hitzerezeptoren in deiner Haut blitzschnell ein Signal an dein Nervensystem. Dieser Impuls erreicht dein Gehirn, das die Botschaft sofort entschlüsselt: *Achtung, Gefahr – Hand wegziehen!* Und das geschieht ganz automatisch, innerhalb eines Wimpernschlags, ohne dass du bewusst darüber nachdenken musst.

Und so beginnt alles mit einem Patch …

Unser Körper ist ein Meisterwerk. Jede Funktion, von der Atmung, dem Stoffwechsel über den Schlaf bis hin zur Immunreaktion, folgt jeweils einem präzisen neuronalen Code – wie eine perfekt komponierte Melodie. Solange diese Codes harmonisch zusammenspielen, fühlen wir uns ausgeglichen, kraftvoll und gesund.

Doch das Leben ist laut, hektisch und oft unbarmherzig. Stress, Umweltfaktoren oder gesundheitliche Herausforderungen können diese feine Abstimmung stören. Die Melodie gerät ins Stocken, einzelne Töne fallen aus oder verzerren sich. Das Ergebnis? Müdigkeit, Unwohlsein, ein Körper, der nicht mehr so funktioniert, wie er sollte.

Und genau hier setzt die VTT-Technologie, die vibrotaktile Trigger-Technologie, an.[1]

Dieses simpel erscheinende Patch wirkt nicht wie eine Tablette oder ein Nahrungsergänzungsmittel – es fügt dem Körper nichts Neues hinzu. Stattdessen kann es ihn daran erinnern, was er längst weiß. Es trägt eingearbeitete Rillenmuster in sich, die über die Berührung

1 Vgl. https://leenen.superpatch.com/how-the-tech-works, besucht am 20.05.2025.

der Haut, genauer gesagt über die darin enthaltenen Rezeptoren, mit dem Nervensystem kommunizieren und dabei unterstützen können, die ursprüngliche Harmonie der Körpercodes wiederherzustellen. Ohne unser bewusstes Wahrnehmen, ähnlich wie im Beispiel mit der heißen Herdplatte.

Wie ein sanfter Dirigent kann es dem Körper den Takt zurückgeben, sodass er seine eigene Melodie wieder klar und kraftvoll spielen kann.

Ich hatte es selbst nicht begreifen können – doch was ich nach den ersten Tagen erlebte, war unübersehbar. Und es war erst der Anfang. Heute kann ich sagen, geht es mir endlich wieder richtig gut!

MARKUS ERZÄHLT

Vom Zuschauer zum Gestalter

Das Leben verläuft selten in geraden Bahnen. Wir nehmen Kurven, drehen Schleifen, gehen drei Schritte vor und wieder zwei zurück. Einen klaren Faden? Den suchte ich lange vergeblich. Ziele setzen? Verantwortung tragen? Lieber nicht, dachte ich oft. Also ließ ich mich treiben, ließ andere für mich Entscheidungen treffen und hoffte, dass sich die Dinge von selbst fügen würden.

Ich war gut darin, mich anzupassen – nicht anzuecken, nicht zu viel zu wollen. Während andere scheinbar genau wussten, wo sie hinwollten, fühlte ich mich oft wie ein Zuschauer meines eigenen Lebens. Ich hatte kein klares Bild davon, wer ich eigentlich war oder wohin mein Weg führen sollte.

Doch das Leben hat eine Art, uns immer wieder an Punkte zu bringen, an denen wir nicht mehr ausweichen können.

Mein Wendepunkt kam nicht mit einem lauten Knall, sondern eher wie ein leiser Weckruf, der immer lauter wurde. Ich begann, mich zu fragen: »*War das wirklich alles? War das der Weg, den ich gehen wollte?*«

Auf der Suche nach dem großen Ganzen

Beruflich entschied ich mich für eine Ausbildung zum Versicherungskaufmann – keine Herzensangelegenheit, sondern eine pragmatische Wahl. *»Eine solide Ausbildung«*, sagte meine Mutter damals, *»dann kannst du immer noch sehen, was du daraus machst.«* Ich hatte keinen besseren Plan, also ließ ich mich darauf ein. Und tatsächlich: Der Beruf machte mir Freude. Ich mochte den Kontakt zu Menschen, das Beraten, das Gefühl, Lösungen für andere zu finden.

Aber war das wirklich alles?

Ich spürte, dass da mehr sein musste. Ich wollte verstehen, warum Menschen ticken, wie sie ticken. Warum sie Entscheidungen treffen, die sie unglücklich machen. Warum sie sich selbst im Weg stehen. Also begann ich, mich mit Psychologie, Persönlichkeitsentwicklung und alternativen Heilmethoden zu beschäftigen.

Ich tauchte ein in eine Welt voller faszinierender Erkenntnisse: zweieinhalb Jahre Heilpraktikerschule, NLP und Coaching, Psycho-Neuro-Kinesiologie – die Liste wurde immer länger. Ich sog das Wissen auf, aber ich fand keinen klaren Weg, um es anzuwenden. Die meisten Ausbildungen schloss ich nicht ab. Sie blieben Fragmente, Puzzlestücke ohne erkennbares Gesamtbild.

Ich fragte mich oft, ob all das verlorene Zeit war. Ob ich mich einfach nur verzettelte, weil ich insgeheim Angst hatte, mich festzulegen. Ich hatte keine Antwort darauf. Also machte ich weiter, sammelte Erkenntnisse, ohne zu wissen, wofür.

Heute weiß ich: Nichts davon war umsonst. Manchmal erkennt man den Sinn von Entscheidungen erst Jahre später. Manchmal viel später.

Verantwortung, Liebe und der Mut zur Veränderung

Und dann kam Andrea in mein Leben. Mit ihr kam eine völlig neue Art des Denkens, eine andere Perspektive auf mich selbst. Sie stellte Fragen, die mich herausforderten, und ließ nicht locker, wenn ich wieder ausweichen wollte.

Als ich Andrea kennenlernte, war ich kein Mann, der unbedingt nach Halt suchte – und schon gar nicht einer, der selbst Halt geben konnte. Ich war eher jemand, der durchs Leben trieb, sich nicht festlegen wollte, weil Entscheidungen Verantwortung bedeuteten. Und Verantwortung bedeutete, sich nicht mehr einfach zurückziehen zu können, wenn es schwierig wurde.

Doch mit Andrea war das anders. Sie forderte mich heraus, brachte mich an meine Grenzen – und ließ mich gleichzeitig zum ersten Mal wirklich ankommen. Sie stellte mich vor eine Wahl, die ich vorher nie bewusst getroffen hatte: Bleibe ich ein Zuschauer meines eigenen Lebens oder stelle ich mich dem, was es mit sich bringt?

Ich entschied mich, dazubleiben. Für sie. Für uns. Und in dieser Entscheidung begann etwas in mir zu wachsen, das ich vorher nicht kannte: eine innere Stärke, eine Klarheit, die mich von einem Getriebenen zu jemandem machte, der Halt geben konnte.

Ich wusste nicht, wie sehr diese neue Kraft gebraucht werden würde.

Denn eines Tages wurde aus der Frau, die mich immer antrieb, eine Frau, die selbst einen Anker brauchte. Ihr Körper und ihre Seele versagten den Dienst. Sie fiel – und diesmal war ich es, der stehen blieb. Ich war es, der halten musste.

Und zum ersten Mal in meinem Leben wusste ich genau, was zu tun war.

Der Weg in eine neue Kraft

Und plötzlich war alles anders. Andrea, meine starke, lebensfrohe Frau, konnte nicht mehr. Die Frau, die sonst mit unerschöpflicher Energie unser Leben gestaltete, saß auf dem Sofa, mit leerem Blick, Tränen liefen ihr über das Gesicht – und sie sagte nur: »Ich kann nicht mehr.«

In diesem Moment wurde mir bewusst: Ich musste übernehmen.

Da war keine Zeit für Zweifel, kein Raum für die Frage, ob ich das schaffen würde. Ich funktionierte. Ich stand morgens auf, ging zur

Arbeit, erledigte den Haushalt, kümmerte mich um die Kinder. Ich versuchte, die Normalität aufrechtzuerhalten – für Andrea, für uns.

Doch während ich nach außen der Fels in der Brandung war, fühlte ich mich innerlich wie Treibholz.

Jeden Tag kämpfte ich mich aufs Neue durch die Aufgaben. Ich versuchte, für alle stark zu sein, und dabei merkte ich gar nicht, wie sehr ich selbst am Rande meiner Kräfte war. Die Verantwortung, die ich früher oft gescheut hatte, lag nun mit voller Wucht auf meinen Schultern. Ich jonglierte zwischen Job, Haushalt und zwei pubertierenden Kindern – und immer mit der Angst im Nacken, Andrea könnte noch weiter abrutschen.

Es gab Momente, in denen ich mich selbst nicht mehr spürte. Nächte, in denen ich wach lag und ins Dunkel starrte, nicht wusste, wie ich den nächsten Tag überstehen sollte. Aber aufgeben? Das ging nicht. Ich durfte nicht wanken, nicht stolpern, nicht zusammenbrechen. Ich musste stark bleiben – für Andrea, für unsere Familie.

Und so machte ich weiter.

Was ich damals nicht wusste: Diese Zeit würde mich nicht nur an meine Grenzen bringen, sondern mich darüber hinauswachsen lassen.

Denn wahre Stärke zeigt sich nicht, wenn alles leicht ist. Sie zeigt sich, wenn du nicht mehr kannst – und trotzdem weitergehst.

Neue Wege entstehen, wenn man sie geht

Es war eine Zeit, in der wir uns an jedem Strohhalm festhielten. Andrea suchte nach Wegen, die ihr helfen konnten, und ich versuchte, sie so gut es ging zu unterstützen. Doch nach all den Jahren der Rückschläge und gescheiterten Versuche war meine Hoffnung gedämpft. Zu oft hatten wir etwas ausprobiert, nur um am Ende wieder enttäuscht zu werden.

Dann erzählte Andrea von etwas, das sie entdeckt hatte – ein Pflaster, das ohne Inhaltsstoffe wirken sollte. Eine völlig neue Technologie, die versprechen sollte, den Körper auf einer anderen Ebene zu unterstützen. Ich war skeptisch. In all meinen Ausbildungen hatte ich gelernt, dass jede Wirkung auch eine Nebenwirkung mit sich bringt. Doch gleichzeitig war mir klar: Wenn es eine Möglichkeit gab, auch nur ein kleines bisschen Erleichterung zu schaffen, dann sollten wir sie nutzen.

Also ließ ich es zu. Ohne große Erwartungen, aber mit der stillen Hoffnung, dass es vielleicht einen Unterschied machen könnte. Dass es vielleicht der erste kleine Schritt in eine Richtung war, die wir schon längst nicht mehr für möglich hielten.

Was wir damals nicht ahnten: Dies war nicht einfach nur ein weiteres Experiment. Dies war der Beginn einer Veränderung, die alles auf den Kopf stellen sollte.

Mehr als ein Pflaster – ein neuer Weg

Wenn ich heute zurückblicke, sehe ich, wie sich mein Weg gefügt hat – auch wenn ich es damals nicht erkennen konnte. All das Wissen, das ich mir über die Jahre angeeignet hatte, all die Ausbildungen, die ich begonnen, aber nie wirklich genutzt hatte – plötzlich ergab alles Sinn. Der rote Faden, nach dem ich so lange gesucht hatte, war die ganze Zeit da gewesen. Ich musste ihn nur endlich aufnehmen.

Die größte Erkenntnis? Offen zu bleiben. Für das, was man nicht kennt, für das, was vielleicht auf den ersten Blick nicht greifbar erscheint. Ich hätte diese Technologie leicht als Unsinn abtun können. Doch ich ließ mich darauf ein – und das veränderte alles. Nicht nur für Andrea, sondern auch für mich.

Zum ersten Mal hatte ich das Gefühl, all das Wissen, das ich angesammelt hatte, wirklich in die Anwendung bringen zu können. Und nicht nur das – auch ich selbst konnte die Veränderung spüren. Die Patches unterstützten mich in meinen eigenen Prozessen, halfen mir, mehr bei mir anzukommen, mich selbst bewusster wahrzunehmen. Informationen zu den Patches findest du im Onlinebereich.

Doch das Größte: Sie haben auch uns als Paar noch einmal auf eine ganz neue Weise zusammenwachsen lassen. Nach all den Jahren, nach den Höhen und Tiefen, nach den Momenten der Erschöpfung und des Zweifelns fanden wir eine neue Verbundenheit. Eine andere

Qualität des Miteinanders, getragen von mehr Verständnis, mehr Leichtigkeit und einem gemeinsamen Blick in die Zukunft.

Heute weiß ich: Der Kreis hat sich geschlossen. Ich habe meinen Platz gefunden, meinen Faden im Leben – und die Reise geht weiter. Gemeinsam.

Über die Autoren Andrea und Markus Leenen

Gesundheitsexperten und Berater für Superpatches

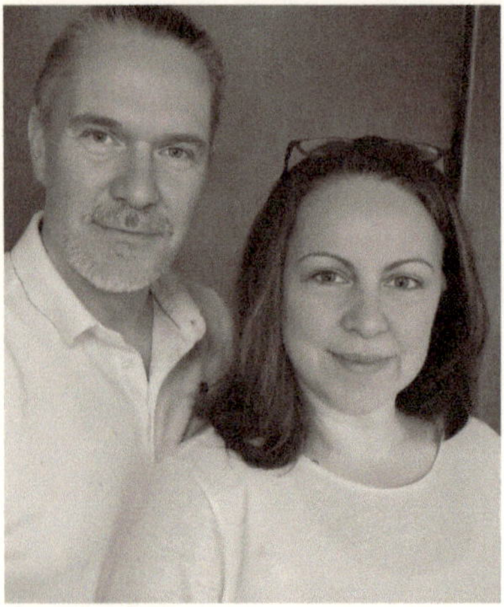

© *Andrea Leenen*

Eure wichtigste Herzensbotschaft für Gesundheit

Das Leben verläuft nicht immer geradlinig, aber wenn wir offenbleiben – für neue Wege, Erkenntnisse und das Unbekannte –, können wir genau dort ankommen, wo wir sein sollen. Jeder Umweg, jede Herausforderung und selbst sinnlose Erfahrungen können sich als wertvoller Teil eines Ganzen entpuppen. Wenn wir Verantwortung übernehmen – für uns selbst, unsere Liebsten und unseren Weg –, finden wir nicht nur Heilung, sondern auch eine tiefere Verbindung. Mit uns selbst und miteinander.

Eine Zeitreise

Hab keine Angst, dich festzulegen. Vertraue darauf, dass alles, was du lernst und erlebst, irgendwann Sinn ergibt – auch wenn du es im Moment noch nicht siehst. Bleib offen für neue Wege, auch für die, die auf den ersten Blick ungewohnt oder unlogisch erscheinen. Und vor allem: Habe den Mut, wirklich Verantwortung zu übernehmen – für dich, für die Menschen, die dir wichtig sind, und für das Leben, das du wirklich führen willst. Du bist stärker, als du glaubst.

Euer Lieblingszitat zur Gesundheit

»Die natürliche Kraft in jedem von uns ist die größte Kraft zur Heilung.« (Hippokrates)

→ Eine wunderbare Erinnerung daran, dass unser Körper über erstaunliche Selbstheilungskräfte verfügt – wenn wir ihn dabei unterstützen.

Fun Fact über euch

Markus:

Man mag es heute kaum glauben, aber ich war ein echter Rebell in meiner Jugend. Die Pubertät hat bei mir voll zugeschlagen und das System Schule war nicht gerade mein bester Freund. Die 9. Klasse habe ich gleich dreimal wiederholt – nicht, weil ich sie so sehr mochte, sondern weil ich lieber meine eigenen Regeln aufgestellt habe. Ich hatte oft keine Lust, mich anzupassen, und wollte mein Ding durchziehen. Heute sehe ich das als frühes Training in Durchhaltevermögen und als Erinnerung daran, dass der Weg nicht immer gerade verläuft. Aber egal, wie viele Umwege man nimmt, jeder findet irgendwann seinen Platz.

Andrea:

Vielseitigkeit ist meine Superkraft! Als Heranwachsende war ich Sportlerin, später Künstlerin und Fotografin – und dann plötzlich Steuerfachangestellte. Manche nennen es einen wilden Lebenslauf, ich nenne es: die perfekte Mischung aus Kreativität, Disziplin und der Fähigkeit, Zahlen genauso zu jonglieren wie Farben und Bewegungen. Und immer dabei: der Soundtrack meines Lebens – die Rockmusik der 80er und 90er, laut, ehrlich und voller Energie! Die höre ich bis heute laut und stolz im Auto, und es macht mir immer wieder riesigen Spaß, den Lautstärkeregler voll aufzudrehen und es richtig krachen zu lassen!

Wie kann euch eine interessierte Person erreichen?

SUPERPATCH | Independent Associate

Markus Leenen
leenen.superpatch.com
E-Mail: markus@gesundleenen.de
Mobil: 0176 307 96 323

Andrea Leenen
gesundleenen.superpatch.com
E-Mail: andrea@gesundleenen.de
Mobil: 0160 49 38 779

Wir bleiben weiter bei der Metapher des Akkus. Bei unserem nächsten, wirklich sehr inspirierenden Autor handelt es sich um Peter Weisel. Er ist Spezialist für Positivierung von negativem Stress und steht mit diesem Thema auch als Speaker auf der Bühne. Als Experte zum Thema *Stressmanagement* unterstützt er heutzutage Menschen dabei, wieder in ihre Kraft zu kommen und ihren Akku wirklich aufzuladen und die Entladung im Alltag zu stoppen. Doch auch bei ihm steht eine bewegende Geschichte dahinter. Denn einst war auch sein Akku komplett leer.

Und nun wünsche ich dir viele gute Erkenntnisse beim Lesen des nächsten Kapitels. Und solltest du einmal die Chance haben, Peter Weisel live auf der Bühne zu sehen, lass dir das nicht entgehen. Es lohnt sich.

Kapitel 15
Du lädst deinen Akku jeden Tag – doch warum hält die Energie immer kürzer?

(Peter Weisel)

Das Ferienhaus, die Axt und dein tragender Balken

Ein Ferienhaus, umgeben von einer unberührten Schneelandschaft. Draußen liegt eine dichte Schneedecke, die Luft ist klar und kalt. Nach einem langen Tag im Freien – vielleicht nach einer Skitour oder einem ausgedehnten Spaziergang durch den Wald – kehrst du zurück in die behagliche Wärme des Hauses. Das Kaminfeuer flackert, ein sanftes Knistern erfüllt den Raum, und der Duft von Holz liegt in der Luft. Du setzt dich mit deinem Partner auf das Sofa, vielleicht ein Glas Rotwein in der Hand, und ihr genießt diesen Moment der Ruhe. Die Anspannung des Tages fällt ab, während sich die wohlige Wärme langsam im ganzen Körper ausbreitet. Alles scheint perfekt.

Doch plötzlich beginnt das Feuer zu erlöschen. Zunächst kaum merklich, dann immer deutlicher. Die Glut verliert an Kraft, die Flammen werden kleiner, die Wärme schwindet. Noch ist es angenehm, doch die Kälte schleicht sich bereits in den Raum. Du stehst auf, gehst zum Kamin und erkennst das Problem: Es fehlt an Brennholz. Ein Blick zur Holzlege bringt Gewissheit – sie ist leer. Hättest du sie rechtzeitig gefüllt, wäre genügend Brennmaterial vorhanden, um das Feuer weiter brennen zu lassen. Doch daran hast weder du noch jemand anderes gedacht. Nun bleibt nur eine Frage: Was tun?

Der Blick wandert durch den Raum, auf der Suche nach einer Lösung. Schließlich fällt er auf eine Axt, die neben einem massiven, tragenden Holzbalken liegt. Der Balken ist handgedrechselt, stabil und fest in die Konstruktion des Hauses integriert. Er trägt die Decke, gibt Halt, sorgt für Stabilität.

Eine einfache, aber folgenschwere Überlegung drängt sich auf: Die Kälte wird zunehmend unangenehm, das Feuer muss neu entfacht werden, und Brennmaterial ist keines mehr vorhanden. Was wäre, wenn man einfach ein paar Holzstücke aus dem tragenden Balken herausschlagen und ins Feuer werfen würde?

Jeder würde diese Frage mit einem klaren Nein beantworten. Es wäre absurd, die Substanz des Hauses zu zerstören, nur um für einen Moment Wärme zu erzeugen. Ein tragender Balken ist nicht beliebig ersetzbar. Wird er beschädigt, verliert das gesamte Gebäude an Stabilität – mit unabsehbaren Konsequenzen.

Und doch tun genau das viele Menschen Tag für Tag. Wer permanent mehr gibt, als er an Energie zur Verfügung hat, wer seine eigenen Reserven verbrennt, um weiterzumachen, wer glaubt, dass Erschöpfung der Preis für Erfolg ist, der schlägt Stück für Stück in seinen eigenen tragenden Balken. Anfangs bleibt der Schaden unbemerkt – ein wenig Müdigkeit hier, ein leichtes Nachlassen der Konzentration dort. Doch mit der Zeit summieren sich die kleinen Kerben.

Noch problematischer ist es, wenn die Schwächung an einer unerwarteten Stelle auftritt – wie eine einzelne defekte Ziegel auf dem Dach. Zunächst scheint sie unbedeutend. Vielleicht ist nur eine kleine Ecke abgebrochen, vielleicht hat sich ein feiner Riss gebildet. Doch mit jedem Regenschauer dringt unbemerkt Wasser ein. Zunächst in winzigen Mengen, kaum wahrnehmbar. Doch mit der Zeit durchfeuchtet das Holz, Schimmel bildet sich, die Substanz beginnt zu faulen. Und dann, eines Tages, gibt die Konstruktion nach.

Genauso verhält es sich mit Stress. Es ist selten die eine große Belastung, die alles zusammenbrechen lässt. Viel häufiger sind es die kleinen, übersehenen Schwachstellen, die über Jahre hinweg unbemerkt Schaden anrichten. Wer nicht rechtzeitig gegensteuert, riskiert, dass sein gesamtes System irgendwann nachgibt – und dann nicht langsam, sondern plötzlich und unumkehrbar.

Ein tragender Balken hält einiges aus. Er kann Belastungen tragen, Widerständen trotzen, Stöße abfedern. Doch geschwächt gibt er irgendwann nach. Und wenn er nachgibt, dann nicht allmählich, sondern abrupt. Es ist nicht die erste kleine Kerbe, die ihn brechen lässt. Es ist das ständige, unbemerkte Nachgeben – das fortwährende Opfern von Stabilität für einen kurzen Moment der Wärme.

Die entscheidende Frage ist nicht, ob man seinen Balken beschädigt. Die Frage ist, wann man es bemerkt. Wartet man, bis das gesamte Haus einstürzt? Oder erkennt man rechtzeitig, dass es an der Zeit ist, eine andere Lösung zu finden?

Der menschliche Akku: warum du auf deine Ladekurve achten musst

Wer ständig mehr Energie verbraucht, als er zurückgewinnt, lebt auf Verschleiß. Anfangs funktioniert es scheinbar noch problemlos. Doch irgendwann kommt der Punkt, an dem selbst Pausen nicht mehr ausreichen, um sich zu regenerieren. Die Erschöpfung wird chronisch, der Körper schaltet in einen dauerhaften Überlebensmodus. Doch warum geschieht das?

Ein neues Smartphone funktioniert anfangs einwandfrei. Der Akku hält lange, lädt schnell auf, und selbst nach intensiver Nutzung reicht eine volle Ladung für den ganzen Tag. Doch mit der Zeit verändert sich etwas. Der Akkustand sinkt schneller als gewohnt, die Leistung nimmt ab. Morgens frisch vom Ladegerät genommen, mittags schon bei 40 Prozent – und am Abend sucht man verzweifelt nach einer Steckdose, um irgendwie durch den Tag zu kommen. Schließlich ist man gezwungen, Strategien zu entwickeln: den Energiesparmodus aktivieren, bestimmte Apps meiden, das Ladekabel immer griffbereit halten. Und irgendwann dreht sich die gesamte Aufmerksamkeit nur noch um eine einzige Frage: Wie komme ich mit der verbleibenden Energie über den Tag?

Der menschliche Körper funktioniert nach genau demselben Prinzip. In jungen Jahren ist die Akkukapazität hoch, die Regeneration schnell. Eine durchgemachte Nacht, ein intensiver Arbeitstag, mentaler oder körperlicher Stress – all das steckt man scheinbar mühelos weg. Doch mit den Jahren, mit steigenden Anforderungen und fehlender Erholung, beginnt der Akku, an Leistung zu verlieren. Es dauert länger, sich zu erholen, der Energielevel fällt schneller ab. Man fühlt sich tagsüber erschöpft, kommt morgens trotz Schlaf nicht richtig in die Gänge und fragt sich, warum der Körper nicht mehr auf Touren kommt.

Doch das eigentliche Problem ist nicht nur der Energieverbrauch – sondern vor allem das falsche Laden.[1] Viele Menschen fahren ihren Akku Tag für Tag auf fünf Prozent herunter und laden dann nur gerade so viel nach, dass es bis zum nächsten Morgen reicht. Tiefentladung, minimale Regeneration, Dauerstress. Mit der Zeit verliert die Batterie dauerhaft an Leistung und nimmt permanent Schaden. Selbst wenn sie geladen wird, hält sie nicht mehr lange. Man fühlt sich ständig ausgelaugt, als wäre nie genug Energie vorhanden, um wirklich leistungsfähig zu sein.

Noch kritischer ist der unsichtbare Verbrauch – der Standby-Modus. Jeder kennt es vom Smartphone: Auch wenn es nicht aktiv genutzt wird, sinkt der Akkustand im Hintergrund. Systemprozesse laufen weiter, Benachrichtigungen kommen an, das Gerät bleibt in einer ständigen Grundaktivität. Genau dasselbe passiert im menschlichen Körper.

Wer unter Dauerstress steht, verliert Energie – selbst, wenn er sich in Ruhe befindet.[2] Man liegt auf dem Sofa, möchte entspannen, doch innerlich läuft ein anderes Programm. Die Gedanken kreisen um unerledigte Aufgaben, um berufliche Unsicherheiten, finanzielle Verpflichtungen oder Herausforderungen in der Familie. Der Körper bleibt in Alarmbereitschaft, das Nervensystem feuert weiter. Auch wenn äußerlich Ruhe herrscht, verbraucht dieser unterschwellige Stress wertvolle Energie und lässt ein Aufladen nicht zu.

Dieser permanente Hintergrundverbrauch ist einer der größten Energiefresser. Je höher das Stresslevel, desto mehr Energie geht verloren – ohne dass man es bewusst merkt. Das Resultat: Man fühlt sich erschöpft, obwohl man vermeintlich nichts getan hat. Man schläft,

---

1 Vgl. Hüther, G. (2016). Mit Freude lernen – ein Leben lang, Vandenhoeck & Ruprecht, Göttingen.

2 Vgl. Birkenbihl, V. F. (2020). Intelligentes Stressmanagement, mvg Verlag, München.

wacht aber nicht erholt auf. Man hat Pausen, die sich nicht erfrischend anfühlen. Und dann kommt der nächste Fehler.

Anstatt das Ladeverhalten zu optimieren, versuchen viele, sich mit mehr Koffein, mehr Disziplin, mehr Willenskraft durch den Tag zu kämpfen. Sie überhören die Warnsignale ihres Körpers, bis dieser sie eines Tages zwingt, stehen zu bleiben. Doch ein Akku lädt sich nicht durch Druck auf.[3] Er lädt sich nur dann auf, wenn er die richtigen Bedingungen bekommt – echte Erholung, sinnvolle Ladezyklen, bewussten Umgang mit Energie.

Die entscheidende Frage ist also nicht, ob der Akku schwächer wird – sondern wann man sein Auf- und Entladeverhalten ändert. Wartet man, bis nichts mehr geht? Oder trifft man die Entscheidung, bewusst gegenzusteuern, bevor der Akku irreparabel geschädigt ist?

Mein Vater: ein Akku im Dauerbetrieb

Wer jahrelang mehr Energie verbraucht, als auflädt, merkt oft zu spät, dass die Reserven erschöpft sind. Erst sind es kleine Warnsignale – Müdigkeit, Konzentrationsschwäche –, doch irgendwann lädt der Akku nicht mehr richtig. Genau an diesem Punkt war mein Vater.

Er war ein Macher. Schlosser, Lehrer, Bürgermeister. Immer aktiv, immer für andere da – aber nie für sich selbst. Sein Akku lief im Dauerbetrieb. Der erste Schlaganfall kam plötzlich. Ich begleitete ihn zu einer Veranstaltung, als er seinen Aktenkoffer fallen ließ, ohne es zu bemerken. Ich brachte ihn ins Krankenhaus. Sein Gesicht zuckte, seine Hand war kraftlos. Mein Vater, der sonst alles im Griff hatte, war plötzlich auf Hilfe angewiesen. Ich sagte das Einzige, was mir einfiel: »Das wird schon wieder.« Er nickte und sagte nur: »Klar.«

Optimismus – seine Lebenshaltung. Er hat sich entschieden, es zu schaffen. Und tat es. Doch Jahre später kam der zweite Schlaganfall. Während er im Krankenhaus lag, fiel sein Blick auf den bettlägerigen Mann, dem er gegenüberstand. In diesem Moment setzte Reframing

---

3 Vgl. Carnegie, D. (2011). Sorge dich nicht – lebe!, Fischer Taschenbuch, Frankfurt am Main.

ein. Er sah nicht mehr nur seinen eigenen Zustand, sondern erkannte, was er noch hatte: Sprache, Bewegung, Familie. Er konzentrierte sich auf das, was möglich war – nicht auf das, was fehlte.

Ein Eingriff an der Halsschlagader folgte – und mit ihm ein weiterer Schlaganfall. Die Ärzte erkannten ihn nicht sofort. Als schließlich sein massiver Gesichtsfeldverlust festgestellt wurde, fragte ich ihn, ob wir dagegen vorgehen sollten. Er antwortete: »Nein.« Das war keine Resignation, sondern Akzeptanz. Er entschied sich gegen einen Kampf, den er nicht gewinnen konnte, und für die Dinge, die er noch beeinflussen konnte.

Doch das nächste Unheil ließ nicht lange auf sich warten. Ein Sturz, eine Hirnblutung, eine Not-OP. Als er reglos im Krankenhausbett lag, wusste ich nicht, was ich sagen sollte. Also brachte ich ihm einen MP3-Player mit seiner Lieblingsmusik und vertrauten Stimmen. Wir sagten ihm: »Wir brauchen dich. Komm zurück.«

Am fünften Tag drehte er den Kopf und sagte: »So, ich gehe jetzt in die Reha.«

Es war mehr als eine Absichtserklärung. Er hatte ein Ziel: Er wollte seine noch ungeborene Enkeltochter auf dieser Welt begrüßen.

Doch dann kam der letzte Schlag. Blutkrebs. Dieses Mal gab es keine Reserve mehr. Kein weiteres Aufladen des Akkus. Mein Vater hatte alles gegeben. Aber irgendwann ist auch die stärkste Batterie leer.

Sein Leben hat mir eine wichtige Lektion hinterlassen: Du kannst nicht ewig auf Reserve fahren. Irgendwann ist der Akku leer. Die Frage ist nur, ob du ihn für das Richtige eingesetzt hast.

Erst später erkannte ich, dass auch mein eigener Akku längst überlastet war. Ich hielt mich für unverwundbar – bis mein Körper mir die Grenzen zeigte. Mein Vater hat mir beigebracht, die Punkte der Vergangenheit zu verbinden – meine Vergangenheit. Danke, Papa – ich liebe dich!

Mein eigener Akku-Crash: von Gürtelrose bis Bandscheibenvorfall

Mein Vater hatte sich jahrelang aufgerieben, immer weitergemacht, alle Warnsignale ignoriert – bis sein Körper ihn endgültig stoppte. Ich hatte es hautnah miterlebt, hatte gesehen, was passiert, wenn man über Jahre hinweg mehr verbraucht, als man zurückgewinnt. Und doch machte ich genau den gleichen Fehler. Ich dachte, ich sei unverwundbar. Ich glaubte, dass mein Wissen über Stress und Resilienz mich davor schützen würde. Doch Wissen allein reicht nicht. Erst wenn der eigene Körper die Notbremse zieht, wird einem bewusst, wie tief man selbst schon in der Erschöpfung steckt.

Es begann mit einem brennenden Schmerz auf der Kopfhaut. Zunächst nahm ich ihn kaum wahr, hielt ihn für eine leichte Reizung, vielleicht eine kleine Entzündung. Doch der Schmerz wurde stärker, intensiver, schließlich fast unerträglich. Die Diagnose: Gürtelrose.

Aber nicht irgendwo am Körper, sondern direkt am Kopf, am Nervus trigeminus. Wer sich mit Nervenentzündungen auskennt, weiß, was das bedeutet. Die Schmerzen waren wie Feuer unter der Haut und im linken Auge – brennend, stechend, mit jeder Berührung schlimmer. Mein Arzt, ein eher alternativer Typ, sah mich an und sagte: »Lass es nicht einreißen. Wenn du einmal einen Restschmerz hast, bleibt der für dein ganzes Leben.«

Diese Worte gingen mir nicht mehr aus dem Kopf. Ich begann, mich zu fragen: Wie konnte es so weit kommen? Wie konnte mein Körper so massiv reagieren, nur weil ich »funktioniert« hatte? Es war das erste Mal, dass mir bewusst wurde, dass mein Akku nicht mehr richtig lud. Aber ich hatte die Lektion noch nicht vollständig verstanden.

Einige Jahre später kam der zweite Crash: Bandscheibenvorfall mit 30. Ich lag im MRT, das monotone Klopfen des Geräts hallte durch meinen Kopf, während ich innerlich nur betete: »Lass es keinen Vorfall sein. Lass es nur eine Vorwölbung sein.« Dann kam der Arzt.

»Es tut mir leid, ich muss Ihnen sagen …«

Ich wusste, dass es genau das war, was ich nicht hören wollte.

»… Basketball ist vorbei. Joggen können Sie nicht mehr. Und ein Kind aus der Wiege heben? Schwierig …«

Ich war 30 Jahre alt und sollte mich damit abfinden, dass mein Körper nicht mehr richtig funktionierte? Dass Bewegung, Sport, Aktivität – all das, was mich ausmachte – nicht mehr möglich sein sollte?

Ich stand da mit dieser Diagnose in der Hand und hatte zwei Möglichkeiten:

1. Ich konnte mich damit abfinden, Schmerzmittel nehmen, mein Leben anpassen und mir sagen, dass es eben nicht anders geht.
2. Oder ich konnte mich fragen, warum mein Körper diesen Zustand erreicht hatte und was ich tun musste, um ihn wieder in die richtige Richtung zu bringen.

Ich entschied mich für den zweiten Weg. Ich begann, meinen Körper wirklich zu verstehen. Ich stellte meine Ernährung um, passte meine Bewegung an, optimierte meine mentale Regeneration. Ich lernte, wie Stress Entzündungen fördert, wie er den Heilungsprozess blockiert, wie er tief in die biochemischen Abläufe eingreift. Und vor allem verstand ich: Heilung ist möglich. Der Akku kann sich wieder aufladen.[4] Aber nur, wenn man ihm die richtigen Bedingungen gibt.

Heute ist der Bandscheibenvorfall komplett ausgeheilt, die Gürtelrose ist Geschichte. Ich kann mich bewegen, ich kann Sport treiben, ich kann meine Kinder ohne Einschränkung hochheben und mit ihnen herumtollen. Ich bin der lebende Beweis, dass ein tiefentladener Akku nicht zwangsläufig defekt ist. An dieser Stelle möchte ich meiner Frau danken. Sie ist mein Anker und Garant, dass wir gemeinsam alles auf dieser Welt meistern werden: Ich liebe dich!

Viele Menschen glauben, sie seien »kaputt«. Sie glauben, ihr Energielevel sei dauerhaft gesunken, dass es nicht mehr besser werden kann. Doch das ist nicht wahr.

---

4 Vgl. Seligman, M. E. P. (2012). Flourish: Wie Menschen aufblühen, Kösel Verlag, München.

Dein Akku kann regenerieren. Die Frage ist nur: Gibst du ihm die Chance dazu?

Ich hatte verstanden, dass mein Akku sich wieder aufladen konnte – doch ein weiteres Problem blieb bestehen. Denn nicht nur die Energie war ein Thema, sondern auch der Druck, unter dem ich stand. Es ging nicht nur darum, dass mein Akku leer war. Es ging darum, dass er unter einer permanenten Last stand, die ihn zusätzlich belastete.

Der Luftballon des Lebens – Druck, Nadelstiche und Energiehaushalt

Ein leerer Akku ist ein Problem – doch oft ist es nicht nur der Energiemangel, sondern der Druck, der sich unaufhörlich aufbaut. Dauerstress ohne Regeneration führt zu Erschöpfung und innerer Anspannung. Wer ständig unter Hochdruck steht, kann sich nicht erholen – selbst wenn theoretisch Zeit dafür wäre.

Ein Luftballon mit Ein- und Auslassventil beschreibt dieses Prinzip. Durch das Einlassventil strömt Luft: Erwartungen, Perfektionismus, das Bedürfnis, allem gerecht zu werden. Doch oft kommt der größte Druck nicht von außen, sondern aus den eigenen Gedanken, Ängsten und Ansprüchen. Die innere Stimme sagt: »Es reicht nicht, du musst mehr leisten.« Mit jedem zusätzlichen Einschub steigt die Spannung – der Ballon wird starrer, weniger flexibel.

Dazu kommt der äußere Stress – die Nadel von außen: eine unvorhergesehene Deadline, ein cholerischer Chef, finanzielle Sorgen, gesundheitliche Probleme. Wenn der Ballon bereits am Limit ist, reicht ein kleiner Stich – und er platzt. Doch das eigentliche Problem ist nicht die Nadel selbst. Ein flexibler Ballon gibt nach, passt sich an und federt Belastungen ab.

Hier setzt das Prinzip der Resilienz-Ressourcen an. Sie wirken wie Schutzschichten, eine Art Klebestreifen an kritischen Stellen des Ballons. Wer nicht nur theoretisch weiß, wie Stressbewältigung funktioniert, sondern es lebt, entwickelt mit der Zeit eine Art Teflon-Beschichtung: Die Nadeln treffen weiterhin auf, aber sie dringen nicht mehr durch.

Doch Schutzschichten allein reichen nicht. Auch das Ventil muss funktionieren. Wer regelmäßig Luft zulässt – durch bewusste Pausen, Austausch mit Vertrauten oder kleine Rituale der Entspannung – sorgt dafür, dass der Druck gar nicht erst gefährlich ansteigt.

Das Zusammenspiel aus innerem Druck, äußeren Belastungen und vorhandenen Ressourcen entscheidet, ob ein Mensch unter Stress zerbricht oder ihn bewältigt. Es geht nicht darum, alle Nadeln zu vermeiden – das ist unmöglich. Es geht darum, mit ihnen umgehen zu können. Ein belastbarer Mensch ist nicht jemand ohne Stress, sondern jemand, der gelernt hat, seinen Druck zu regulieren, Schutz aufzubauen und äußere Einflüsse richtig zu verarbeiten – ich nenne es das Dreieck der Gesundheit.[5]

Warum so viele Menschen unter Dauerbelastung stehen

Schon früh wird vermittelt: Leistung geht vor Wohlbefinden. In der Schule zählt nicht Talent, sondern Anpassung an ein System. Fehler sind Makel, Prüfungen messen Reproduktion, nicht Verständnis. Später setzt sich dieses Muster fort. Pünktlichkeit, Effizienz, Produktivität – das Maß des Wertes eines Menschen. Wer leistungsfähig ist, bekommt mehr Verantwortung, aber selten mehr Erholung. Anerkennung gibt es für Durchhaltevermögen, nicht für Selbstfürsorge.

Die Mechanismen sind subtil, aber effektiv: Wer krank ist, soll sich erholen – aber nicht zu lange. Wer überarbeitet ist, gilt als fleißig – nicht als gefährdet. Wer seinen eigenen Akku ignoriert, wird als engagiert angesehen, während derjenige, der bewusst Pausen setzt, schnell als weniger belastbar gilt. Die gesellschaftlichen Erwartungen sind klar: funktioniere, sei leistungsfähig, zeige Einsatz – koste es, was es wolle.

Und genau hier liegt das Problem: Wer im Stress ist, hat keine Kapazität für Stressbewältigung. Viele wissen, dass sie etwas ändern müssten, doch sie funktionieren weiter, weil sie glauben, keine Zeit

---

5 Vgl. Berndt, C. (2015). Resilienz: Das Geheimnis der psychischen Widerstandskraft, dtv Verlagsgesellschaft, München.

für Veränderung zu haben. Ein Irrtum. Ohne bewusste Strategie wird sich nichts ändern. Stress löst sich nicht von selbst – er eskaliert.

Es geht also nicht darum, alle Nadeln zu vermeiden. Das wäre unmöglich. Es geht darum, mit ihnen umgehen zu können, ohne daran zu zerplatzen. Ein belastbarer Mensch ist nicht jemand, der keinen Stress hat, sondern jemand, der weiß, wie er seinen inneren Druck reguliert, Schutzschichten aufbaut und äußere Einflüsse richtig verarbeitet – und sei es nur, die spitzesten Nadeln abzustumpfen.

Entladung stoppen und Akkuaufladung starten – dein Weg zur Energie

Wer jahrelang mehr Energie verbraucht, als er nachlädt, kann nicht erwarten, dass eine einzelne Veränderung alles wieder ins Gleichgewicht bringt. Stress ist nicht mit einem freien Wochenende gelöst, genauso wenig wie ein leerer Akku durch kurzes Anstecken sofort wieder volle Leistung erreicht. Doch genau hier liegt das Problem vieler Ansätze: Sie setzen auf schnelle, kurzfristige Erholung, anstatt die grundlegenden Mechanismen der Regeneration zu verstehen.

Viele Menschen versuchen zuerst, mehr Energie aufzunehmen – durch mehr Schlaf, bessere Ernährung oder gezielte Entspannung. Doch solange der Akku weiterhin in Hochgeschwindigkeit entladen wird, bleibt das Ergebnis enttäuschend. Der erste Schritt ist daher, den Energieverlust zu minimieren.

Dazu gehört es, bewusste Grenzen zu setzen. Nein zu sagen, wenn die Kapazitäten erschöpft sind. Aufgaben abzugeben, anstatt immer mehr zu übernehmen. Die eigenen Erwartungen zu hinterfragen, statt sich selbst durch Perfektionismus zusätzlichen Druck zu machen. Viele Akkus laufen leer, nicht weil zu wenig Energie vorhanden wäre, sondern weil zu viele unnötige Prozesse im Hintergrund aktiv sind.

Gleichzeitig muss der Körper lernen, sich wieder richtig aufzuladen. Erholungsphasen müssen effektiv sein, nicht nur vorhanden. Ein freier Abend, an dem man gedanklich noch bei der Arbeit ist, bringt keine echte Regeneration. Wer ein Wochenende damit verbringt,

Serien zu schauen oder durch soziale Medien zu scrollen, hat sich unterhalten und gleichzeitig den Akkustand unten gehalten.

Echte Regeneration bedeutet, den Körper in einen Zustand zu versetzen, in dem er sich selbst reparieren kann. Dazu gehören zum Beispiel tiefer, erholsamer Schlaf, gezielte Bewegung, eine bewusste Ernährung, die die nötigen Bausteine zur Reparatur liefert, und vor allem regelmäßige Momente der echten Ruhe. Momente, in denen der Geist abschalten darf, anstatt weiter unter Hochspannung zu stehen.

Dieses Prinzip ist keine Theorie. Es ist messbar. Wer beginnt, gezielt an seiner Regeneration zu arbeiten, bemerkt innerhalb weniger Wochen, wie sich das Energielevel verändert. Schlaf wird erholsamer, die Konzentration steigt, der Körper fühlt sich belastbarer an. Eine Studie von Nature aus dem Jahr 2017 zeigt, dass bereits eine Verbesserung der Schlafqualität durch Schlafhygiene und regelmäßige Routinen signifikante Effekte auf Konzentration, Gedächtnisleistung und emotionale Resilienz hat.[6] Es geht also nicht darum, den Alltag drastisch umzukrempeln, sondern kleine, nachhaltige Schritte zu gehen, die langfristig den Unterschied machen.

Ein Leben ohne Stress wäre ein gleichförmiges Dahintreiben, ein Leben ohne Herausforderungen[7] – wie das einer Seegurke, die sich einfach treiben lässt. Ohne Stress gäbe es keinen Antrieb, keine Entwicklung, keine Impulse zur Veränderung. Doch genauso wenig, wie völlige Anspannung produktiv ist, bringt völlige Entspannung noch keine Zufriedenheit. Stress ist ein natürlicher Bestandteil des Lebens und oft ein Zeichen dafür, dass etwas in Bewegung kommt. Er kann uns antreiben, neue Lösungen zu finden, uns wachsen lassen und echte Fortschritte ermöglichen. Entscheidend ist nicht, Stress zu vermeiden, sondern ihn in eine sinnvolle Balance mit Regeneration zu bringen – damit er nicht zum Dauerzustand wird, sondern als

---

6 Vgl. Phillips, A. J. K. et al. (2017). Irregular sleep/wake patterns are associated with poorer academic performance and delayed circadian and sleep/wake timing. Scientific Reports, 7(1), 3.216. https://doi.org/10.1038/s41598-017-03171-4

7 Vgl. Selye, H. (1974). Stress without Distress, McClelland and Stewart, Toronto.

gesunde Herausforderung und zum persönlichen Wachstum genutzt werden kann.

Der Akku und der Luftballon sind zwei zentrale Bilder für dieses Prinzip. Der Akku steht für die Energie, die benötigt wird, um Leistung zu erbringen. Der Luftballon symbolisiert den inneren Druck, der entsteht, wenn Stress ohne Entlastung zunimmt. Wer beides richtig steuert, bleibt widerstandsfähig.

Doch das Paradoxe ist: Wer im Stress ist, kann sich nicht mit Stressbewältigung beschäftigen. Die meisten Menschen wissen, dass sie etwas ändern müssten, doch sie finden keinen Ansatzpunkt. Sie funktionieren weiter, weil sie glauben, keine Zeit für Veränderung zu haben. Doch genau hier liegt das Problem: Ohne eine bewusste Strategie wird sich nichts ändern. Stress verschwindet nicht von selbst – im Gegenteil: Er nimmt weiter Fahrt auf.

Genau deshalb habe ich es mir zur Mission gemacht, Menschen aus dieser Dauerschleife herauszuholen. Meine Programme und Kurse bieten eine vordefinierte Struktur, die genau dort ansetzt, wo viele scheitern: bei der Auswahl der Tools und der einfachen Umsetzung. Sie sind darauf ausgelegt, selbst in stressigen Phasen anwendbar zu sein – ohne zusätzlichen Druck aufzubauen. Wer das eigene Energie- und Druckmanagement in den Griff bekommen will, braucht mehr als gute Ratschläge – er braucht ein konkretes und einfach umsetzbares System mit nur wenigen Minuten täglich und einer einzigartigen Strategie.

Wenn du ein paar meiner Top-Tipps und weitere spannende und vor allem nützliche Informationen haben möchtest, dann besuche direkt den Onlinebereich dieses Buches oder schaue auf meiner Website www.peter-weisel.de vorbei.

Die Entscheidung, wieder Kontrolle über die eigene Energie zu übernehmen, liegt bei dir. Jeder Akku kann wieder aufgeladen werden. Die einzige Frage ist, wann du damit beginnst – und der beste Zeitpunkt ist sicherlich jetzt. Warum solltest du dir sonst die Zeit genommen haben, diese Zeilen zu lesen?

Über den Autor Peter Weisel

Online-Stressmanagement

Spezialist für Positivierung von negativem Stress sowie Trainer für Resilienz und Keynote Speaker

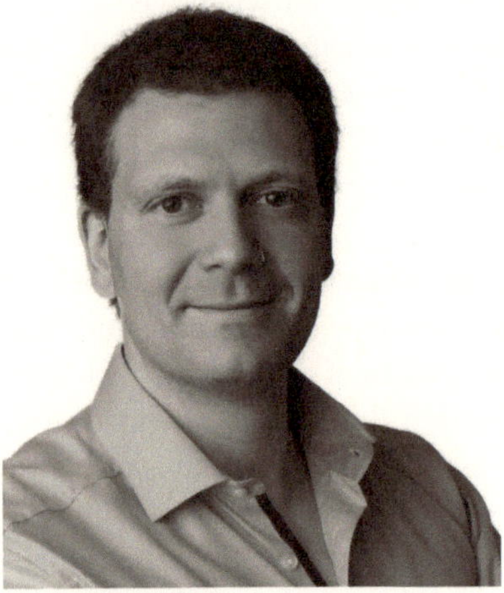

© *Katja Brussilowski*

Deine wichtigste Herzensbotschaft für Gesundheit
Du hast immer die Wahl – niemand zwingt dich, etwas zu tun, und niemand trägt für dich die Rechnung. Entscheide dich für dich und deine Gesundheit.

Eine Zeitreise
Du bist heute der Mensch, der du bist, weil du damals der Mensch warst, der du warst. Geh den gleichen Weg noch einmal – aber achte mehr auf die Zeichen des Lebens.

Dein Lieblingszitat zur Gesundheit
»Wer ständig gegen den Wind kämpft, statt mit ihm zu schwingen, wird irgendwann brechen.« (Peter Weisel)

Fun Fact über dich
Meine ehemaligen Schülerinnen und Schüler haben mich zum »Bienenkönig« gekürt – denn die »Weisel« ist die Königin im Bienenstock.

Wie kann dich eine interessierte Person erreichen?
hallo@weisel-trainings.de
017621534352
www.peter-weisel.de

Bevor wir uns dem Thema *Ayurveda und Herzenergie* zuwenden, gibt es noch ein weiteres Kapitel zum Thema *Stress und Stressmanagement.* Auch bei unserer nächsten wunderbaren Autorin – Bärbel Strecker – war einst der Akku komplett leer.

Im Alter von 40 Jahren war sie so krank, dass sie von ihrem Arzt zu hören bekam, dass sie dauerhaft Medikamente einnehmen müsse. Mit 62 Jahren bestieg sie den Kilimandscharo! Was für eine Leistung.

Wenn du neugierig bist, wie unsere Autorin es geschafft hat, ihren Akku wieder voll aufzuladen, dann lies gleich weiter.

Und noch etwas zeigt die ermutigende Geschichte von Bärbel Strecker:

Es gibt nicht DIESEN EINEN WEG zu mehr Gesundheit. Es gibt viele Wege, wieder in seine Kraft zu kommen. Und deswegen ist dieses Buch wie ein Buffet: Du darfst dir deine Lieblingsmöglichkeiten auswählen und, wenn du magst, zu jedem einzelnen Experten Kontakt aufnehmen, um mehr zu erfahren.

Kapitel 16
Vom Burnout auf den Kilimandscharo, eine Reise zu mir selbst

(Bärbel Strecker)

Endlich Frieden in mir

Ich stehe auf diesem Gipfel in 5.756 Metern Höhe und meine Gefühle kann ich kaum in Worte fassen. Es ist eine Mischung aus Aufregung und Stolz. Doch vor allem erfüllt mich ein überwältigender innerer Frieden – ein Gefühl, das so tief und kraftvoll ist, wie ich es selten zuvor erlebt habe. In diesem magischen Moment fügt sich alles zusammen: Jede Anstrengung, jeder Zweifel und jede Herausforderung machen plötzlich Sinn. Es ist der Höhepunkt all dessen, wofür ich gekämpft habe.

Mit 62 Jahren stehe ich hier und habe mir gerade einen meiner größten Lebensträume erfüllt: die Besteigung des Kilimandscharo!

Es fühlt sich an wie ein persönlicher Sieg, nicht nur über den Berg, sondern vor allem als Triumph über mich selbst.

Es gab eine Zeit, in der mein Leben aus dem Gleichgewicht geriet. Ich fühlte mich leer, erschöpft und funktionierte nur noch. Dann kam dieser Moment: Noch keine 40, erklärte mir mein Arzt, ich müsse fortan lebenslang Medikamente einnehmen. Medikamente als Dauerlösung? Ich war doch noch jung! Doch statt mich von dieser Diagnose entmutigen zu lassen, erwachte in mir ein unbeugsamer Wille. Ich entschied: Das war kein Ende, sondern ein neuer Anfang. Schritt für Schritt holte ich mir die Kontrolle zurück. Es war nicht einfach, doch jeder Fortschritt schenkte mir neue Kraft. Ich wollte nicht nur funktionieren – ich wollte leben. Und so machte ich mich entschlossen auf den Weg, Körper und Geist zu stärken. Diese Entscheidung veränderte mein Leben und bewies mir, dass wir gerade in schweren Zeiten die Kraft haben, alles zu wandeln.

Ich erinnere mich an den Sommer 2005 – zwei Erlebnisse haben sich tief in mein Herz eingeprägt. Zunächst war da diese Phase, in der ich mich nur noch klagen hörte. Eine Freundin sagte: »Hör auf zu jammern – mach endlich etwas!« Ihre Worte trafen mich. Doch ich wusste nicht, wo ich beginnen sollte.

Kurz darauf traf ich meine Nachbarin Annerose. Sie hörte mir aufmerksam zu, nahm mich ernst und begleitete mich zu einer Ernährungsberaterin. Dort entdeckte ich endlich eine Lösung, die nicht nur meine Gesundheit, sondern mein Leben veränderte. Ein Wendepunkt, für den ich bis heute dankbar bin. Ich gehe darauf im weiteren Verlauf des Kapitels noch einmal genauer ein. Diese Erlebnisse waren ein Weckruf. Sie lehrten mich, Hilfe anzunehmen und mutig neue Wege zu gehen – der erste Schritt auf einer Reise, die mich Jahre später auf den Gipfel des Kilimandscharo führen sollte. Ein Ziel, das ich mir damals nicht einmal hätte erträumen lassen.

Gesundheit und Lebensfreude sind kostbare Geschenke, die unsere Hingabe verdienen. Alles wird möglich, wenn wir den Mut finden, uns zu verändern, Belastendes loszulassen und unserem Körper das zu geben, was er braucht, um in seine natürliche Balance zurückzufinden.

Schon als Kind war Bewegung mein Element – doch im Wasser fühlte ich mich wirklich zu Hause. Campingurlaube am See entfachten meine Faszination für das Gleiten im Wasser, das rasch zu einer tiefen Leidenschaft wurde. Im Alter von sechs Jahren trat ich dem Verein bei, mit 14 Jahren übernahm ich erstmals Verantwortung als Trainerin.

Seit über 50 Jahren begleitet mich das Schwimmen, für mich dient es als Kraftquelle, Ausgleich und pure Freiheit. Es ist weit mehr als nur Sport. Es ist ein Teil von mir.

Haben dich meine ersten Zeilen neugierig gemacht? Dann nehme ich dich mit auf meine persönliche Veränderungsreise. Und vielleicht ist der eine oder andere wertvolle Impuls für dich mit dabei.

Veränderung

1989 veränderte sich nicht nur die politische Landkarte, auch unser Familienleben wurde auf den Kopf gestellt. Die Wende brachte Bewegung, Unsicherheit und ungeahnte Möglichkeiten. Während die Welt gebannt die politischen Ereignisse der Wende verfolgte, rückte plötzlich ein Thema in den Fokus, das zuvor kaum Bedeutung fand: Ernährung. Ich sage oft augenzwinkernd: »Wir hatten ja ›nüscht‹, also lebten wir von dem, was da war – frisches Obst und Gemüse, direkt vom Feld, immer saisonal.« Was damals als selbstverständlich galt, ist heute ein Segen. Dazu später mehr.

Mit der Zeit veränderte sich vieles. Supermärkte verführten mit neuen Produkten, die wie ein Paradies wirkten – doch sie hatten ihren Preis. Ich erkannte nicht, wie stark diese Veränderungen meine Energie und Gesundheit beeinflussen würden. Es war der Beginn einer Reise zu einem tieferen Verständnis von Ernährung und Wohlbefinden. Ein bedeutender Wendepunkt war damals mein Wechsel zur *Telekom*. Nach Jahren als Technikerin, ständig in Bewegung, saß ich plötzlich acht Stunden täglich am Schreibtisch. Mein Körper reagierte mit Unzufriedenheit und innerer Unruhe, das Schwimmen wurde zu meinem Ventil, meiner Kraftquelle gegen den Stress.

Doch trotz meiner aktiven Lebensweise schlichen sich Stress, Zeitdruck und eine unausgewogene Ernährung ein. Falsche Nahrung raubte mir Kraft, und ich ignorierte die leisen Signale meines Körpers. Erst Jahre später erkannte ich: Bewegung allein reicht nicht, ich musste lernen, meinem Körper wirklich zuzuhören. Diese Einsicht führte zu mehr Lebensfreude und innerem Gleichgewicht. Kurz vor der Jahrtausendwende begann eine neue Phase: das 3-Schicht-System an der *Telekom*-Hotline. Kundenberatung, Reklamationen, Verkaufsdruck – und das alles unter hohem Tempo. Die Arbeit forderte mich, das positive Feedback trug mich eine Weile. Doch die Geschwindigkeit forderte ihren Preis. Der Stress nahm zu, die Belastung wuchs – bis mein Körper streikte. Eine Panikattacke brachte mich ins Krankenhaus. Schmerzhaft wurde mir klar, wie weit ich meine eigenen Grenzen überschritten hatte. Die Diagnose lautete: Burnout.

Der Arzt empfahl Medikamente, doch ich wollte einen anderen Weg gehen. In der Reha hörte ich, dass ich sie wohl lebenslang benötigen würde. Ein Schock, aber zugleich ein Wendepunkt. Statt zu resignieren, erwachte in mir der Wille, meine Kraft zurückzugewinnen. Ich entschied mich, die Medikamente auszuschleichen. Doch der Entzug war kräftezehrend, mein Zustand verschlechterte sich spürbar. Trotz Bewegung fühlte ich mich schwächer. Die Regeneration blieb aus. Ich versuchte weiterzumachen, als wäre alles wie zuvor. Doch die Energie, die mir früher durch Bewegung geschenkt wurde, war verschwunden. Ich funktionierte nur noch, aber ich lebte nicht mehr.

Neuanfang

Eines Tages traf ich, wie bereits zu Beginn des Kapitels erwähnt, meine liebe Nachbarin Annerose. Sie erzählte mir von ihren eigenen Erfahrungen und bot mir ihre Unterstützung an. Gemeinsam besuchten wir also eine Ernährungsberaterin und dort fand ich endlich die Lösung, für die ich heute unendlich dankbar bin.

Die Beraterin machte mir bewusst, wie entscheidend eine ausgewogene Ernährung und die Qualität der Lebensmittel für Gesundheit sowie Wohlbefinden sind.

Ich tauchte ein in die Welt der Nahrungsergänzung. Nicht, weil es ein Trend ist, sondern weil ich zu verstehen begann, was meinem Körper wirklich fehlt. Unsere heutige Ernährung, selbst wenn sie »gesund« erscheint, liefert oft nicht mehr, was der Körper tatsächlich braucht. Bodenverarmung, industrielle Verarbeitung und ständiger Alltagsstress sorgen dafür, dass wir zwar satt, aber nicht wirklich genährt sind. Diese gezielte Unterstützung half meinem Körper, sich zu regenerieren und Schritt für Schritt ins Gleichgewicht zurückzufinden. Besonders wegweisend war der Hinweis, meine Schilddrüsenwerte überprüfen zu lassen – ein kleiner Test mit großer Wirkung. Denn gerade dieses unscheinbare Organ beeinflusst erstaunlich viele Prozesse in unserem Körper: von der körperlichen Energie bis hin zur emotionalen Balance.

Diese Erkenntnis war ein weiterer wichtiger Schritt auf meinem Weg zurück zu mehr Gesundheit, Klarheit und innerer Stärke. Durch eine gezielte Behandlung mit Medikamenten und Nahrungsergänzungen fand meine Schilddrüse zu ihrer vollen Leistungsfähigkeit zurück. Ich spürte neue Vitalität, Lebendigkeit und wachsende Stabilität. Nach anderthalb Jahren setzte meine Hausärztin die Medikamente ab. Regelmäßige Kontrollen zeigten nachhaltige Fortschritte. Das ist ein klarer Erfolg und die Bestätigung, dass ich den für mich richtigen Weg gewählt hatte.

Lernen

Ich war schon immer ein neugieriger Mensch. Doch plötzlich ließ sich diese Neugier nicht mehr zügeln. Ich begann, nach Antworten zu suchen, denn in meinem Kopf schwirrten unzählige Fragen:

- Wie konnte es überhaupt so weit kommen?
- Wie hatten wir uns früher ernährt?
- Warum hatte niemand vorher etwas bemerkt?
- Und warum fühlte ich mich plötzlich wieder voller Energie?

Mit 55 Jahren wagte ich einen Schritt, den ich mir früher nie hätte vorstellen können. Ich griff erneut zu den Schulbüchern und begann die Ausbildung zur ganzheitlichen Ernährungsberaterin. Jede neue Erkenntnis entfachte meine Neugier und öffnete Türen, die ich zuvor nie in Erwägung gezogen hatte. Diese Leidenschaft veränderte mein Leben.

Immer mehr Freunde bemerkten meine positive Veränderung. Sie spürten meine neue Energie, was mich wiederum motivierte, mein Wissen weiterzugeben. Um noch gezielter unterstützen zu können, setzte ich auf moderne Analyseverfahren, um individuelle Lösungen zu erarbeiten und nachhaltige Veränderungen zu begleiten.

2019 – mein Schicksalsjahr. Ich hatte bereits so vieles entdeckt, das mich begeisterte und inspirierte. Ich glaubte, mein Energielevel sei bereits hoch. Doch dieses Jahr zeigte mir: Da ging noch mehr! Eine langjährige Kundin, Renate, berichtete mir von der *BEMER*-Therapie, die sie seit Jahren erfolgreich anwendete. Trotz überstandener Krebserkrankung strahlte sie eine beeindruckende Vitalität aus.

Bei einer Stoffwechselanalyse war ich erstaunt: Mit 79 Jahren lagen ihre Werte im grünen Bereich. Das entfachte meine Neugier und ich tauchte tiefer in das Thema ein. *BEMER* ist ein zertifiziertes Medizinprodukt, das den Körper auf zellulärer Ebene unterstützt. Ich erkannte das Potenzial – für mich, meine Familie und meine Kunden. Zur gleichen Zeit öffnete sich eine weitere Tür. Meine Kollegin Doreen berichtete begeistert vom Omega-3 Balanceoil von *Zinzino*, das ihr Leben grundlegend verändert hatte. Jahrelang litt sie unter Allergien und Hautproblemen, nichts half dauerhaft – bis sie Zinzino entdeckte. Nach sechs Monaten verschwanden ihre Beschwerden und ihr Wohlbefinden hält bis heute an. Was Doreen erlebt hatte, beeindruckte mich und gab mir neue Impulse. Omega-3 war bereits seit vielen Jahren ein fester Bestandteil meines Alltags. Es ist ein essenzieller Nährstoff, der über die heutige Ernährung leider kaum noch in ausreichender Menge aufgenommen werden kann. Allerdings hatte ich häufig mit unangenehmen Nebenwirkungen zu kämpfen. Doreen überzeugte mich, *Zinzino* eine Chance zu geben und genau das wurde zum Beginn einer neuen, richtungsweisenden Reise.

Rückblickend war 2019 ein entscheidender Entwicklungsschritt auf meinem Weg. Die Entdeckung von *BEMER* und *Zinzino* erfolgte nahezu gleichzeitig – zwei Ansätze, die sich auf beeindruckende Weise ergänzen und gemeinsam ein kraftvolles Fundament für ganzheitliches Wohlbefinden bilden. Sie haben meine Lebensqualität spürbar verbessert und bereichern heute auch das Leben meiner Familie sowie vieler Kunden. Ich hätte nie geahnt, wie tiefgreifend diese Entscheidung mein Leben verändern würde.

Doch das Jahr 2019 brachte nicht nur positive Wendungen mit sich. Meine Mutter erkrankte schwer an Krebs. Nach der Operation begleiteten wir ihre Genesung mit *BEMER* und hochwertigen

Vitalstoffen, darunter auch das *BalanceOil*. Trotz düsterer Prognose kehrte ihre Kraft langsam zurück – und wir feierten ein Weihnachtsfest voller Zuversicht.

2020 wurde zu einem Jahr voller Herausforderungen. Trotz der Pandemie erholte sich meine Mutter weiter und wir durften gemeinsam ihren 80. Geburtstag feiern, ein bewegender Meilenstein. Nur ein halbes Jahr später folgte die Diamanthochzeit meiner Eltern, ein Fest voller Dankbarkeit.

2021 kehrte die Krankheit zurück, die erneute Chemotherapie blieb wirkungslos. Doch meine Mutter bewahrte bis zuletzt ihre Stärke und ihren Optimismus. Im April 2022 mussten wir Abschied nehmen. Ihr Verlust schmerzt tief und doch überwiegt die Dankbarkeit, dass sie ihr Leben bis zuletzt selbstbestimmt gestalten konnte. **Ihr Mut lebt in mir weiter, er ist mein Antrieb, anderen auf ihrem Weg zu helfen.**

Mein Vati, inzwischen 86, strotzt vor Lebensfreude. Seit der Grenzöffnung erklimmt er jedes Jahr den Brocken im Harz. Seine Liebe zum Wandern, seine Visionen und seine Familie, besonders seine sechs Urenkel, erfüllen ihn jeden Tag aufs Neue.

Trotz seines Alters bleibt er aktiv. Gemeinsam haben wir mehrfach den Brocken überquert, sind 160 Kilometer über die Lofoten gewandert und haben viele weitere Abenteuer erlebt. Diese Erlebnisse sind kostbar und zeigen mir, wie wertvoll Bewegung für Körper und Geist ist. Neulich sagte er lachend: »Na ja, ich werde ja auch nicht jünger.« Mein spontaner Einwand: »Stimmt, aber du wirst auch nicht älter!« Wir mussten beide lachen. Ein Moment, der mir zeigte, wie viel Humor und Lebensfreude ihn auszeichnen.

Mein Vater ist für mich eine Inspiration, ein Mensch, der sich nicht von seinem Alter bremsen lässt und jede Herausforderung mit Begeisterung annimmt.

Der Aufstieg

»In dir muss brennen, was du in anderen entzünden willst.« Dieser Satz von Augustinus Aurelius von Hippo (354–430, Kirchenvater Augustinus, Bischof von Hippo) begleitet mich schon lange und spiegelt meine Lebenseinstellung wider. Vor über 15 Jahren sah ich einen Reisebericht über die Besteigung des Kilimandscharo und in diesem Augenblick entfachte sich in mir eine Sehnsucht, die bis heute brennt. Der Gedanke, eines Tages auf dem Gipfel dieses majestätischen Berges zu stehen, ließ mich nicht mehr los. Mein Ziel stand fest: Wenn ich 60 Jahre alt werde, schenke ich mir diese Erfahrung zum Geburtstag.

Seit meinem Burnout habe ich mich Schritt für Schritt zurück in meine Energie gekämpft. Sowohl im Business als auch im Sport gab es immer wieder Höhepunkte. Die Jahre danach brachten viele neue sportliche Herausforderungen, die mir heute ein Lächeln ins Gesicht zaubern.

Dabei war Schwimmen stets eine große Leidenschaft, wie du bereits von mir weißt. Schon als Kind nahm ich an Wettkämpfen teil. Mein größter Erfolg: zwei Bronzemedaillen bei einer Bezirksspartakiade. Später, im Masterbereich, kamen viele kleinere Einladungswettkämpfe hinzu und ab 1999 wurde es sogar international. Ich startete regelmäßig bei Europa- und Weltmeisterschaften. Meine persönlichen Ziele habe ich dabei stets erreicht. Für mich war Sport nie nur Bewegung, sondern ein Zusammenspiel aus Erlebnissen und Ergebnissen, die mich inspirierten, forderten und mir bis heute Energie schenken.

Der Traum, den Kilimandscharo zu besteigen, wurde zu einem klaren Ziel, fest verankert: mein Geschenk an mich selbst zum 60. Geburtstag. Als im Flachland geborene und passionierte Wassersportlerin war Bergwandern für mich eine völlig neue Herausforderung. 2015 wagte ich meine erste Alpentour von Berchtesgaden nach Kaprun über das Steinerne Meer und wurde augenblicklich von der Magie der Berge erfasst. Seitdem nutze ich jede Gelegenheit, um meine Ausdauer auf Wanderungen zu stärken und mich Schritt für Schritt meinem großen Traum zu nähern, mit Herz, Willenskraft und wachsender Begeisterung. Mit jeder Wanderung wuchsen mein

Selbstvertrauen und die Entschlossenheit, den Kilimandscharo zu bezwingen. Es wurde nicht nur eine körperliche Herausforderung, sondern eine mentale Reise, die mich an meine Grenzen führte und auch darüber hinaus. Der Ruf des Berges wurde lauter und tief in mir wusste ich: Ich bin bereit. Im Juli 2022 wagte ich gemeinsam mit meiner Tochter Katja den Schritt in neue Höhen. Wir bestiegen die Zugspitze und nur zwei Tage später den Großvenediger. Traumhaftes Wetter und grandiose Ausblicke belohnten uns. Zum ersten Mal erreichte ich solche Höhen. Das war ein überwältigendes Gefühl, Körper und Geist zu dieser Leistung geführt zu haben. Diese Momente bewiesen, dass sich all die Vorbereitung, Hingabe und der Glaube an mich selbst gelohnt hatten. Sie zeigten mir, dass ich zu viel mehr fähig bin, als ich je dachte. Und vor allem: Mein großer Traum, den Kilimandscharo zu besteigen, war nun keine ferne Vision mehr, sondern ein klares Ziel und voller Hoffnung und Verheißung.

Im September 2022 begann endlich meine lang ersehnte Traumreise. Nach intensiver Vorbereitung und jahrelangem Training fühlte ich mich bereit, meinen großen Traum zu leben. Gemeinsam mit zehn Mitstreitern startete ich die achttägige Tour über die Lemosho-Route, eine der schönsten und zugleich anspruchsvollsten Wege hinauf zum majestätischen Uhuru Peak. Unsere Reise führte uns durch atemberaubende Landschaften, vom dichten Regenwald über das weite Moorland, durch die alpine Steinwüste bis hinauf zum ewigen Eis. Jede Etappe war besonders, geprägt von überwältigenden Ausblicken und unvergesslichen Momenten. Die Nächte waren bitterkalt, doch der klare Sternenhimmel und die leuchtende Milchstraße machten die Kälte erträglich. Doch plötzlich spürte ich, dass etwas nicht stimmte. Ich fröstelte, fühlte mich kraftlos, hatte keine Lust mehr auf Fotos. Als wir das Tagesziel erreichten, wollte ich nur noch schlafen. Mein Körper sendete deutliche Signale. Der Aufstiegstag war endlich gekommen und ich war fest entschlossen, den Gipfel zu erreichen. Doch jeder Schritt fiel schwer, jeder Atemzug wurde zur Anstrengung. Trotz intensiver Vorbereitung und guter Ausrüstung wurde die Kälte zu einer unerwarteten Herausforderung. Sie entzog mir so viel Kraft, dass ich bei etwa 5.200 Höhenmetern schweren Herzens abbrechen musste. Auch wenn ich den Gipfel nicht erreichte, war ich stolz auf das, was ich geleistet hatte. Für viele ist es kaum vorstellbar, überhaupt so weit zu kommen, doch in mir wuchs der Ehrgeiz weiter. Es war der Beginn einer weit größeren Reise – einer Reise zu neuen Zielen, Erfahrungen und innerem Wachstum. Mein sportlicher Wille war entfacht und tief in mir wusste ich: Diesen Aufstieg würde ich eines Tages wiederholen. Der Traum vom Kilimandscharo lebte weiter. Die Erfahrung dieser ersten Tour machte mich stärker, klarer und entschlossener, ihn eines Tages ganz zu vollenden. Diese Herausforderung zeigte mir, dass ich zu weit mehr fähig bin, als ich je für möglich gehalten hätte. Mein inneres Feuer brennt heute heller denn je.

Ende 2023 erreichte mich ein unerwarteter Anruf: »Bärbel, hättest du Lust, noch einmal auf den Kili zu gehen? Wir planen eine kleine Gruppe mit vier Personen.« Und natürlich hatte ich Lust! Der Traum vom großen Berg in Afrika lebte weiter und die Chance auf einen zweiten Versuch ließ mein Herz höherschlagen. Ich begann sofort mit der Vorbereitung. Dieses Mal plante ich noch gezielter. Zusätzlich zum Training integrierte ich gezieltes Höhentraining und unterstützte meinen Körper mit ausgewählten Nährstoffen, um mit bestmöglicher Energie und innerer Stärke in dieses besondere Abenteuer zu starten. Im Juli 2024 war es soweit: mein zweiter Versuch. Dieses Mal stellten wir uns zu dritt der herausfordernden Machame-Route. Der Weg war eindrucksvoll, aber zugleich fordernd. Mut und Zweifel wechselten sich stetig ab. Immer wieder gingen mir Fragen durch den Kopf: Bin ich gut vorbereitet? Werde ich es dieses Mal schaffen? Reicht die Kraft? Bleibe ich warm genug? Verträgt mein Körper diese Höhe? Meine beiden Talismane, die ich einst von meinen Töchtern für die erste Reise erhielt, begleiteten mich auch bei diesem Aufstieg.

Die Gedanken, die Zweifel, aber auch die Zuversicht begleiteten mich auf meinem Weg nach oben. Eine bedeutende Erkenntnis wuchs in mir: **Wenn du etwas wirklich willst, triff eine klare**

Entscheidung. Und wenn du Großes erreichen möchtest, finde ein starkes Team an deiner Seite.

Ein besonderer Moment auf diesem Weg hat sich tief in mein Gedächtnis eingebrannt. Kurz vor dem Ziel, am anspruchsvollsten Teil des Aufstiegs, wurde es noch einmal besonders herausfordernd. Einer meiner beiden Bergführer verlor die Geduld und wollte mich ziehen, um schneller voranzukommen. Doch ich wusste: Dieses Tempo war zu hoch – das konnte ich nicht halten. Mein anderer Bergführer hingegen blieb ruhig und zuversichtlich. Mit klaren Worten sagte er: »Wenn du es schaffen willst, dann schaffst du es. Das Mindset ist entscheidend.« Diese Worte gaben mir die Kraft, meinen Weg in meinem Tempo fortzusetzen – und den Gipfel aus eigener Stärke zu erreichen.

Dieses Erlebnis war mehr als nur eine Lektion am Berg – es wurde zu einer universellen Botschaft für mein Leben. Ob beim Aufstieg auf einen Gipfel oder im Business: Der Schlüssel liegt darin, an sich selbst zu glauben und den eigenen Weg bewusst und entschlossen zu gehen. Es geht nicht darum, sich von äußeren Erwartungen antreiben zu lassen, sondern aus innerer Überzeugung und mit klarem Fokus zu handeln.

Und mein Bergführer sollte recht behalten: Mit mentaler Stärke setzte ich meinen Weg fort und erreichte schließlich den Stella Point auf 5.756 Metern Höhe. Genau dort begegnete ich meinen Mitstreitern, die gerade vom Uhuru Peak zurückkehrten. Für mich war das der Moment, in dem ich inneren Frieden fand. Mein persönlicher Sieg bestand nicht darin, den höchsten Punkt zu erreichen – sondern in der Erkenntnis, dass es oft nicht das Ziel ist, das zählt, sondern der Weg dorthin. Jeder Schritt, jede Herausforderung und jedes Lernen auf diesem Weg waren für mich bedeutender als der Gipfel selbst.

Was danach alles passierte

Die Tage nach dem Abstieg vom Kilimandscharo vergingen wie im Flug. Zurück zu Hause fühlte ich mich voller Energie und Motivation, die mich mit Tatkraft an die Arbeit zurückkehren ließ.

Als Gesundheitsbotschafterin begleite ich Menschen dabei, ihre Gesundheit zu stärken und ihre Lebensqualität nachhaltig zu verbessern. Die Erfahrungen vom Berg fließen heute in mein Business ein und ermöglichen es mir, gezielt auf die individuellen Bedürfnisse meiner Kunden und Partner einzugehen. Mein Vertrauen gilt dabei zwei bewährten Helfern: den Produkten von *BEMER* und *Zinzino*. Sie sind nicht nur ein fester Bestandteil meines Alltags, sondern auch eine wertvolle Quelle für Energie und Vitalität. Sie haben nicht nur anderen geholfen, ihre Kraft zurückzugewinnen – sie haben auch mein eigenes Potenzial freigesetzt.

Was den *BEMER* so besonders macht? Seit er vor fünfeinhalb Jahren mein Leben verändert hat, erlebe ich spürbar schnellere Regeneration, gesteigertes Wohlbefinden und täglich neue Lebensfreude. Am meisten berührt mich jedoch, wie der *BEMER* das Leben meiner Kunden positiv beeinflusst – mit mehr Energie, weniger Schmerzen und deutlich besserer Lebensqualität. Diese Veränderung zu begleiten und mit anderen zu teilen, ist für mich weit mehr als eine Aufgabe, **es ist ein Geschenk, das mich jeden Tag aufs Neue erfüllt.**

Und *Zinzino*? Anfangs war das *BalanceOil* für mich einfach nur ein weiteres Omega-3-Produkt. Doch schnell spürte ich, wie außergewöhnlich es ist. Ich hatte nichts gesucht – und doch etwas gefunden, das mein Leben veränderte. Zwei Jahre später wurde ich Partnerin, begleitet von meiner Mentorin Doreen. Ich erlebte am eigenen Körper, wie leicht man einen Nährstoffmangel übersieht, besonders wenn man denkt, alles sei in Ordnung. Erst als die Energie zurückkehrte, erkannte ich, wie sehr eine gute Zellversorgung die Lebensqualität hebt. Diese Erfahrung veränderte mein Verständnis von Gesundheit grundlegend. Ich wusste: Diesen Weg möchte ich weitergeben.

Mein Beruf als Ernährungsberaterin wurde zur Berufung. Als Gesundheitsbotschafterin helfe ich heute anderen, ihr volles Potenzial zu entfalten.

Es ist ein bewegendes Gefühl, diese lebensverändernde Reise auch anderen zu ermöglichen. Es geht nicht nur um Produkte, sondern darum, das Leben mit voller Energie zu spüren und das eigene Potenzial zu entfalten. Veränderung ist greifbar. Und jeder trägt die Kraft in sich, sie zu erreichen.

Seit über dreieinhalb Jahren führe ich Trockenblut-Balance-Tests durch und bin immer wieder erstaunt über die Ergebnisse. Fast 95 Prozent zeigen gravierende Mängel, selbst bei Menschen, die sich gesund fühlen. Das Blut lügt nicht: Es deckt Dysbalancen auf und zeigt oft tiefere Ursachen auf.

Symptome wie Müdigkeit oder diffuse Beschwerden gelten häufig als »normal«, sind aber oft Warnsignale. Der Test macht sie sichtbar und ermöglicht gezieltes Handeln, bevor ernsthafte Probleme entstehen.

Ich wiederhole noch einmal den Anfang meines Kapitels: »Wir hatten ja ›nüscht‹, deshalb lebten wir von dem, was da war – frisches Obst und Gemüse aus der Region, direkt vom Feld und immer passend zur Saison. Damals schien es selbstverständlich, doch rückblickend war es ein echter Segen.« Heute ist die Qualität vieler Lebensmittel deutlich gesunken, und es fällt zunehmend schwer, sich gesund und ausgewogen zu ernähren. Diese Erkenntnis motiviert mich, weiterhin Menschen dabei zu unterstützen, ihre Gesundheit aktiv zu fördern.

Der Körper verfügt über eine beeindruckende Fähigkeit zur Selbstregulation, doch echte Veränderung braucht Zeit. Bereits nach vier bis sechs Monaten kann sich die Balance deutlich verbessern, wie viele Tests bestätigen.

Gerade bei Kindern, deren Werte oft schlechter sind als die ihrer Eltern, wird klar, wie wichtig diese Arbeit ist. Es gibt kaum etwas Kraftvolleres, als mitzuerleben, wie Menschen ihre Lebensqualität zurückerlangen. Jeder Schritt zählt – und jeder kann Gesundheit bewusst gestalten und das eigene Leben auf ein neues Level heben.

Über die Autorin Bärbel Strecker

Gesundheitsbotschafterin

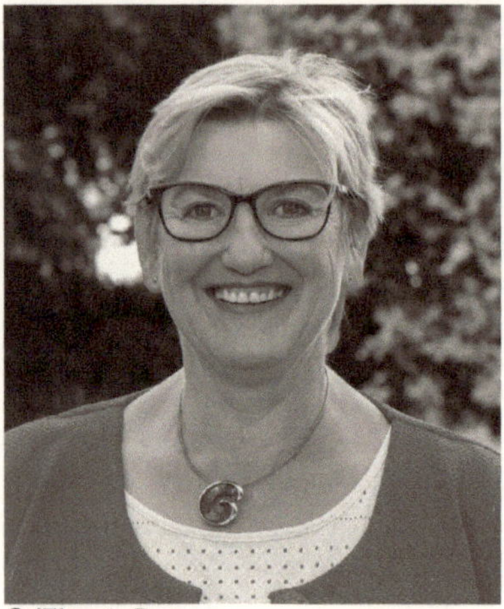

© *Theresia Berger*

Deine wichtigste Herzensbotschaft für Gesundheit

Lebe deinen Traum!

Eine Zeitreise

Ich würde meinem 15 Jahre jüngeren Ich sagen: Hab den Mut, groß zu träumen und neue Wege zu gehen – selbst wenn sie unsicher erscheinen. Sorge dich weniger und lebe im Hier und Jetzt – alles wird sich fügen, wenn du an dich glaubst. Fehler sind keine Niederlagen, sondern kostbare Lektionen, die dich wachsen lassen. Sei stolz auf jeden Schritt, denn er führt dich deinem Ziel näher. Die Reise zählt genauso wie das Ziel – vertraue dir und wachse jeden Tag.

Dein Lieblingszitat zur Gesundheit

Ich liebe Zitate von Henry Ford, zum Beispiel: »Ob du denkst, du kannst es, oder du kannst es nicht – du wirst in beiden Fällen recht haben.«, »Wer immer tut, was er schon kann, bleibt immer das, was er schon ist.« Oder: »Wer aufhört zu lernen, hört auf zu wachsen.«

Fun Fact über dich

Freunde sagen über mich: Bärbel ist der Strahlemann mit einem unschlagbaren Lächeln, das selbst den grimmigsten Montag erhellt. Ein echtes Stehaufmännchen – fällt hin, steht auf, macht einen Handstand und geht weiter. »Geht nicht« ist für mich wie ein rotes Tuch – ich schwinge es und sage: »Oh doch, es geht!« Und die Lösung?

Die habe ich immer dabei, selbst in meiner Tasche, falls ich sie mal brauche!

Wie kann dich eine interessierte Person erreichen?
Bemer-Partner: senftenberg.bemergroup.com
Zinzino-Partner: https://www.zinzino.com/2009941692

Mail: baerbel@fit-und-zufrieden.de
mobil: +49 171/5330396

Teil IV:
Ganzheitliche Gesundheit durch Ayurveda und die Kraft der Herzenergie

Was ist sonst noch alles möglich?

In diesem letzten Teil des Buches geht es noch mal um zwei sehr spannende Themen.

Als Erstes lernst du zwei Autoren kennen, die sich mit dem Thema *Ayurveda* beschäftigen. Zwei spannende Kapitel, in denen das Thema *Ayurveda* aus unterschiedlichen Perspektiven heraus betrachtet wird.

Unsere erste Autorin, die wundervolle Claudia Edelmann, schreibt darüber, warum wir mehr sind als nur unser Körper. Sie entführt dich in die Welt des Ayurveda und zeigt dir auf, welche verschiedenen (Energie-) Ebenen es gibt und warum es so wichtig ist, sich genau damit zu beschäftigen. Du lernst verschiedene ayurvedische Ansichten und Modelle kennen. Mich selbst hat es sehr neugierig gemacht, mich ebenfalls zukünftig noch mehr mit diesem Thema zu beschäftigen.

Lass uns starten. Komm mit auf die Reise in die Welt des Ayurveda.

Kapitel 17
Warum wir mehr sind als nur unser Körper
(Claudia Edelmann)

Was genau macht uns Menschen aus? Früh habe ich mir diese Frage gestellt und erkannt, dass wir Menschen weit mehr als Materie sind, also nicht nur aus Fleisch und Blut bestehen, sondern eben aus Körper, Geist und Seele und damit Energie.

Da hier auf Erden alles eine Schwingung beziehungsweise Frequenz hat, somit also Energie ist, ist auch alles mit allem verbunden und bedingt sich gegenseitig. Energie kennt weder Raum noch Zeit, und sie kann nicht verloren gehen. Sie kann lediglich ihre Form verändern. Daher kann auch vollkommene Gesundheit nur erhalten bleiben oder Heilung geschehen, wenn alle Ebenen des Seins berücksichtigt werden und mit allem im Einklang, sprich in Kohärenz, sind.

Allerdings gibt es viele Umwelteinflüsse, die genau diese Kohärenz beeinflussen – dazu zählen diverse Technologien wie Handy und PC, aber auch Stress und verarbeitete Lebensmittel – nur um ein paar zu nennen.

Wir Menschen sind mehr als nur unser physischer Körper, weil unser Bewusstsein, unsere Gefühle, Werte, Kreativität und unser Sinn für Verbundenheit uns eine Existenz jenseits des rein Materiellen ermöglichen. Ich glaube, dass wir unser volles Potenzial entfalten können, wenn wir erkennen, dass wir mehr sind als nur unsere menschliche Identität, die Vorstellung von Begrenzung hinter uns lassen und verstehen, dass all unsere Kraft in uns selbst liegt.

In der spirituellen Tradition heißt es, dass jeder lebende Organismus, egal ob Mensch, Tier oder Pflanze, von einem energetischen Feld, der sogenannten Aura, umgeben ist. Sie wird oft als farbige Lichtschicht beschrieben, welche mit den Energiezentren des Körpers (Chakren) verbunden ist. Durch die Aktivität im Nervensystem und im Herzen entstehen sogenannte elektromagnetische Felder. Manche sehen darin eine wissenschaftliche Grundlage für das Konzept der Aura – obwohl diese in der Wissenschaft weiterhin als physikalisches

Phänomen gilt, dessen Existenz bisher nicht eindeutig nachgewiesen werden konnte.

Da ich weiß, wie schwer es ist, sich Energie, Schwingung oder Frequenz vorzustellen, und das insbesondere in diesem Kontext, habe ich eine kleine Übung für dich, die dich Energie erfahren lässt:

Lass uns starten und erfahre, welchen Einfluss Energie auf dich hat. Lege dafür all das, was du glaubst zu wissen, wovon du überzeugt bist, einmal kurz beiseite, fahre sozusagen alle geistigen Barrieren herunter und öffne dich für eine neue Erfahrung.

Du nimmst jetzt deine Finger, am besten den Daumen und den Zeigefinger, und streichst kreisförmig über deine Fingerbeere, also der Fingerspitze, während du die folgenden Worte sagst:

Liebe, Frieden, Harmonie, Glück

Wie fühlt sich das an? Wie nimmst du deine Haut wahr? Was kannst du fühlen?

Fühlt sie sich für dich vielleicht glatt, harmonisch, angenehm, warm, weich an?

Genau, so soll es sein.

Wenn du das so wahrnehmen konntest, dann schüttle jetzt kurz deine Hand oder Hände aus und wiederhole die Übung mit den folgenden Worten:

Hass, Wut, Ärger, Krieg

Wie fühlt sich das jetzt an? Was kannst du hier fühlen?

War es dieses Mal vielleicht eher rau, ruckelig, unangenehm, klebrig, kalt?

Genau. Es freut mich, wenn du das so wahrnehmen konntest und du Energie für dich so erlebbar gemacht hast. Du kannst dir nun vielleicht vorstellen, dass Worte nicht nur deinen Hautwiderstand beeinflussen, sondern auch Auswirkungen auf dein Inneres und damit auf deine Zellen haben – denn alles in und um uns ist Energie, trägt eine Schwingung, eine Frequenz und beeinflusst uns auf vielfältige Weise.

Nichtsdestotrotz bleibt die Aura, in kultureller und persönlicher Hinsicht, ein faszinierendes Thema und ihr energetisches Feld dehnt sich im Raum um uns herum aus. Von diesem »Phänomen« sprachen die Veden beziehungsweise der Ayurveda, welches eines der ältesten

Medizinsysteme sowie Gesundheits- und Lebensphilosophien der Welt ist, bereits vor Tausenden von Jahren. Heute greift die Quantenphysik, die eine moderne Wissenschaft ist, genau diese »Phänomene« auf und zeigt spannende Überschneidungen.

So spricht der Ayurveda als auch die Quantenphysik davon, dass das Bewusstsein in unserem Leben eine zentrale Rolle spielt. Sie haben beide ein ganzheitliches Verständnis und sehen in dem Menschen mehr als nur die Summe seiner physischen Teile. Des Weiteren sprechen sie von einer universellen Verbindung von Umwelt und Universum beziehungsweise zwischen allen Teilchen. Der Mensch wird nicht isoliert wahrgenommen, sondern als Teil eines größeren Ganzen.

Sowohl der Ayurveda als auch die Quantenphysik zeigen uns, auf ihre jeweils eigene Weise, dass wir wohl mehr sind als nur unser Körper. Während Ayurveda den Menschen als eine Einheit aus Körper, Geist und Seele versteht, liefert die Quantenphysik ein Modell der Realität, welches das Bewusstsein als grundlegenden Bestandteil anerkennt. Diese Ansätze lassen Raum für die Vorstellung, dass das Wesen des Menschen über das rein Körperliche hinausgeht und eine tiefere, verbundene Realität existiert, die uns mit dem gesamten Universum verbindet.

Jeder Mensch hat sein ganz eigenes Aussehen, obwohl unsere Körper im Prinzip alle den gleichen Bauplan haben, nur differenziert zwischen Mann und Frau und somit nahezu ähnliche Funktionsweise. Wie wir uns allerdings fühlen und wie es uns gesundheitlich geht, setzt sich aus vielen Dingen zusammen und nicht nur aus dem, was wir essen sowie trinken und wie wir unser Leben gestalten. Was wir denken, wie wir denken, wie wir uns verhalten und wie wir unseren Körper pflegen (innen und außen) – all dies beeinflusst unser Leben sowie auch unsere Energie und ist damit entscheidend, ob wir ein langes, gesundes und glückliches Leben haben oder eben nicht.

Ayurveda ist nicht nur eine ganzheitliche Medizin, welche Körper, Geist und Seele berücksichtigt, sondern auch eine Medizin der Sinne, der Achtsamkeit und des Bewusstseins. Hier haben wir ebenfalls die Überschneidung zur Quantenphysik. Ayurveda ist ein Medizinsystem und eine Lebensphilosophie zugleich, welche wunderbar in der Prävention als auch in der Behandlung von chronischen Krankheiten eingesetzt wird. Ayurveda, welches übersetzt »Wissen über das Leben« bedeutet, ist für mich das größte und wertvollste Geschenk, das ich je erhalten habe.

Hast du dich schon einmal gefragt, wie wichtig es ist, dich auf die natürlichen Rhythmen deines Körpers einzustellen? Dein Bewusstsein spielt dabei eine entscheidende Rolle. Die wahre Schönheit findest du nicht im Außen, sondern immer nur im inneren Raum deiner Seele. Mit Emotionen richtig umzugehen und vor allem, sie richtig zu verarbeiten oder auch zu lösen, damit verletzende Emotionen (Traumata) auch heilen können, ist essenziell. Emotionen bestimmen größtenteils unser Handeln und nicht nur das, sie haben auch einen immensen Einfluss auf die Schwingungsfrequenz und somit auf die Energie, die letztendlich über das Leben (unser Leben) bestimmt.

Und schon sind wir wieder bei der Energie, sprich Schwingung und Frequenz. Lasst mich hier noch mal verdeutlichen, warum unser Schwingungszustand so einen Einfluss auf unser Leben hat.

In der Physik bezeichnet Energie üblicherweise die Kapazität, Arbeit zu leisten. Auf Quantenebene verhält sich Energie direkt proportional zur Schwingung, das heißt, je höher die Schwingungsrate (Frequenz), desto höher die Energie.

Das Gesetz der Erhaltung der Energie besagt, dass Energie weder erzeugt noch zerstört werden kann. Sie kann nur umgewandelt werden. Das bedeutet, Energie ist ewig und es gibt eine unendliche Versorgung, sie muss nur aktiviert werden. Vergleichbar ist dies mit einem Lichtschalter, der potenzielles Licht darstellt und durch Einschalten auf wirkliches Licht umgeschaltet wird. Was bedeutet das jetzt für uns?

Unsere persönliche Energie basiert auf unserem Schwingungszustand und deshalb können wir unsere Funktionsweise im Alltag direkt verbessern, indem wir unsere Energie oder besser gesagt unseren Schwingungszustand verändern. Indem wir unsere Schwingung erhöhen und unseren Willen richtig einsetzen, können wir von einer Quantenmöglichkeit zu einer manifestierten Realität wechseln.

Auch wenn sich viele von uns Menschen als Individuum oder als sogenannte einzelne Blase, die sich in der Welt bewegt, wahrnehmen, sind wir doch alle energetisch miteinander verbunden, so wie beispielsweise die Wellenkämme des Ozeans.

Vielleicht machst du Yoga und hast in diesem Zusammenhang auch schon einmal den Begriff Kosha-Modell gehört – ich möchte es kurz heranziehen, um das Prinzip Körper, Geist und Seele damit etwas mehr ins Verständnis zu bringen.

Im Kosha-Modell wird der Mensch als ein multidimensionales Wesen mit fünf verschiedenen Hüllen, die wie Schichten übereinanderliegen, beschrieben. Im Prinzip wie bei einer Zwiebel. Das Modell besagt, dass der Mensch viel mehr ist als nur ein Körper, der aus Materie und Elementen besteht. Das Konzept der fünf Hüllen beziehungsweise der fünf Ebenen stammt aus dem Vedanta und beschreibt gut, warum und wie Yoga als auch die Ayurveda-Medizin auf den verschiedenen Ebenen des Menschseins wirken.[1]

Die fünf Ebenen lauten wie folgt:

1 Diese Struktur der »fünf Koshas« stammt aus dem Taittiriya Upanishad (Ananda Valli, 2. Kapitel) und wurde u. a. zusammengefasst auf Wikipedia:
https://en.wikipedia.org/wiki/Kosha, besucht am 04.08.2025.
https://en.wikipedia.org/wiki/Vijnanamaya_kosha, besucht am 04.08.2025.
https://en.wikipedia.org/wiki/Anandamaya_kosha, besucht am 04.08.2025.

Die fünf Koshas (Pancha Kosha)

Sanskrit Name	Übersetzung	Ebene / Bedeutung	Beschreibung / Funktionen
Annamaya Kosha	Nahrungshülle	Physische Ebene	Körperliche Hülle aus Nahrung, Organe, Muskeln – grobstofflich, geprägt durch Ernährung
Pranamaya Kosha	Energiehülle	Energie- bzw. Vitalebene	Lebensenergie (Prana), Atmung, Nadis, Chakras – regelt Vitalität und Energiefluss
Manomaya Kosha	Geistige/mentale Hülle	Emotionale / mentale Ebene	Geist (Manas), Sinnes- und Handlungsorgane, Emotionen, automatisches Denken
Vijnanamaya Kosha	Erkenntnishülle	Mentale / höhere Ebene	Intellekt (Buddhi), Ich-Bewusstsein (Ahamkara), Unterscheidungskraft, innere Werte
Anandamaya Kosha	Wonnehülle / Freudehülle	Spirituelle / kausale Ebene	Zustand der Glückseligkeit (Ananda), erlebt in tiefer Bewusstlosigkeit oder spirituellem Durchbruch

Die Glückseligkeitshülle ist die tiefste und höchste Ebene des menschlichen Seins. Sie ist das, wonach die meisten Menschen streben – das Gefühl von Glück, Frieden und Erfüllung. Und das Beste daran ist, dass du und ich, wir alle, die Fähigkeit in uns haben, auf diese Ebene zu kommen.

Das Geheimnis liegt darin, alle anderen Ebenen in Einklang zu bringen und auszubalancieren. Das gelingt uns, indem wir

- unseren Körper und Geist pflegen,
- positive Energie in unser Leben bringen
- unsere Intelligenz und Weisheit entwickeln
- uns öffnen für die Erfahrung der Glückseligkeit.

Nur wenn alle Hüllen in deiner ureigensten Harmonie, also in deiner individuellen Balance sind, kann Heilung und somit nachhaltig Gesundheit entstehen.

Um es noch etwas übersichtlicher zu machen, sagt der Yoga: Wir haben drei Körper mit fünf Hüllen.[2]

Bezeichnung der drei Körper:

---

2 Die drei Shariras sind Teil der Vedanta-Lehre. Weitere Informationen finden sich unter:
https://en.wikipedia.org/wiki/Three_bodies_doctrine, besucht am 04.08.2025.
https://wiki.yoga-vidya.de/Sharira, besucht am 04.08.2025.
https://himalayaninstitute.org/online/the-triune-body-in-yoga-practice/, besucht am 04.08.2025.
https://www.wisdomlib.org/definition/karanasharira, besucht am 04.08.2025.

Die drei Shariras (Körper) im Vedanta

Sanskrit Name	Deutsche Bezeichnung	Kategorie / Ebene	Zugehörige Koshas	Beschreibung / Funktionen
Sthula Śarīra	Grobstofflicher Körper	Physischer Körper	Annamaya Kosha (teilweise Pranamaya)	Materiell manifestiert: Knochen, Muskeln, Organe. Wachzustand.
Sukṣma Śarīra	Feinstoffkörper / Astralkörper	Subtiler Energiekörper	Pranamaya, Manomaya & Vijnanamaya Koshas	Enthält Lebensenergie, Geist, Emotionen, Intellekt. Traum-Zustand, Gedankenwelt.
Kāraṇa Śarīra	Kausalkörper / Ursachenkörper	Spirituell-karmischer Kern	Anandamaya Kosha	Tiefstes Bewusstsein, gespeicherte Samskaras. Ursprung für subtil und physisch. Samadhi / Tiefschlaf.

Die Kausalebene ist erfahrbar, wenn der Geist zur Ruhe gebracht wird. In diesen Momenten sind die Gedanken und Emotionen ruhig, das Bewusstsein aber voll da. Es ist eine Erfahrung von transzendenter Verbundenheit, die du in einer Meditation finden kannst.

Unser physischer Körper besteht aus Nahrung – also aus Materie –, die sich aus den fünf Naturelementen Erde, Wasser, Feuer, Luft und Raum/Äther zusammensetzt. Er durchläuft fünf Prozesse, in denen sich diese Elemente jeweils widerspiegeln: Geburt (Erde), Wachstum (Wasser), Gleichgewicht (Feuer), Altern (Luft) und Tod (Äther/Raum).

Wir Menschen sind ein Mikrokosmos im Makrokosmos. Alles, was im Universum existiert, existiert auch in jeder Zelle unseres Körpers. Allem in der Schöpfung liegt ein einheitliches Feld aus Energie und Intelligenz zugrunde – ein einziges Bewusstseinsfeld, das in der modernen Physik als Quantenfeld bezeichnet wird. Es ist eine ursprüngliche Energie, die schon lange existierte, bevor die Schöpfung überhaupt sichtbar wurde.

Die fünf Ebenen, die du gerade kennengelernt hast, haben alle ihre eigene Frequenz, wobei die physische Ebene die niedrigste Frequenz hat. Und unsere Fähigkeit, diese verschiedenen Frequenzen nutzen zu können, macht das multidimensionale Wesen unserer Existenz aus.

Erleuchtete Menschen – wie die Propheten oder die Rishis in der vedischen Tradition, die universelles Wissen überliefert haben – erkannten, dass sich alles von der höchsten Frequenzebene zur niedrigsten, also zur physischen Ebene, hinbewegt. Aus medizinischer Sicht ist dies die letzte Ebene. Das bedeutet: Alles, was auf höheren Frequenzebenen geschieht, hat Einfluss auf unseren physischen Körper.

Weiterhin haben wir auch die fünf Naturelemente (Erde, Wasser, Feuer, Luft und Raum/Äther). Diese fünf Elemente sind im Ayurveda in den drei sogenannten Doshas wiederzufinden. Der Begriff Dosha bezieht sich auf energetische Kräfte oder Prinzipien, die sowohl die physische als auch die mentale Gesundheit eines Menschen beeinflussen.

Es gibt drei Haupt-Doshas: Vata, Pitta und Kapha

Vata ist hierbei dem Element Luft und Raum/Äther zugeordnet, Pitta dem Element Feuer (und etwas Feuchtigkeit) und Kapha dem Element Erde und Wasser. Beobachtungen, die im Ayurveda bereits vor Tausenden von Jahren gemacht wurden, werden heute durch den Ansatz der modernen Physik des Quantenfeldes wissenschaftlich erklärbar. Dadurch wird immer deutlicher, dass wir Menschen mehr sind als nur Körper und Psyche, dass Gesundheit mehr bedeutet als bloße körperliche und mentale Unversehrtheit und dass neben Ernährung und Bewegung noch viele weitere Faktoren eine wesentliche Rolle für unser Leben spielen.

Sogar die Phänomene Raum, Zeit, Impuls und Energie aus der Quantenphysik können den Naturelementen zugeordnet werden:

- Raum = Erde
- Zeit = Wasser (Beide fließen)
- Impuls = Luft (hat mit Bewegung zu tun)
- Energie = Feuer

Hinweis: Die folgenden Inhalte basieren auf den mystischen Lehren von Dr. Theresa Bullard, wie sie unter anderem in ihren Vorträgen und Publikationen vermittelt werden. Einzelne Passagen wurden inhaltlich angepasst und sprachlich neu formuliert, um persönliche Gedanken und Interpretationen einzubringen.

Was bedeutet Raum?

Er setzt sich zusammen aus Länge, Breite und Höhe, also den drei Dimensionen, in denen wir leben. Meist wirst du über den Raum nicht nachdenken, außer du willst ihn gerade einrichten oder renovieren. Er ist aber ein wichtiger Aspekt in der Beherrschung deines Energieflusses. Je nachdem, wie stark und expansiv dein energetisches Feld ist, können sich Räume, in denen du bist, klein, groß, geräumig oder eng anfühlen.

Die meisten empathisch veranlagten Menschen kennen das Gefühl, einen vollen Raum zu betreten und sich davon überwältigt zu fühlen. Sie neigen dazu, auf die Energien von anderen empfindlich zu reagieren, da sie ein unübersichtliches energetisches Durcheinander aus allen Gedanken, Emotionen und Schwingungen fühlen können. In solchen Momenten verlieren sie ihre innere Mitte und fürchten sogar, die negativen Energien anderer Leute zu absorbieren. Dies führt unweigerlich dazu, dass sie sich innerlich klein machen oder in sich zurückziehen – als Schutzstrategie, was letztendlich meist das Gegenteil des erwünschten Effekts hat. Sie fühlen weder Geborgenheit noch Sicherheit in dem Raum, in dem sie sich befinden, und es fühlt sich teilweise sogar an, als ob der Raum über ihnen zusammenbricht.

Immer dann, wenn wir uns oder unser Energiefeld klein machen, also zurücknehmen und begrenzen, werden wir uns schwach und kraftlos fühlen. Um uns sicherer zu fühlen, sollten wir stattdessen unsere Aura ausdehnen, unsere Kraft nutzen, um den Raum um uns zu stärken. Denn unsere Aura ist tatsächlich ziemlich groß – mehr als 15 Meter in beide Richtungen. Leider schenken die meisten Menschen nur einem Radius von drei Meter um sie herum Beachtung.

Wenn uns jemand näher als drei Meter kommt, haben wir ein Auge auf ihn, wenn er innerhalb von etwa einem Meter oder einer Armlänge ist, ist diese Person in unserem persönlichen Raum, und wenn sie noch näher ist, 30 Zentimeter oder näher, gilt bereits als Intimsphäre.

Das bedeutet, wenn wir uns nach innen zurückziehen, verringern wir das schützende Feld unserer Aura. In dem Moment lassen wir zu, dass andere Energien in unseren persönlichen und intimen Raum eindringen. Im Umkehrschluss bedeutet das, wenn wir stattdessen unser Energiefeld nach außen erweitern, bis auf einen Radius von zum Beispiel drei Meter oder noch weiter, stärken wir das schützende Feld unserer Aura und sind somit weniger gefährdet durch andere Energien.

Wir alle haben die Fähigkeit, unsere Energie zu sammeln und durch unser Feld ausströmen zu lassen. Wenn wir uns der ganzen Aura bewusster werden, können wir das ganze Potenzial unserer wahren Größe erreichen. Wir müssen dazu nur unser Bewusstsein mehr auf unsere Aura ausdehnen. So sind wir in der Lage, die Energie anderer Menschen umzulenken, anstatt von ihr heimgesucht zu werden.

Praktiken wie Tai Chi, Qi Gong, Kampfkunst, Atemübungen, Meditation, Rituale und Visualisierungen helfen dabei, Energie täglich zu stärken.

Indem du die Gesetze des Universums und der Natur bewusst nutzt, kannst du deine Lebenskraft und Energie steigern, die Zeit ausdehnen, deine Impulse verstärken und den Raum um dich besser ausnutzen. Da all diese Phänomene zusammenhängen und deine Wahrnehmung von ihnen relativ ist, ist sie auch veränderbar. Wenn du diesen Fluss verändern willst, geht es nur um eines: um Energie, also Schwingung.

Alles, was wir erleben, basiert auf Schwingung, da alles Energie ist, die auf einer bestimmten Frequenz schwingt.

Nikola Tesla sagte einst:

»Wenn du die Geheimnisse des Universums verstehen willst, denke in den Kategorien Energie, Frequenz und Vibration.«[3]

Aber was ist Vibration (Schwingung) überhaupt?

In der Physik bezeichnet Schwingung die rhythmische Oszillation von Teilchen oder wellenförmigen Energien, wie sie zum Beispiel in einem Atom stattfindet. Die Elektronen eines Atoms sind niemals in Ruhe. Diese ständige Schwingung stellt die Grundlage aller Materie dar, auch wenn sie aus unserer Perspektive ruhend erscheint.

Nichts ruht, alles bewegt sich, alles schwingt (hermetisches Prinzip der Vibration).

Bei Schwingung geht es um Bewegung. Da es sich um eine rhythmische Bewegung handelt, gilt hier auch das Prinzip des Rhythmus. Die Schwingungsrate, also wie schnell oder langsam etwas oszilliert, wird in der Physik als Frequenz bezeichnet. Die Frequenz ist ein Rhythmus, sie wird als Schläge oder Zyklen pro Zeiteinheit gemessen. Beim Rhythmus geht es um den Schwung des Pendels, nach links und rechts. Wie Ebbe und Flut, ein und aus, hoch und tief im gleichen Verhältnis.

---

3 www.zitate7.de, besucht am 25.04.2025.

Dieses Prinzip sagt, dass sich Rhythmus ausgleicht, er sich in allem offenbart. Da er sich zwischen zwei Polen hin und her bewegt, gilt hier auch das Prinzip der Polarität. Sie zeigt, wie Dinge, die als Gegensätze erscheinen, in Wirklichkeit zwei Pole derselben Sache sind. Sie schwingen bloß in verschiedenen Bereichen eines Spektrums. So wie Hitze und Kälte:

Sie sind wechselnde Ausmaße der Temperatur. Sie basieren auf den Schwingungsraten von Molekülen. Von der Körpertemperatur hängt es ab, ob etwas als heiß oder kalt wahrgenommen wird. Was eine höhere Temperatur als du selbst hat, fühlt sich heiß an, während tiefere Temperaturen sich kalt anfühlen. Dasselbe gilt für Licht und Dunkelheit, Lärm und Stille, Positiv und Negativ, Geist und Materie und so weiter. Keines dieser Dinge ist absolut. Sie sind eher Ausmaße in den Spektren der Polarität, so wie die Wahrnehmungen verschiedener Schwingungsphänomene alle im Verhältnis zu deiner eigenen Schwingung stehen. Denn die Schwingung erzeugt den Unterschied zu allem, was du im Leben wahrnimmst und erfährst.

Alles ist unterschiedlich, vom Material, das du berührst, von den Geräuschen, die du hörst, dem Geschmack, den du schmeckst, bis zu den unzähligen Energien, die du erlebst. Das liegt hauptsächlich daran, dass die Schwingungen verschieden sind. Wenn du erkennst, dass alles im Leben mit Schwingung zu tun hat, wirst du auch verstehen, wieso sogar deine Gedanken Schwingungsenergie haben und sie so Auswirkungen auf verschiedene Aspekte des Lebens haben können.

Die drei Prinzipien Schwingung, Rhythmus und Polarität arbeiten alle auf synergistische Weise zusammen. Das Bemerkenswerte an diesen Prinzipien ist, dass du und ich, wir alle, sie in unserem eigenen Leben nutzen und beherrschen können.

Wenn das Leben als Energie, Frequenz und Schwingung angesehen wird, ist es möglich, das Gefüge der Realität und die Struktur, die ihr zugrunde liegt, besser zu verstehen. Es wird sich zeigen, dass Dinge nach Belieben verändert werden können, das heißt, dass Schwingungen und Rhythmen in den Spektren der Polarität umstellbar sind und so auch Erfahrungen von Energie, Zeit, Raum und Impuls veränderbar sind.

Somit ist es möglich, dass du deine Energiestufe nach Belieben kontrollieren kannst, ohne dass du auf Dinge wie Koffein und Zucker angewiesen bist und ein ständiges Auf und Ab erlebst.

Ich spreche hier von der Energieaufnahme durch deine Sinne – sehen, hören, riechen, schmecken, fühlen. Deine Sinne sind im Grunde Energiedetektoren und Transformatoren von verschiedenen Frequenzbereichen.

Unsere Augen sind darauf eingestellt, das Spektrum sichtbaren Lichts, welches elektromagnetische Energie ist, zu sehen. Es ist nur ein kleines Stück des gesamten breiten Spektrums, das wir hierüber aufnehmen. Wir machen es uns in der Farbtherapie und in den vielen Anwendungen von LED-Lichttherapie zunutze, um verschiedene Wirkungen auf den Körper und die Psyche zu erzielen.

Unsere Ohren sind darauf eingestellt, einen bestimmten Schallbereich zu hören, also Druckwellen, die das Trommelfell in Schwingung versetzen. Diese werden in elektrische Signale an das Gehirn und an den Körper umgewandelt. Menschen können einen Bereich von über zehn Oktaven hören. Das ist zehnmal mehr als unsere visuelle Kapazität.

Noch etwas Wissenswertes über die Ohren, die wie ein Tor für die Zufuhr von Energie sind: Unser Hörnerv führt jedem Organ im Körper Energie zu. Also kein Wunder, dass wir uns so gut fühlen, wenn wir unsere Lieblingsmusik hören!

Ähnliches kann man über unseren Tast-, Geruchs- und Geschmackssinn sagen. Jeder hat einen gewissen Frequenzbereich, den wir erkennen und aufnehmen können. Das gesamte Spektrum an Energie ist allerdings viel breiter als das, was unsere Sinne wahrnehmen können. Deshalb ist es von Vorteil, dass der Wahrnehmungsbereich unserer Sinne trainierbar ist!

Den Impuls als das vierte Phänomen möchte ich dir als ein weiteres Prinzip kurz vorstellen:

Bei dem Impuls geht es um die Bewegung von Masse durch Raum und Zeit. Er ist immer richtungsorientiert und es geht um Trägheit gegen Beschleunigung.

Trägheit ist ein klassisches physikalisches Prinzip, das sagt:

Ein ruhender Körper bleibt im Ruhezustand, wenn nicht eine Kraft auf ihn einwirkt. Körper in Bewegung hingegen bleiben in Bewegung, sofern nicht eine Kraft auf sie einwirkt.

Hattest du schon einmal das Gefühl, auf dem Weg zu einem Ziel festzustecken, und du wolltest einen neuen Impuls, um es zu erreichen?

Ein Impuls verhilft dir, dass du dich auf deine Ziele und Wünsche zubewegst. Im Prinzip entscheidet er darüber, wie schnell du auf dein Ziel zusteuerst. Je stärker ein Impuls ist, desto mehr Kraft braucht es, die Vorwärtsbewegung zu verlangsamen oder gar aufzuhalten.

Aber wie erschaffst du neue Impulse, die dich vorantreiben?

Dafür braucht es einen Auslöser, der die Trägheit überwindet. Trägheit darfst du auf keinen Fall mit Nichtstun verwechseln. Du kannst viel beschäftigt und sogar produktiv sein, aber trotzdem irgendwo auf dem Weg feststecken, da Trägheit dich am Fortschreiten hindert.

Manchmal schickt dir das Leben unerwartete Ereignisse, die ein Auslöser für neue Bewegung sind, aber darauf zu warten, dass dir das Leben widerfährt, ist nicht der Pfad zur Selbstbeherrschung.

Auf einem selbstbestimmten Lebensweg beschleunigst du dein Wachstum durch das Durchbrechen von Trägheit, durch einen eigens erzeugten neuen Impuls.

Viele Menschen verlassen sich heute auf äußeren Druck, um in Gang zu kommen, wie zum Beispiel Arbeit, Status, Geld, Anerkennung, gesellschaftlicher oder kultureller Druck. Der äußere Druck kann uns jedoch leicht in die Irre führen. So kommt es vor, dass wir Dinge tun, die weder uns selbst noch anderen wirklich guttun, weil wir von den falschen Motivatoren wie Gier, Angst, Verpflichtung oder unserem Ego angetrieben werden, anstatt unserer inneren Kraft zu folgen: der Leidenschaft, der Liebe, dem kreativen Ausdruck und der Hingabe an unsere Bestimmung.

Wenn deine Leidenschaft und Hingabe als auch deine einzigartige Bestimmung zum Antrieb für dich werden, erzeugst du eigene Impulse. Nur so kannst du deine Kraft dauerhaft aufrechterhalten, da du an einen Energiestrom angeschlossen bist, der von der unendlichen Quelle, dem Geist, kommt.

Mir ist es wichtig, dir sowohl die Verbindung zwischen Körper, Geist und Seele näherzubringen als auch das Verständnis dafür. Wenn mir das geglückt ist, dann wirst du jetzt verstehen, warum es nicht ausreicht, Selbstheilungskräfte beispielsweise nur auf der körperlichen Ebene mit gesunder Ernährung, hoch dosiertem Vitamin C oder D oder Zinkpräparaten zu aktivieren oder zu stärken. Ernährung, Bewegung, Schlaf und frische Luft sind nur Teilbereiche, die zur Aktivierung der Selbstheilungskräfte und Energiesteigerung beitragen, sind aber nicht allein ausreichend, da sie nicht auf allen Ebenen angreifen.

Wenn du jetzt sagst, das war interessant und ich würde gerne noch etwas mehr zu diesem Thema erfahren und auch gerne noch ein paar praktische Werkzeuge an die Hand bekommen, dann habe ich einen kleinen Einstiegskurs für dich. Du findest ihn im Onlinebereich des Buches.

Über die Autorin Claudia Edelmann

Gesundheits-Expertin und Persona-Business-Coach (IHK)

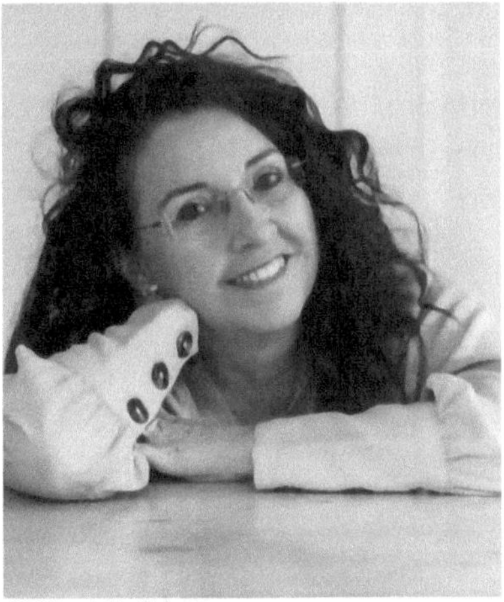

© Danielle Schwipp

Deine wichtigste Herzensbotschaft für Gesundheit
Ganzheitliche Gesundheit ist ein positiver Zustand des Wohlbefindens auf körperlicher, geistiger, emotionaler und spiritueller Ebene. Wobei in meinen Augen die innere Erfüllung, Lebenskraft, Energie und Strahlkraft eines Menschen diese vervollständigt.

Eine Zeitreise
Achte auf deinen Körper, denn er ist dein Zuhause, in dem deine Seele wohnt. Achte auf deine Gedanken, denn sie sind die Saat, die dein Leben verursacht. Achte auf deine Emotionen und deinen Geist, denn sie werden zu deinen Worten und Taten.

Dein Lieblingszitat zur Gesundheit
»Gesundheit ist der größte Reichtum, Liebe ist der kostbarste Schatz und Lachen die beste Medizin.« – Unbekannt

Fun Fact über dich
Ich habe eine ausgeprägte Affinität zum Mittelalter – besonders zu Schlössern und Burgen. Diese Mischung aus Geschichte, Architektur und mystischer Atmosphäre zieht mich immer wieder in ihren Bann. Meine Leidenschaft für das »Anderssein« und das Ungewöhnliche spiegelt sich auch in meinem Leben wider: Ich liebe es, kreative Wege zu gehen und Dinge zu tun, die nicht der Norm entsprechen. So habe ich bereits ein Fest im mittelalterlichen Stil gefeiert – ein unvergessliches Erlebnis, das genau das repräsentiert, was mich ausmacht:

Kreativität, Vielfältigkeit und die Freude daran, das Leben auf neue, außergewöhnliche Weise zu gestalten.

Wie kann dich eine interessierte Person erreichen?
www.claudia-edelmann.com
Info@claudia-edelmann.com
https://bit.ly/LinkedIN-ClaudiaEdelmann
https://bit.ly/Facebook-ClaudiaEdelmann
https://bit.ly/Insta-ClaudiaEdelmann

Auch unser nächster inspirierender Autor beschäftigt sich – wie bereits angekündigt – mit dem Thema *Ayurveda.* Er hat sich mit den alten Schriften beschäftigt und das, was er dadurch herausgefunden hat, ist hochspannend. Doch ich möchte gar nicht so viel vorneweg nehmen, lies selbst und erfahre spannende Dinge über die Welt der Veden, Devas und Asuras sowie über die Wirkung von verschiedenen Hormonen.

Kapitel 18
Die vedische Psychologie des Glücks
(Martin Mohr)

Ananda Protocol

Das Ananda Protocol decodiert ein jahrtausendealtes Geheimnis der ältesten Zivilisation: die vedische Psycho-Neuro-Endokrinologie zum Aufstieg in Ebenen der höchsten Geistes- und Seelenempfindungen.

Seit Jahrtausenden durchdringt das Streben nach höchster Vollendung und wahrhaftigem Glück das Leben der Menschen als unstillbarer Durst. In den Tiefen der Zeit alter und vergangener Kulturen haben die vedischen Meister ihr Licht auf die Fragen, die das Herz der Menschheit bewegen, geworfen. Ihre Worte sind eine Anleitung zu einer spirituellen Reise, die uns zu den fundamentalen Wahrheiten des Daseins führen.

Mit den überlieferten Anleitungen laden uns die vedischen Meister ein, alle fünf Schichten unserer Existenz zu erkunden, in denen die Sehnsucht nach Erfüllung der ureigenen Bestimmung und nach dem höchsten Sinn des Lebens angelegt sind.

Die Anleitungen pulsieren im zeitlosen Rhythmus des Lebens und ermutigen uns, unsere eigene innere Wahrheit zu suchen. So lade ich dich ein, geleitet durch die Weisheit der vedischen Gelehrten, auf eine Reise zur Erfüllung der universellen Sehnsucht nach Gesundheit, Glück und Vollkommenheit anzutreten.

Der Weg des Suchers

Plötzlich traten Worte auf geheimnisvolle Weise hervor, ganz so, als würde der restliche Text ein wenig unscharf. Die hervorgehobenen Zeichen schienen sanft zu leuchten, auf eine Weise, die dem freien Auge kaum wahrnehmbar war. Die Zeichen und Worte wirkten, als wären sie von einer geheimnisvollen Lebendigkeit durchdrungen.

Oft schon hatte ich in diesem vedischen Manuskript gelesen und es immer schon für sehr gehaltvoll geachtet. Dieses Mal aber war es, als würde der Text auf seine eigene, seine stille, aber unausweichliche Weise direkt mit mir Kontakt aufnehmen.

Die Zeichen und Worte begannen, sich zu Fäden zu flechten und verwoben sich ineinander zu einem Tuch. Es war, als würden lebendige, bewegte Bilder hervortreten. Eine selten empfundene Tiefe und ein warmes Glücksgefühl breiteten sich in mir aus. Auf einmal sah ich mich selbst. Gleichzeitig wurde ich als Beobachter in eine Erinnerung gezogen, die schon Jahrzehnte zurücklag.

Damals hatte meine Großmutter mich zu einer der letzten großen Druidinnen der alten Tradition in den östlichen Alpentälern mitgenommen. Gelangweilt hörte ich die beiden alten Frauen über Salben, Kräuter und Zubereitungen fabulieren. Von Zeit zu Zeit warf mir die alte Bachwicklin funkelnde Blicke zu.

»Den Bub musst du mir bringen«, hörte ich die Druidin mit einer sanften, aber festen Bestimmtheit zu meiner Großmutter sagen, »der wird meine Arbeit weiterführen.« Diese Worte sogen mich damals mit einem Schlag in die höchst erregte Aufbruchstimmung.

So begann ich meine Reise, aber ich war noch nicht so weit, und ließ mich von rationalen Gedanken davon abhalten, diesen Weg bis ans Ende zu gehen. Unfertig verließ ich die stillen Täler und zog in die Stadt, um eine Lehre zum Schmied zu machen und Kunst zu studieren.

Beruflich sollte ich weit erfolgreicher werden, als es mir durch die bescheidene Geburt in den tiefen Tälern in die Wiege gelegt wurde. Angezogen von den Tiefen des Wissens und der Sehnsucht, ein Heiler zu werden, wandte ich mich Indien zu und lernte klassischen nordindischen Ayurveda. Tiefe mystische Begegnungen und treue Freunde säumen mein schönes Leben und lassen mich, in der gelegentlichen Rückschau, tiefe Dankbarkeit empfinden. Für Leid, Enttäuschung oder negative Erinnerungen bleibt kein Raum.

Über die Jahre besuchte ich gelegentlich noch meine liebevolle erste Meisterin. Als langsam ihre Worte und Sätze unklarer wurden und ihr Lebenslicht den Glanz verlor, ging mit ihr ganz leise eine der schönsten und segensreichsten Traditionen der Alpen für immer verloren. Was ich von der Bachwicklin bewahren durfte, war vor allem die Herzensberührung und die große Hingabe zu den Menschen im Leid, die mich für den Rest meines Weges geprägt hat. Und die Achtsamkeit, die innere Stimme ernst zu nehmen.

Als sich mir die Veden eröffneten, war das ein Moment der wahren Achtsamkeit – schlagartig kehrte die Erinnerung an meine ersten Schritte in der Welt der Mystik da zurück. Genau so wie damals, in der Stube der alten Bachwicklin, fühlt es sich nun an, Jahrzehnte später, als würde mir der alte Text erlauben, das Muster des innewohnenden Codes zu erkennen.

Dieses Mal aber sollte ich nicht lockerlassen. Dieses Mal war ich bereit, tief in die jahrzehntausendealte Weisheit einer untergegangenen Zivilisation einzutauchen und in den eingewobenen Codes das vergessene Geheimnis zu entschlüsseln.

Was war es für ein Geheimnis, das mir dieser mystische Text offenbaren wollte?

So entfaltet sich mein Weg, genährt von Licht und stetem Lernen, auf der endlosen Reise zur Heilung und Selbstverwirklichung. Dabei drang ich immer tiefer in die Veden ein. Die alten vedischen Heiler haben der Menschheit ein unfassbar wertvolles Erbe hinterlassen: das Geheimnis des Aufstieges in einen höheren Bewusstseinszustand und die Gabe eines langen Lebens in Glück und Überfluss.

Nicht so schnell – lass mich ein wenig bei den Grundlagen anfangen. Im Westen kennen wir das Konzept »Körper, Geist und Seele« als Einheit des Seins. Diese drei Aspekte beschreiben die menschliche Existenz und vereinen uns zu einem einzigartigen Ganzen. Der Körper ist das Physische, das uns darstellt und umgibt. Der Geist bildet den Denkraum, in dem wir erinnern, unsere Gefühle und Ideen beschreiben. Und die Seele, das Innerste und Unveränderliche, das uns als Einheit mit uns selbst und dem Universum verbindet.

Nun, im östlichen Verständnis ist über viele Jahrtausende ein umfangreicheres Bild entstanden. Die uns bekannten Ebenen werden um zwei weitere Elementarkräfte ergänzt. Einmal kommen die Emotionen als eigene Dimension dazu, nicht nur als Reaktionen auf äußere Einwirkung oder als Ausdruck des Willens, sondern als eigene tiefe Ebene der Erfahrung, die zwischen Körper und Geist vermittelt. Die Emotionen sind neben der Fähigkeit zur Empfindung auch die wahre Grundlage aller Entscheidungen, die unser Leben prägen. Sie gehen weit über die Möglichkeiten des Denkraumes des Geistes hinaus.

Und dann gibt es das bioelektromagnetische Feld, das nicht nur physisch oder psychisch ist, sondern eine Verbindung von Energie und Bewusstsein herstellt. Es ist ein Feld, das Körper, Geist, Emotionen und die Seele umfasst. Erst in den letzten Jahrzehnten hat ein neueres westliches Verständnis von Quantenphysik dazu beigetragen, die Ebene des Energiefeldes als Realität zuzulassen.

Gemeinsam bilden alle fünf Elementarkräfte die unzerbrechliche Einheit des Seins.

Völlig neue, ungeahnt mächtige Handlungs- und Einfluss-Sphären treten in unseren selbstbestimmten Aktionsradius, wenn es uns gelingt, alle fünf Elementarkräfte zu verstehen und ihre Möglichkeiten auszuschöpfen.

Tief in die Schriften der Veden sind diese heilsamen Geheimnisse eingewoben. Sie wurden nicht verborgen, um den Menschen dauerhaft vorenthalten zu werden, sondern um die Äonen des Kali-Yuga, des Zeitalters der Verwirrung und Finsternis, unbeschädigt überdauern zu können.

Die Weisen der vergangenen Hochzivilisation haben uns über die alten Veden eine großartige »Schritt für Schritt«-Anleitung des umfassenden Heils hinterlassen:

Im Ananda Protocol offenbart sich das geheime Menschheitserbe und tritt zurück ins strahlende Licht. Es ist ein Enigma, das einige der profundesten biomedizinischen und endokrinen Erkenntnisse der Zivilisationsgeschichte decodiert und aus der Vergessenheit in unsere Zeit herüberholt.

Wissen über Gesundheit, langes Leben und wahre Glückseligkeit; die große Scheidung zwischen »dem Verharren in Dunkelheit« oder »Aufstieg in die höchsten Sphären«.

Heute wissen wir durch die zeitgenössische physiologische Forschung, dass sich die endokrinen Hormone gemäß ihrer elektromagnetischen Ladung, ihrer Sekretionsweise und Funktion in drei Gruppen einteilen lassen:

- **Parakrine** wirken interzellulär und auf Nachbarzellen, indem sie die Zellmembran durchdringen; die Zellen kommunizieren untereinander, die Immunabwehr ist davon gesteuert. Elementare Emotionen sind die Grundlage der körperlichen Gesundheit.
- **Autokrine** steuern die embryonale Entwicklung und die Zellerneuerung. Die Gesundheit, der Alterungsprozess, die Qualität und Gesundheit der Zellerneuerung und des Gewebewachstums hängen vom Zustand der elementaren Emotionen ab. Dies ist die Grundlage der Epigenetik.
- **Endokrine** erreichen ihre Zielzellen über den Blutstrom. Der emotionale Zustand wird zum wichtigsten Angelpunkt für die schönen oder belastenden Empfindungen. Hier entscheidet sich, aus welcher Perspektive die Aufgaben des Lebens betrachtet und bewältigt werden können. Endokrine entscheiden darüber, ob das Energiefeld des Menschen hoch- oder niedrigfrequent schwingt.

Diese drei Hormongruppen aus der Elementarkraft der Emotionen schaffen gemeinsam, ausgehend von deinen Gedanken und deiner Lebensführung, die Basis des bioelektromagnetischen Energiefeldes. Glück und Unglück, Aufstieg zur Vollkommenheit oder Zurückbleiben werden in der Elementarkraft der Emotionen entschieden.

Nachdem das Konzept des bioelektromagnetischen Feldes weniger bekannt ist, möchte ich diese Perspektive ein wenig näher beleuchten.

Die Botenstoffe der höheren Emotionen sind vorwiegend polar, also wasserlöslich, sie haben eine hochschwingende elektronegative Ladung.

Die wichtigsten polaren, endokrinen Substanzen für unser Wohlbefinden sind Oxytocin, Serotonin und Dopamin.[1]

Die Botenstoffe **Cortisol** und **Adrenalin** sind zwar grundsätzlich auch polar geladen, Adrenalin hat jedoch amphiphile Eigenschaften, was bedeutet, dass es unter Umständen auch apolar geladen sein kann und somit leichter und schneller die apolaren Zellmembranen durchdringt.

Der amphiphile Charakter von Adrenalin ist somit entscheidend für seine Funktion als schnell wirkendes Stresshormon und Neurotransmitter im menschlichen Körper. Diese Eigenschaft wird amphiphiler Charakter genannt.[2]

Dies ermöglicht die rasche und effektive Reaktion als »Notfall-Signalübertragung« auf die Bedrohung.

Im Notfallmodus kann der Körper nicht zwischen realer Gefahr und geistigem Stress unterscheiden und reagiert bevorzugt mit dem Notfallprotokoll zum Überleben; er schüttet Stresshormone aus.

Die polaren Botenstoffe, die mit den schönen Emotionen verbunden sind, werden durch die nunmehr apolaren Stresshormone ausgeschaltet und verbrannt.

Die »Verbrennung« von polaren Botenstoffen führt zu oxidativem Stress, besser bekannt als freie Radikale. Dieser Effekt führt zu Schäden bei Zellen und negativen epigenetischen Effekten in der Zellneubildung und begünstigt Fehlgewebe.

Im Ayurveda finden wir Konzepte wie Mānasa-roga: rein geistige Krankheiten wie Angst, Depressivität, Zorn und Eifersucht. Oder Kleshas in den Yoga-Sutras: »Störfaktoren« oder »Hindernisse«, die aus dem Sanskrit etwa mit »Leid«, »Schmerz« oder »Qual« übersetzt

1 Vgl. https://kups.ub.uni-ytozin-koeln.de/63335/1/Dissertation_Henrik_Weber_Publikationsversion.pdf, besucht am 18.11.2024.

2 Vgl. https://www.amboss.com/de/wissen/allgemeine-hormoneigenschaften/, besucht am 20.02.2025.

werden können. Sie beziehen sich auf psychosomatische Zustände, die Selbsterkenntnis und reflektiertes Handeln verhindern.[3]

Kontrolle über die Emotionen bestimmt das gesamte Leben.

Sehen wir uns im Einzelnen an, wie dieses Wissen unser Verständnis von Gesundheit und Wohlbefinden erweitern und uns auf den Weg zu einer optimalen physischen, psychischen und emotionalen Gesundheit begleiten kann.

Körperliche Gesundheit

Durch die überlieferten Techniken können wir die Elementarkraft der Emotionen direkt ansprechen und Stress reduzieren, unser Immunsystem stärken und unsere Zellerneuerung optimieren. Die Epigenetik wurde im Ayurveda übrigens Rasayana genannt und ist weit mehr als nur eine Therapie oder ein Verfahren; vielmehr handelt es sich hierbei um einen ganzheitlichen Ansatz, der auf die Kunst der Verjüngung, der Vitalität und der spirituellen Entfaltung abzielt.

In der hektischen Welt von heute, wo Stress und Unruhe oft den Alltag bestimmen, eröffnet Rasayana einen Weg zurück zu uns selbst. Es ermutigt uns, die Essenz des Lebens zu erkennen, um unser volles Potenzial zu entfalten.

Geistige Fähigkeiten

Dieses Verständnis von Rasayana schafft auch einen Zugang zum höheren geistigen Potenzial, das in uns allen schlummert. Die Kontrolle über die Hormone eröffnet unbegrenzte Kreativität, Intuition und spirituelle Einsicht des Geistes.

Durch überlieferte Techniken wie meditative Stille, gezielte Visualisierung und die Entwicklung von Achtsamkeit gelingt es, die Schichten der Illusion abzulösen und einen klaren Zugang zu den höheren geistigen Fähigkeiten zu finden.

3 Vgl. https://natuerlich.thieme.de/therapieverfahren/geist-und-seele/detail/ayurveda-in-der-therapie-psychosomatischer-erkrankungen-61, besucht am 20.02.2025.

In der vedischen Philosophie gibt es Konzepte, die das moderne Verständnis eines bioelektromagnetischen Feldes vorwegnehmen. Diese Konzepte sind eng mit der Idee von Energie und den subtilen Kräften im Körper verbunden.

Prana wird als die Lebensenergie oder die vitalen Lebenskräfte verstanden, die auf vor- und übermateriellen Ebenen den endokrinen Essenzen entsprechen. Ähnlich wie bei einem bioelektromagnetischen Feld wird Prana als Energie verstanden, die unser gesamtes Wohlbefinden beeinflusst und in Wechselwirkung mit den umgebenden Feldern steht.

Prana entspringt aus den geistigen sowie körperlichen Aktivitäten und gleichzeitig steuert Prana diese in einer Rückkopplung, indem es die Emotionen anspricht und Körper und Geist beeinflusst.

Prana, das Feld, ist selbst weder körperlich noch geistig, hat auch für sich selbst keine Emotionen und ist damit bereits sehr nahe an den Eigenschaften der Seele. Die Seele kann nicht so einfach mit dem Geist oder dem Körper kommunizieren. Das Feld ist jedoch offen für die Sprache der Seele und versucht, uns über den Weg der Emotionen unserer innersten Bestimmung zu fördern.

Die Seele ist nach vedischem Verständnis die Erinnerung an die Ungeteiltheit und Einheit mit der Urnatur und ewige Sehnsucht zur Rückkehr. Daraus entsteht das Streben nach höchster Vollendung und Glück. Das Empfinden von Ananda ist die höchste Empfindung, die in Körper und Geist erfahren werden kann. Die Empfindung von Ananda, der uneingeschränkten Glückseligkeit, ist von Flutung mit Anandamid möglich und von einem höchsten bioelektromagnetischen Zustand abhängig.

Anandamid, der höchstschwingende Neurotransmitter des körpereigenen Endocannabinoid-Systems nimmt eine Sonderstellung ein. Anandamid kann erst mit einer ausreichenden Anreicherung von Serotonin und Dopamin ausgeschüttet werden. Anandamid ist ein neutrales, amphiphiles Molekül mit sowohl polaren als auch apolaren Eigenschaften, das als Botenstoff im Endocannabinoid-System des Körpers wirkt und die höchste glückselige Wirkung hat.

Darin liegt das Geheimnis des unerschütterlichen, freudvollen Gleichmuts der Weisen und Heiligen. Die Hormone spielen eine wichtige Rolle in allen höheren psychischen Prozessen und den positiven Emotionen, die uns Liebe, Geborgenheit, Freude und Glückseligkeit empfinden lassen.

Nun möchte ich dich mit einer kurzen Zusammenfassung mit dem Quellentext des Ananda Protocols vertraut machen:

»**Samudra Manthan**«, »Das Schöpfen aus dem Milchozean«;

Seit Anbeginn der Zeit kämpften die Devas und Asuras gegeneinander. Beiden gaben die Götter die Wahrheit und die Lüge. Die Devas umgaben Energie und Licht, die von Macht und Wahrheit zeugte. Die Asuras hingegen wandten sich der Lüge zu und entwickelten ihre dämonische Natur. Sie beneideten die Devas um ihr Licht.

Die Asuras wandten sich an den Gott Vishnu, der in seiner unendlichen Weisheit vorschlug, gemeinsam nach Amrita, dem Nektar der Unsterblichkeit, zu streben. Sie baten Ananta, die Weltenschlange, sich als Seil um den Berg Meru zu winden. Durch das Quirlen entstand plötzlich das tödliche Gift Halahala, das die Asuras und Devas zu töten drohte.

Shiva, ein Gott aus einer noch älteren Zeit, trank das Gift. Danach manifestierten sich Gold, unvorstellbare Reichtümer und wundersame Maschinen. Die Asuras verloren sich in den materiellen Gütern und technischen Geräten. Nach einer Weile stieg Dhanvantari hervor, der Ursprung aller Heilkunst und allen Wissens, in den Armen hielt er eine Amphore mit der Essenz des Lebens, dem Amrita.

Vishnu verwandelte sich in eine begehrenswerte Frau und bot an, das Elixier gerecht unter Devas und Asuras aufzuteilen. Die Asuras liebten schöne Frauen über alles und wurden abgelenkt. So erhielten die Devas allein das Elixier, während die Asuras leer ausgingen und in Krankheit und Leid in sterblicher Gefangenschaft im Rad von Wiedergeburt und Schicksal verharrten. Die Devas hingegen konnten sich auf ewig über die Asuras erheben und ins Licht der

Unsterblichkeit aufsteigen. Sie allein konnten Sat, Chit und Ananda, die höchste Glückseligkeit, erfahren.

Dieser Code ist eine »Schritt-für-Schritt«-Anleitung zur Selbstheilung, Selbstverwirklichung und dem höchsten Glückszustand, der in diesem Mythos eingewoben liegt.

Das Ananda Protocol ist ein Enigma, das einige der profundesten biomedizinischen und endokrinen Erkenntnisse der ältesten Zivilisationsgeschichte decodiert und aus den Schleiern der Vergessenheit zurück ins Licht des Bewusstseins holt.

In unserem körpereigenen Feld trennen sich Glück und Unglück, Gesundheit und Krankheit, Erfolg und Scheitern genauso wie Wasser und Öl. Durch die Beherrschung der endokrinen Essenzen können wir selbstbestimmt in einen höheren Schwingungszustand aufsteigen. In diesem Zustand wird Erfüllung in allen Aspekten des Lebens möglich und wir können Ananda erfahren.

Das alles war vor Jahrtausenden bekannt, geriet jedoch mit der Zeit in Vergessenheit. Dieses Wissen gehört unveräußerlich der gesamten Menschenfamilie und darf in dieser Epoche wieder unter uns allen geteilt werden.

Die fünf Daseinsebenen Körper, Emotionen, Geist, Feld und Seele finden in den fünf mystischen Elementen eine Entsprechung, und jedem der Elemente sind auch eigene Hormone und Emotionen zugeordnet.

Die Elementarkraft der Erde

Das mystische Erdelement stellt die Verbindung zwischen dem physischen Körper, der Materie und der Natur her. Die Erdebene ist jene Dimension, die unser manifestiertes Leben am dichtesten berührt. Aus innerer Stärke und Festigung entsteht die Basis für Beziehungen und Bindung. Endokrine Botenstoffe des Erdelements sind für die Anziehungskraft zwischen Menschen verantwortlich. Das Erdelement ist die Grundlage des Universums und das höchste Refugium, in dem alle Lebewesen entstehen. Wir begegnen auf dieser Elementarebene einer großartigen Emotion: der Liebe! Ja, die Liebe ist die alles dominierende Leit-Energie und Leitfrequenz des subtilen Erdelementes. Unsere Liebe zu uns selbst ist die Basis dafür, dass wir auch Liebe empfangen können. Erst dann ist es uns möglich, uns an der materiellen Welt zu erfreuen.

Die Elementarkraft des Wassers

Das mystische Element Wasser steht für das Lösen des tiefen Wissens und der Erkenntnis aus den Geheimnissen des Universums. Wasser ist ein Flüssigkristall, der zur Wissensspeicherung und Weitergabe fähig ist. Durch unsere Achtsamkeit und Gedanken haben wir mächtigen Einfluss auf die Funktion unseres Gehirns. Das Wasser reguliert die Fähigkeit, sich etwas vorstellen zu können, neue Dinge zu kreieren und Erinnerungen zu speichern. Im Wasserelement liegt die Kraft des Geistes, der Weisheit und der Selbstkontrolle. Im Wasser liegt auch die Kraft, die zerstörerischen Eigenschaften des Feuerelementes zu bändigen.

Die Elementarkraft des Feuers

Die psychische Herrschaft über das innere Feuer bringt: Klarheit, Hellsicht, Stolz, Durchsetzungskraft und Erfolg

Feuer gibt den Mut, das Richtige zu tun, und schmiedet scharfe Schwerter sowie unzerbrechliche Schilde. Auf der psycho-sozialen Ebene ist das Feuer für die Durchsetzungskraft und alle ritterlichen Eigenschaften verantwortlich. Richtig eingesetzt, eliminiert es Angst sowie Zweifel und macht uns zu großartigen Anführern. In ihm liegt der Schlüssel, Menschen zu begeistern und Gefolgschaft anzuziehen.

Das Feld der Selbsterhabenheit lässt weithin strahlen wie ein Leuchtfeuer.

Die Elementarkraft der Luft

Die Domänen der Luft sind Berührung, Unterscheidung, Motivation, Mut, Intuition und Humor. Die Luft wirkt unsichtbar und durch Bewegung von Materie sichtbar.

Das Luftelement ist für alle Bewegungen und Beweglichkeit in Körper und Geist verantwortlich. Es stellt die Verbindung zwischen materieller Manifestation, Bewusstsein und feinstofflicher Existenz her. Die Luft kann überall hingehen, ohne aufgehalten zu werden. Die Seelenkraftquelle Luft gibt unserem Wirken Bedeutung.

Das mystische Element der Luft ist die Domäne des bio-elektromagnetischen Feldes. Luft ist subtil und bereits nahe am Akasha, dem leeren Raum, und dennoch kann sich nichts dem Sturm oder der ewigen Wind-Erosion widersetzen.

Die Elementarkraft des Akasha, die Energie des leeren Raumes

Der leere Raum durchdringt alles, er ist der ewige unausgesprochene Wunsch nach der Wiedervereinigung mit der Urnatur. Im mystischen Element des leeren Raums wirken Botenstoffe und Qualitäten, die den Rahmen des Beschreibens sprengen. Ayash bedeutet Hinaustreten aus der Begrenzung von Raum und Zeit. Ehrfurcht ohne Unterwerfung, Erkenntnis des Höchsten, Flow, Auflösung in vollkommene Glückseligkeit, spontane Wirkung. Das Anandamid, der Nektar, die Essenz wird in Körper und Geist ergossen, die Emotionen gehen in die Glückseligkeit über, das Feld erstrahlt in hellem Licht.

In diesem Zustand kann es zu einer großen Selbstvergessenheit kommen, aus der durch die Empfindung der Glückseligkeit eine Wunschlosigkeit entspringt.

Solltest du jedoch einen hoch schwingenden Wunsch in deinen Ananda-Zustand mitgenommen haben, bist du jetzt in der zeit- und bedingungslosen Manifestation angekommen.

Es ist gar nicht so einfach, in diesem erhabenen emotionalen Zustand noch Wünsche zu artikulieren.

Formuliere einen Wunsch,

- der aus Duft und der Liebe aus dem Erdelement emporgestiegen ist.
- in den die gelöste Erkenntnis und die Weisheit des Wasserelementes eingeflossen ist.
- in dem die Fackel der Klarheit, der Durchsetzungskraft und der unerschütterlichen Überzeugung einer Herzogin den Weg ausleuchtet.
- in dem sich die Aktion voller bewegender Stärke, Durchhaltungskraft und Intuition des Windes erhebt.

Dann, und nur dann, entsteht der höchste Flow-Zustand des vollkommenen Glücks.

Die Erfüllung, die Manifestation, wird in diesem Zustand durch Mühe oder Zeit nicht mehr zurückgehalten.

Im Augenblick des Wünschens sind wir emotional bereits mit der vollkommenen Erfüllung unseres Wunsches verbunden – es gibt keine Trennung mehr zwischen Gefühl und Verwirklichung.

Das bio-elektromagnetische Feld, das wir im Empfinden des Ananda aufbauen, lässt Mühe und Zeit zurück. Alle Fesseln der dualen Welt fallen ab, was in den Naturgesetzen der materiellen Welt Gültigkeit hatte, ist aufgehoben. Beim Erdelement brauchen wir nur aufgeben, was ohne Liebe war, um in die Liebe zu gelangen. Auf der Ebene des leeren Raumes brauchen wir nur die Mühe und die Zeit zurücklassen, um in die Erfüllung zu gelangen. Dadurch können sich Wunsch und Erfüllung aus der Trennung im Raum-Zeit-Kontinuum befreien und spontan ineinanderfließen.

Die Unnatur wacht über die Erfüllung von Wünschen und blockiert jene, die zu große Abweichungen im Gewebe des Raum-Zeit-Kontinuums erzeugen.

Wenn wir jedoch in der Anandamid-Flutung zu bewussten Co-Kreatoren werden, ändert sich unsere Frequenz. Unser Feld schwingt in Synchronizität mit der Frequenz der Urnatur. Es entsteht eine

Überlagerung, in der sich alle Bedingungen der manifestierten Welt auflösen. Einsteins $E=mc^2$ ergibt einen praktischen Sinn im Leben.

In der Welt der reinen Energie ist »Haben und Nichthaben«, »gesund und krank« nicht mehr voneinander zu unterscheiden. Sie sind synchron mit der Frequenz des Universums.

Der menschgemachte, reine Wunsch nimmt nun sehr viel Ähnlichkeit mit dem Ursprung oder den Vorhaben der Urnatur an.

Dein Wunsch und seine spontane Erfüllung im »Jetzt«, das »Wunder«, wird von der Urnatur nicht als »Abweichung« vom vorbestimmten Lauf der Dinge erkannt.

Vielleicht erkennt die Urnatur den Unterschied? Vielleicht will sie uns einfach liebevoll fördern? Ganz so wie eine Mutter, die die ungeschickten kleinen Erfolge eines Kleinkindes überschwänglich belohnt. Wir wissen es nicht.

»असुर्या नन्त्याशुचयम्।
ततः गच्छन्ति योधा।
तेरन्तं नश्यन्तं च च्युतं।«
Shvetashvatara Upanishad 1.10

Die Asuras, die das Unreine sind, verbleiben in der Dunkelheit.
Diejenigen, die dem Licht folgen, erreichen im Ananda die Unsterblichkeit.
Die, die den Weg der Wahrheit und des Wissens beschreiten, gehen über Leid und den Tod hinaus.

Dies sind die wunderbaren Geheimnisse des Ananda-Protokolls für Leidende und Therapeuten, die umfassend heilen möchten, und für jene, die sich, gleich den Devas, über die Dunkelheit ins Licht erheben möchten, um Ananda zu erfahren.

Über den Autor Martin Mohr

Experte für vergessene Geheimnisse und Ayurveda nach alten Schriften sowie Coach für ganzheitliche Gesundheit

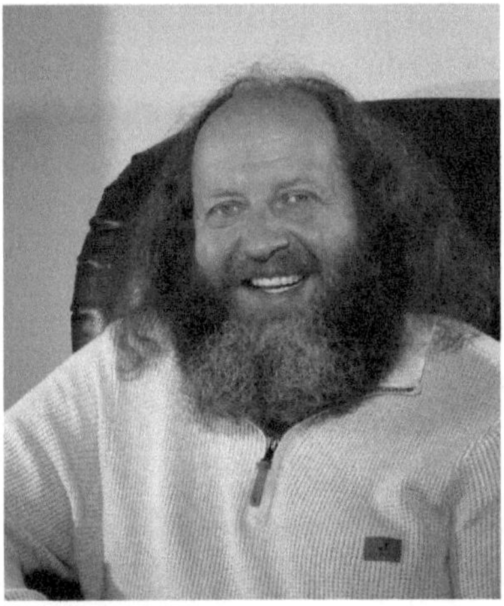

© *Martin Mohr*

Deine wichtigste Herzensbotschaft für Gesundheit
»Lieben und glücklich sein sind die Schlüssel zur Gesundheit, die wahre Heilkraft, die unsere Seelen heilen und uns zu langlebigen, wahrhaft lebendigen Menschen macht. Sie sind es, die unsere Seele mit Licht und Wärme erfüllen, uns in Harmonie mit der Welt und mit uns selbst versetzen und uns ermöglichen, unsere Träume zu verfolgen und unsere Ziele zu erreichen.«

Eine Zeitreise
Mach insgesamt weniger, dafür aber mehr mit den Menschen, die du liebst, und liebe dich selbst von ganzem Herzen.

Dein Lieblingszitat zur Gesundheit
Die Veden geben folgende Definition für Gesundheit:

»समदोषः समाग्निश्च समधातुमलक्रियः

प्रसन्नात्मेन्द्रियमनाः स्वस्थ इत्यभिधीयते«

»Sama dosha samagnis ca sama dhatu mala kriya prasannatmendriya manah svastha ityabhidhiyate«(Shruta Samhita 15:38)

- Ausgeglichenheit der funktionellen Prinzipien im Körper
- Normalzustand von Geweben, Ausscheidungen und Stoffwechselvorgängen
- Normale Sinnes- und Motorikfunktionen
- Klarheit und Wohlbefinden des Geistes
- **Eine »glückliche Seele« – ein Zustand absoluter Freude, unbeeinflusst von Erfolg und Misserfolg**

Fun Fact über dich

Vor 45 Jahren begann meine Reise in die Heilkunst als junger Bursche, geborgen in den Händen einer der letzten großen Druidinnen der Alpen. Dort wurzelte mein Wissen, bevor es sich in Indien durch das Studium des klassischen nordindischen Ayurveda in breitere, tiefere Erkenntnis vertiefte. Doch diese stetige Reise, die Suche nach Heilung, Erkenntnis, langem Leben und Glückseligkeit, kennt keine Grenzen und hört niemals auf.

Wie kann dich eine interessierte Person erreichen?

https://ananda-protocol.org
martin.mohr@ananda-protocol.org

Von der Welt des Ayurveda geht es nun auf eine letzte Station bei dieser Reise durch die verschiedenen Gesundheitsthemen. Und diese letzte Station ist das Thema der Herzenergie. Ist dir schon einmal aufgefallen, wie viele Menschen nur »im Kopf« sind und den Zugang zu ihren Gefühlen verloren haben? Viele Menschen spüren sich selbst gar nicht mehr. Das ist nicht nur traurig, sondern auch dramatisch, denn zum Leben und zur Gesundheit gehören auch Gefühle.

Wie ist es bei dir? Spürst du dich selbst? Nimmst du dir Zeit für dich und deinen Körper?

Hast du dich schon mal mit dem Thema *Herzenergie* befasst?

Unsere nächste spannende Autorin – Simone Schraner – beschäftigt sich seit vielen Jahren mit diesem Thema. Angefangen hat es nach ihrer Nahtoderfahrung. Durch diese hat sie den Zugang zur fünften Herzkammer und damit zur Herzenergie gefunden.

Den Rest verrät sie dir selbst.

Kapitel 19
Das Zentrum der Herzenergie – das Tor zur wahren Lebendigkeit
(Simone Schraner)

Prolog

Es gibt keine Worte, die das Allumfassende beschreiben. Selbst Begriffe wie bedingungslose Liebe, Dankbarkeit oder Ur-Essenz sind nur Versuche, das Unaussprechliche in Sprache zu fassen. Worte sind nur Wegweiser für das, was jenseits der Definitionen liegt. Es ist der Moment, in dem du in einer Umarmung versinkst.

Bedingungslose Liebe ist ein Seinszustand, eine lebendige Kraft, die erst dann spürbar wird, wenn die Herzenergie erwacht und frei fließt. Solange das Herz nicht geöffnet ist, bleibt sie ein bloßes Echo, eine Idee, die nicht erfahren werden kann. Denn Liebe, die keine Bedingungen kennt, entzieht sich jeglicher Begrenzung – sie kann nicht erklärt, sondern nur erlebt werden.

Wir mögen denken, dass wir eine Vorstellung davon haben. Doch solange wir nur denken, bleiben wir außerhalb. Worte, Gedanken und Konzepte umkreisen die Essenz, ohne sie je zu berühren. Das Unendliche kann nicht in Begriffe gefasst werden, denn jeder Versuch, es zu benennen, formt es in eine Begrenzung, die es niemals war.

Nur im Erleben, im vollständigen Eintauchen in das, was immer war und immer sein wird, offenbart sich die Wahrheit. Es ist das Gewahrsein jenseits des Denkens, das Wissen jenseits des Erlernens – das Erinnern an das, was nie verloren war. Es ist die Herzenergie, die sich in einem Moment völliger Hingabe entfaltet – nicht als Gefühl, sondern als alles durchdringende Wirklichkeit.

Dort, wo das Herz frei schlägt, dort, wo das Denken verstummt und das Leben durch uns atmet, dort beginnt das Allumfassende. Nicht in Worten, sondern im Sein.

Wenn Gedanken auf Reisen gehen

Die Routine der immergleichen Gesichter, das monotone Rattern der Räder. Doch dann fällt Emilias Blick auf ihn – ein Fremder, lässig an der Stange lehnend, ein Buch in der Hand. Er scheint vertieft, bemerkt sie nicht.

Ein flüchtiger Blick auf sein Gesicht – hohe Wangenknochen, ein entschlossener Mund. Seine Hände, groß und stark, umfassen das Buch wie einen Schatz. Ein Hauch von Sandelholz und etwas Undefinierbarem umweht sie, als er sich kurz bewegt.

Ihre Blicke treffen sich, ein kurzer Funke, ein kaum wahrnehmbares Lächeln. Dann kehrt er zurück zu seinem Buch. Doch für Emilia hat sich alles verändert. Die Luft scheint elektrisch geladen. Ein Kribbeln, eine Wärme durchströmt sie.

Was liest er? Einen spannenden Krimi? Eine Liebesgeschichte? Sie wüsste es gern. Als die U-Bahn hält, steht er auf. Ein letzter Blick, ein flüchtiges Lächeln, dann verschwindet er. Zurück bleibt Emilia – und eine Frage, die sie nicht loslässt …

Solche Momente sind kein Zufall. Unser Gehirn sucht blitzschnell nach Mustern, um Unsicherheiten zu reduzieren. In diesen Momenten wird das limbische System aktiviert. Die Amygdala sendet emotionale Signale, während der präfrontale Kortex Szenarien durchspielt. Gleichzeitig setzen hormonelle Prozesse ein: Cortisol steigert die Wachsamkeit, Adrenalin schärft den Fokus, Dopamin weckt Neugier – Faszination entsteht, das Bedürfnis nach Bedeutung wächst. Etwa 80 Prozent unserer Gedanken laufen unbewusst ab – oft als Wiederholung von Ängsten, Sorgen und Zweifeln. Doch durch bewusste Techniken lässt sich dieser Gedankenfluss lenken. Die neuronale, neurochemische, biophysiologische Plastizität ermöglicht es dem Gehirn, sich durch neue Erfahrungen zu formen – von Unsicherheit zu Klarheit, von Begrenzung zu prickelnder Lebensfreude, von Stress zu innerer Ruhe.

Gibt es eine tiefere Bedeutung in solchen Begegnungen? Eine unsichtbare Verbindung jenseits des Denkens? Manche nennen es

Intuition, andere eine Schwingung, ein Feld reiner Schöpfungskraft, das unsere Wirklichkeit beeinflusst.

Vielleicht ist das Unbekannte nicht fremd, sondern nur vergessen. Und vielleicht erinnert sich unser Herz lange, bevor es unser Verstand begreift.

Das Unbekannte

Eine Einladung in das, was dein Verstand sich nicht erinnert:

Emilia sitzt in der Transformations-Runde, suchend nach Worten für das, was sich nicht in Sprache fassen lässt. »Was ist das Unbekannte? Warum macht es mir Angst?« Ich spüre ihre Sehnsucht, dass sie es verstehen möchte.

Das Unbekannte ist kein Nichts, es ist das Alles. Ein Raum, in dem alles existiert, auch wenn der Verstand es noch nicht erfasst. Stille vor der Erkenntnis, Weite vor der Erinnerung. Das Herz kennt es längst, doch der Verstand sucht nach Beweisen. Vielleicht kennst du das Gefühl, wenn du vor einer großen Veränderung stehst – einen neuen Job, einen Umzug oder eine neue Beziehung. Die meisten empfinden Angst vor dem, was sie noch nicht kennen.

Was, wenn das Unbekannte keine Bedrohung ist, sondern eine Einladung? Eine sanfte Stimme, die dich ruft. Ein Flüstern in der Tiefe von dir: *Du bist sicher. Du bist gehalten.* Lange bevor dein Verstand es begreift, weiß dein Herz bereits – du bist verbunden. Im Fühlen. Im Sein. Das Unsichtbare offenbart sich nicht dem, der es mit dem Verstand sucht – sondern dem, der es mit dem Herzen empfängt.

Wenn wir das Unbekannte betreten, öffnet sich eine neue Möglichkeit – die fünfte Herzkammer. Sie führt über das Denken hinaus in eine tiefere Intelligenz, die alles durchdringt. Erinnerungen lassen sich nicht löschen, doch entladen – in Neutralität entlassen. Indem wir sie ins Hier und Jetzt bringen, lösen sie sich auf und wir erkennen die Freiheit, die immer schon da war.

Die erste Bewegung, das ursprüngliche Fließen

Bevor unser Körper entsteht, beginnt alles mit Bewegung. Ein Spermium schlängelt sich in einen offenen Raum – zur Einheit. Hier ist das All-Umfassende bereits gespiegelt. Warum verlieren wir im Laufe des Lebens diese ursprüngliche Leichtigkeit und werden unbeweglich?

Neugeborene erleben sich anfangs als ungetrennt – eins mit allem. Kein Innen, kein Außen, kein Ich und Du. Doch Sprache und Erfahrung formen eine Ich-Identität, die Trennung schafft. Gesellschaftliche Prägungen verstärken dieses Gefühl und entfernen uns vom natürlichen Fluss des Lebens.

In der Jugend wächst oft die Sehnsucht nach diesem verlorenen Einssein, ein innerer Ruf, zurückzufinden. Viele erleben dies als ein diffuses Gefühl der Suche, ein Drang, sich selbst zu entdecken, ohne genau zu wissen, wonach sie suchen. Doch dieser Wunsch nach Verbindung ist mehr als eine nostalgische Erinnerung – es ist eine tiefe, innere Wahrheit, die darauf wartet, wiederentdeckt zu werden.

Wie kehren wir zu unserer natürlichen Weichheit und Verbundenheit zurück? Der Körper speichert Erinnerungen und Spannungen. Durch bewusste Bewegung – Tanz, Atemtechniken, Meditation – können wir den ursprünglichen Fluss unseres Seins wieder aktivieren.

Das Herz spielt dabei eine zentrale Rolle. Es besitzt ein eigenes neuronales Netzwerk und ist weit mehr als ein physisches Organ. Es sendet Signale an das Gehirn, beeinflusst Emotionen und stellt den Schlüssel zur Selbstregulation dar.

Was, wenn unser Herz mehr ist als eine Pumpe … ein Zugang zur Einheit, ein Kompass zurück in den natürlichen Fluss des Lebens? Die Antwort liegt nicht in der Theorie, sondern in der Praxis, im Sich-Hingeben an den Rhythmus des Lebens.

Die fünfte Herzkammer, Brücke zwischen Wissenschaft und uraltem Wissen

Die Welt um mich herum wird still. Mein Körper liegt reglos da, ich schwebe über meinem Körper, beobachte die hektischen Wiederbelebungsmaßnahmen, mein Geist dringt in eine unendliche Weite vor. Die Grenzen zwischen mir und allem, was ist, lösen sich auf. Ich werde eins mit dem Universum. Ein Ruck, ein Stoß – ich kehre zurück in meinen Körper. Diese Nahtoderfahrung öffnete mir das Tor zur Unio Mystica, zur Einheit jenseits der Gedanken.

In diesem Zustand wurde ich mir dieser Existenz eines inneren Raumes gewahr: die fünfte Herzkammer. Fortan war sie kein meditativer Zustand mehr, sondern eine lebendige Wirklichkeit. Eine Begegnung mit dem Dalai Lama vertiefte diese Gewissheit. Als er von einer täglichen Meditation sprach, erkannte ich, dass sie exakt meiner eigenen Erfahrung entsprach. Es war, als ob das Universum mir zeigte, dass dieser Zugang eine universelle Wahrheit ist. Jenseits der messbaren Frequenzen, in der feinsten Frequenz unseres Seins, verschmelzen Licht, Klang, Farbe und Form zu einer universellen Sprache: der Sprache des Lichts.

Bereits in den 1920er-Jahren entdeckte Dr. Otoman Zar-Adusht Hanish mit mikroskopischen Verfahren diese mysteriöse Kammer im Herzen.[1] Sie wurde in indigenen, vedischen und hermetischen Traditionen als Zentrum des ätherischen Lichts, als Sitz des göttlichen Funkens beschrieben. Die tantrische Tradition lehrt, dass die horizontale Kundalini ein allumfassendes Energiefeld öffnet – mit der fünften Herzkammer als Ausgangspunkt. Hier löst sich Trennung auf und das Gewahrsein dehnt sich in alle Richtungen aus.

Die Heilige Geometrie verweist auf das Dodekaeder als Form göttlicher Ordnung. Es repräsentiert die vollkommene Harmonie, die Verbindung zwischen Materie und Geist, zwischen Körper und

1 Vgl. McCraty, R. (2003). The Energetic Heart: Bioelectromagnetic Interactions Within and Between People. HeartMath Research Center, Institute of HeartMath, Publication No. 03-003. Boulder Creek, CA.

göttlichem Gewahrsein. Es wird dem Christusbewusstsein, der Farbe Gold sowie dem Lichtkörper zugeordnet und genau hier setzt die fünfte Herzkammer an.

Wissenschaftler haben belegt, dass das elektromagnetische Feld des Herzens biologische Prozesse beeinflusst.[2]

Ist es möglich, dass die fünfte Herzkammer nicht nur unser Gewahrsein erweitert, sondern auch eine essenzielle Quelle für unsere ganzheitliche Gesundheit ist?

Wenn wir unser Herz in Liebe und Dankbarkeit öffnen, wenn wir tief empfinden, spüren wir diesen leuchtenden Raum in uns. Viele beschreiben es als eine Wärme, die aus dem Herzen strömt, als eine göttliche Kraft, die sich ausdehnt und das Gesamte durchflutet. In diesem Moment sind wir nicht mehr getrennt. Sie verbindet uns mit der Urquelle des Seins und öffnet den Zugang zu einem feinstofflichen Informationsfeld, einer Art lebendiger Datenbank des Äthers. Du kannst die Informationen fühlen. Sie sind voller Weisheit und zeigen dir, wo Anhaftungen in deinem System sind, was dein Körper wirklich braucht und wie du dich auf einer tieferen Ebene in inneren Frieden und Glückseligkeit bringen kannst.

Ein konkretes Beispiel hierfür ist meine Begleitung einer Frau, die mit Antidepressiva behandelt wurde. Sie spürte intuitiv, dass sie diese Medikamente nicht weiter nehmen möchte, doch ein abruptes Absetzen wäre riskant. Durch das Lesen im Äther entfalteten sich maßgeschneiderte Informationen darüber, wie sie diesen Prozess sanft und nachhaltig gestalten kann – wann der richtige Zeitpunkt gekommen ist, welche unterstützenden Maßnahmen sie benötigt und wie sie sich dabei stabil halten kann, ohne in den aussichtslosen Zustand zurückzufallen. Gleichzeitig erhielt sie Hinweise auf die tieferen Ursachen ihres Zustands. Diese Erkenntnisse setzte sie bewusst um, stets in achtsamer Abstimmung mit allen sie begleitenden Experten wie Arzt,

---

2 Vgl. Kocica, M. J. et al. (2006). The helical ventricular myocardial band: Global, three-dimensional, functional architecture of the ventricular myocardium. European Journal of Cardio-Thoracic Surgery, 29(Suppl 1), S 21–S 40. https://doi.org/10.1016/j.ejcts.2006.03.011; Zuletzt abgerufen am 02.07.2025

traditioneller Medizinerin und mir. So erfuhr sie Heilsein als einen Zustand, der weit über das Freisein von körperlichen Beschwerden hinausgeht.

Heilsein bedeutet, sich tief mit dem Leben verbunden zu fühlen, sich selbst ganz zu erfahren und den eigenen Körper in seiner Lebendigkeit zu bewohnen. Es ist die Hingabe an das, was ist – ohne Widerstand, mit der vollen Präsenz des eigenen Seins. Klingt verrückt? Wenn verrückt heißt, die Dinge aus einer neuen Perspektive zu sehen, dann bin ich voll dabei.

Das Herz ist keine Pumpe, ein Paradigmenwechsel

Die Vorstellung, dass das Herz lediglich eine Pumpe ist, stammt aus einer mechanischen Sichtweise des Körpers. Doch moderne Forschung zeigt, dass es weit mehr ist als eine mechanische Struktur.

Das Blut bewegt sich nicht einfach durch den Druck des Herzens, sondern folgt einer spiralförmigen Bewegung, ähnlich der DNA-Doppelhelix. Diese Wirbelbewegung erzeugt ein Vakuum, das den Fluss antreibt und den Organismus mit Vitalität versorgt.

Neue Erkenntnisse zeigen, dass das Herz aus einem helikoidalen Myokardband besteht. Diese spiralartige Anordnung verändert das bisherige Verständnis des Herzens grundlegend.[107]

Zudem ist das Herz mehr als ein Muskel – es fungiert als endokrine Drüse, produziert Neurotransmitter wie Oxytocin, Dopamin sowie Serotonin und beeinflusst direkt unser emotionales Wohlbefinden.

Sein elektromagnetisches Feld ist 5000-mal stärker als das des Gehirns und interagiert mit unserer Umwelt.[3] Als Wahrnehmungsorgan verbindet das Herz Körper, Geist und Gewahrsein. Diese Erkenntnisse eröffnen neue Wege für ein holistisches Verständnis von

---

3 Vgl. McCraty, R. (2003). The Energetic Heart: Bioelectromagnetic Interactions Within and Between People. HeartMath Research Center, Institute of HeartMath, Publication No. 03-003. Boulder Creek, CA.; zuletzt abgerufen am 02.07.2025.

Gesundheit: Wie können wir unser Herz als bewusstes, energetisches Zentrum nutzen?

Die Erinnerung

Manchmal bringt das Leben Herausforderungen, die alte Ängste und Zweifel an die Oberfläche treiben. Wir stehen an einer Schwelle und fragen uns: »Wie erkenne ich mich selbst? Wie finde ich Frieden, Klarheit und ein erfülltes Leben?«

Emilia, äußerlich erfolgreich, trägt eine tiefe Sehnsucht nach mehr. Doch mit ihr kommen Zweifel: Was, wenn sie ihre wahre Bestimmung verfolgt und sich dadurch ihrem aktuellen Umfeld entfremdet? Die Angst, sich selbst zu verlieren, hält sie zurück.

Der innere Konflikt spitzt sich zu, als die Beerdigung ihrer Großmutter näher rückt. Soll sie gehen oder sich zurückziehen? Sie fühlt sich fremd in ihrer eigenen Familie, als wäre sie nie ganz ein Teil davon gewesen. Als sie sich entscheidet, allein zurückzubleiben, überrollt sie eine Welle von Emotionen: Trauer, Einsamkeit, das nagende Gefühl, nicht dazuzugehören.

Doch inmitten dieser Dunkelheit taucht ein leiser, kraftvoller Gedanke auf. Sie erinnert sich an die fünfte Herzkammer, den Raum in ihr, der jenseits aller Begrenzung existiert. Hier gibt es keine Trennung, nur Sein. Sie legt die Hand auf ihr Herz, atmet tief, spürt, wie sich die Enge löst. Zweifel weichen, Weite und Frieden breiten sich aus. Ihr wird warm ums Herz. Sie erkennt: Wahres Leben liegt nicht im Außen, sondern in der Verbindung zu ihrer Ur-Essenz des Seins.

Während sie mit geschlossenen Augen sitzt, schlägt ihr Herz ruhig, kraftvoll, lebendig. Der Schmerz wandelt sich in Dankbarkeit. Die Erkenntnis durchströmt sie: Sie ist nicht allein. Sie war es nie. Und in dieser stillen Gewissheit ruht sie – getragen vom Allumfassenden, das sie nie verlassen hat.

»Ich fühle die bedingungslose Liebe und tiefe Dankbarkeit. Ich bin Raum.«

Heilsein als Resonanz mit dem Allumfassenden

Gesundheit ist kein isolierter Zustand, sondern das natürliche Pulsieren des Lebens durch Körper, Geist und Essenz. Sie ist keine statische Abwesenheit von Krankheit, sondern eine dynamische Schwingung, die sich im Einklang mit dem Allumfassenden bewegt. In ihr offenbart sich die tiefe Verbindung, die weit über das Sichtbare hinausreicht. Es ist nicht nur das Funktionieren des Körpers, sondern die Resonanz des gesamten Wesens mit der Quelle allen Seins. Heilung geschieht nicht allein durch das Behandeln von Symptomen, sondern durch das Wiedererkennen und die Rückkehr zu unserem inneren Zentrum. Wahre Heilung beginnt dort, wo der Mensch in der Gesamtheit gesehen, berührt und erinnert wird.

Die Aktivierung der Herzenergie

Kennst du das Gefühl, inmitten von Menschen allein zu sein? Wenn dein Kopf laut ist, doch dein Herz leise eine Wahrheit flüstert? Diese Wahrheit entspringt der fünften Herzkammer – einem Raum voller Klarheit, Freude und Ruhe, jederzeit zugänglich.

Es geht darum, bewusst die Herzenergie zu aktivieren und diesen Zustand der Kohärenz fokussiert herbeizuführen. Es geht darum, gewahr die Herzenergie zu aktivieren.

Du fragst dich vielleicht, wie du die »Herzenergie« aktivieren kannst? Es gibt einfache Wege: bewusstes Atmen, sanfte Berührungen des Herzens oder das Erleben von Dankbarkeit. Schon ein Moment des Innehaltens kann helfen, diese tiefe Verbindung zu spüren.

Forschungen zeigen, dass in diesem Zustand Herz, Gehirn und Organe in Synergie arbeiten – Klarheit wächst, Stress reduziert sich, kreative Lösungen entstehen. Indigene und mystische Traditionen wussten längst, was die Wissenschaft nun bestätigt.

Hast du deine Herzenergie heute bewusst gespürt? Wie fühlt es sich an, für einen Moment zwischen den Gedanken nur dein Herz wahrzunehmen?

Die Energie der fünften Herzkammer

Wenn wir Wertschätzung, Dankbarkeit, inneren Frieden und Liebe kultivieren, steigt unsere Herzkohärenz natürlich an. Diese Energie ist keine abstrakte Idee, sondern beeinflusst unser Wohlbefinden tiefgreifend. Sie öffnet das Tor zu einem Seinszustand, in dem Glück nicht von äußeren Umständen abhängt, sondern aus unserem Inneren entspringt.

Die fünfte Herzkammer ist eine Quelle feinstofflicher Impulse, die unser Leben leiten – intuitive Eingebungen, innere Gewissheiten und tiefes Wissen. Über Jahrhunderte wurde diese innere Stimme durch Meditation, Rituale und Klangfrequenzen bewusst vertieft.

Doch der Verstand neigt dazu, diese feinen Impulse zu übergehen. Wie können wir lernen, unser Herz präsent wahrzunehmen und ihm tatsächlich zu vertrauen? Wenn wir entschleunigen und uns auf die Energie dieses Herzensraums einstimmen, wird die Verbindung zum Allumfassenden spürbar – eine machtvolle Führung, die in jedem von uns existiert.

Ein Erwachen in Lebendigkeit und Heilung, ein Raum jenseits von Bewertung

Wer zu mir kommt, betritt einen urteilsfreien Raum, in dem man sich selbst tiefer begegnen kann. Hier gibt es kein Müssen, nur pures Sein. Eine Energie erwacht, die immer da war, doch lange verborgen blieb.

Die meisten kommen an einem Wendepunkt – wenn äußere Antworten nicht mehr genügen und der Verstand erschöpft ist. Sie erkennen: Die Wahrheit liegt nicht im Außen, sondern tief in ihrem Inneren. Es ist eine Einladung, den rastlosen Verstand loszulassen und in die Stille der fünften Herzkammer einzutreten – den Raum unbegrenzter Möglichkeiten.

Die Praxis der fünften Herzkammer, eine Erinnerung und kein Werkzeug

Diese Praxis ist keine Technik, sondern eine Rückverbindung mit deiner Ur-Essenz. Sie erfordert kein Tun, sondern ein Zulassen. Sie ist darauf abgestimmt, dich mit deiner ursprünglichen Vibration zu verbinden, mit dem Zustand, in dem du dich nicht mehr getrennt, sondern vollständig erfüllt fühlst.

Wer diese Tür betritt, erlebt keine Methode, sondern eine Erinnerung. Eine Erinnerung daran, wer du wirklich bist, jenseits aller Begrenzungen und äußeren Konzepte. Es ist der Moment, in dem sich der Verstand zurücklehnt und das Herz in seiner ganzen Klarheit spricht.

Mit jeder bewussten Hinwendung zu diesem Raum verstärkt sich die Verbindung. Es beginnt mit einem tiefen Atemzug, mit der Wahl, den Fokus nach innen zu richten. Dort, in der Weite der fünften Herzkammer, findet Heilsein statt – nicht durch äußere Veränderung, sondern durch die Wiedererkennung des wahren Seins.

Wenn du jetzt genau hinhörst – was flüstert dein Herz dir in diesem Moment zu? Welche Wahrheit wartet darauf, endlich gehört zu werden?

Emilias Herzreise

Emilia ist an einem Punkt, an dem sie nicht mehr kann. Jahrelang hat sie funktioniert, sich allem und jedem verpflichtet gefühlt – nach außen mit einem Lächeln, während in ihr die Erschöpfung wuchs. Sie hat sich alles zu sehr zu Herzen genommen, wollte es allen recht machen – Familie, Arbeit, Freunde. Doch irgendwann wurde es zu viel. Sie fühlt sich ausgelaugt, leer, ohne Energie.

Ihr Körper sendet immer lautere Signale: Schilddrüsenunterfunktion, beständiges Rauschen in den Ohren, Rückenschmerzen, die ihr den Atem nehmen – und nun die Diagnose Gebärmutterhalskrebs. Als hätte ihr Körper ausgesprochen, was sie selbst nicht mehr hören wollte.

Emilia weiß, sie muss etwas ändern. Es ist Zeit, sich ein Herz zu fassen – nicht mehr nur zu funktionieren, sondern zu fühlen.

Eines Tages, als sie im Internet stöbert, fällt ihr Blick auf ein Kartenset. Ohne genau zu wissen, warum, fühlt sie eine seltsame Anziehung. Es ist, als ob etwas in ihr flüstert: »Das ist für dich.«

Kaum ist das *Symphony Awareness*® Herzgeflüster-Kartenset angekommen, zieht sie ihre erste Karte.

Zum ersten Mal seit langer Zeit erlaubt sich Emilia, sich diesen Moment zu geben, und folgt der einfachen Anweisung. Sie nimmt sich ihr eigenes Herz zu Herzen. Und was sie findet, ist nicht nur Stille – sondern eine tiefe Wärme, eine weite Ausdehnung, eine sofortige Leichtigkeit, eine leise Stimme, die flüstert: Ich bin hier.

Von diesem Moment an beginnt sich etwas in ihr zu verändern – nicht abrupt, sondern sanft, stetig, luminös. Täglich verbindet sie sich bewusst mit ihrer fünften Herzkammer – einem Raum der Heilung. Und mit der Zeit zeigt sich die Veränderung nicht nur in ihrem Geist, sondern auch in ihrem Körper.

Indem Emilia lernt, in ihrem Herzen zu sein, reduziert sie Stress, aktiviert ihr parasympathisches Nervensystem – den Zustand, in dem Heilung geschieht. Anspannung und Erschöpfung lassen nach. Ihre Schilddrüsenwerte stabilisieren sich, ihre hormonelle Balance kehrt zurück. Oxytocin, Serotonin und Melatonin – Hormone für Verbindung, Glück und Regeneration – werden wieder harmonisch ausgeschüttet.

Ihr Körper beginnt, entzündliche Prozesse zu reduzieren. Chronische Rückenschmerzen, die sie seit Jahren begleiten, werden leichter – als hätte sich eine alte Last gelöst. Ihr Atem wird tiefer, ihre Herzfrequenzvariabilität verbessert sich, ihr Körper reguliert sich neu.

Morgens fühlt sie sich nicht mehr gerädert. Ihr Schlaf wird tiefer, ihre Energie natürlicher. Ihr Körper regeneriert sich schneller, weil sie ihm endlich erlaubt, in innere Kohärenz zu kommen.

Nach einigen Wochen der täglichen Arbeit mit dem Symphony Awareness® Herzgeflüster-Kartenset wählt Emilia, tiefer in die Praktizierung einzutauchen. Sie meldet sich für die 21 Transformations-Momente an, eine bewusste Wahl, nicht nur Heilsein zu finden, sondern eine tiefere Verbindung zu ihrem eigenen Herzen herzustellen. Dort lernt sie, ihre Herzenergie noch gezielter zu lenken, ihre innere Führung zu stärken und ihre Wahrnehmung für die subtilen, sublimen Signale ihres Körpers zu verfeinern.

Sie erkennt: Die Heilung liegt nie im Außen. Sie ist immer in ihr gewesen. Sie braucht nicht mehr suchen – sie erinnert sich. Ihr Herz ist der Schlüssel. Es ist Zeit, ihrem Herzen einen Stoß zu geben und endlich ihrer eigenen Wahrheit zu folgen.

Heute lebt Emilia mit einem neuen Gewahrsein für ihr wahres Sein. Sie hat gelernt, ihr Herz auf der Zunge zu tragen, sich zu öffnen, anstatt alles in sich zu verschließen. Sie nutzt weiterhin das *Symphony Awareness*®-Kartenset, um sich immer wieder daran zu erinnern, dass die Antworten in ihr liegen. Sie hat erkannt, dass die fünfte Herzkammer nicht nur ein spiritueller Raum ist – sondern der Ort, an dem Gesundheit, Heilsein, Glückseligkeit und Fülle beginnen.

Erlebe die fünfte Herzkammer selbst

Möchtest du die Energie der fünften Herzkammer spüren?

Probiere es doch gleich einmal aus: Schließe für einen Moment die Augen, atme tief ein und lege die Hand auf dein Herz. Spüre, wie dein Herz schlägt. Dieser kleine Moment des Innehaltens ist bereits ein erster Schritt zur bewussten Wahrnehmung deiner Herzenergie. Schließe für einen Moment die Augen. Atme tief ein und lege die Hand auf dein Herz. Spüre, wie dein Herz schlägt.

Atme fokussiert in die fünfte Herzkammer. Dein Körper kennt den Weg. Was nimmst du wahr? Vielleicht ist es Wärme, vielleicht ein sanftes Pochen oder ein goldenes Licht, das dein Herz erfüllt und sich ausdehnt? Bleibe für einen Moment einfach nur da. Du bist Raum. Du bist verbunden. Du bist geführt.

Wenn du dein Herz als Portal begreifst, öffnet sich eine Tür, die nicht nach außen, sondern nach innen führt – zu dir selbst. Jeder Mensch trägt diesen Schlüssel bereits in sich. Die Frage ist: »Bist du bereit, ihn zu benutzen?«

Wenn immer mehr Menschen ihr Herz bewusst aktivieren, entsteht ein globales Feld der Kohärenz. Stell dir eine Welt vor, in der sich Menschen aus dem Herzen begegnen – mit Klarheit, Vertrauen, tiefer Verbundenheit, innerem Frieden und bedingungsloser Liebe …

Jeder Atemzug in deine fünfte Herzkammer ist ein Schritt in diese neue Wirklichkeit.

Denn wie die Weisheit der Sprache und diese Redewendung so schön sagt: »Was nicht von Herzen kommt, das geht nicht zu Herzen.«

Dein Herz klopft längst an. Die Frage ist: Wann bist du bereit, wirklich hinzuhören – und dich führen zu lassen?

Epilog: die Erinnerung an dein wahres Sein

Und so endet diese Reise – oder beginnt sie gerade erst? Das Herz erinnert sich. Es hat dich geführt, berührt, erkennen lassen, dass in dir eine unerschöpfliche Quelle ruht. Jenseits von Verstand und Worten, voller Stille und Klarheit. Die fünfte Herzkammer – dein innerstes Zentrum – war nie getrennt von dir. Sie wartete nur darauf, dass du dich erinnerst.

Vielleicht hat etwas auf diesen Seiten in dir nachgeklungen – ein Echo einer Wahrheit, die du längst kennst. Vielleicht war da ein Moment, in dem sich etwas in dir geweitet hat – eine Ahnung von etwas Größerem, das dich trägt. Eine Gewissheit ohne Beweise. Ein Flüstern aus der Tiefe deines Seins.

Diese Reise endet nicht mit diesem Buch. Sie beginnt in jedem Moment, in dem du innehältst, atmest und dein Herz fragst. Sie entfaltet sich mit jedem Schritt, den du wagst.

Dein Herz kennt den Weg – lange bevor du ihn siehst. Lausche. Atme. Erinnere dich. Und gehe deinen Weg mit offenem Herzen.

Mögest du mit diesem Kapitel einen tieferen Kontakt zur Urquelle deines Seins finden. Weitere Tools findest du auf www.symphonyawareness.com. Möge Heilsein geschehen. Friede sei mit dir – in Freude, Dankbarkeit und Liebe.

Über die Autorin Simone Schraner

Mentorin für Herzenergie

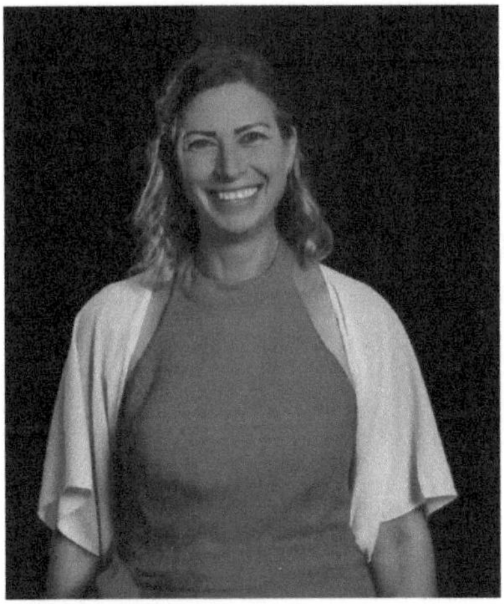
© Patrick Reymann

Deine wichtigste Herzensbotschaft für Gesundheit
Gesundheit beginnt im Herzen, mit dem Gewahrsein für das allumfassende Sein – je mehr Freude, Frieden, Dankbarkeit und Liebe du spürst, desto mehr bist du von innen heraus heil.

Eine Zeitreise
Die Kunst des Lebens beginnt dort, wo das bloße Überleben aufhört.

Dein Lieblingszitat zur Gesundheit
»Das Herz kennt den Weg, lange bevor der Verstand ihn sieht.« – Sevginur

Fun Fact über dich
Wenn ich auf Reisen gehe, vergesse ich fast immer eine Sache. Letztes Mal war es meine Zahnbürste, davor mein Laptop – mein Herz ist immer mit!

Wie kann dich eine interessierte Person erreichen?
https://symphonyawareness.institute
https://starlightgmbh.com
simone@symphonyawareness.com

Und es geht noch etwas weiter mit dem Thema *Herzenergie*.

Bei unserer letzten großartigen Autorin handelt es sich um Marion Bredebusch. Sie ist Coach, Trainerin sowie Speakerin und ihr Motto lautet: »Herz führt!«

Das ist im wörtlichen und im übertragenen Sinne gemeint, denn sie ist vor allem im Business tätig und begleitet Führungskräfte dabei, mehr mit dem Herzen als nur mit dem Kopf zu führen. Das macht sie unter anderem auch bei verschiedenen Retreats an wunderschönen Orten der Welt.

Herz führt! Viele Herzensbotschaften zum Thema *Gesundheit* hast du auf deiner Reise durch dieses Buch schon gelesen. Und somit ist es naheliegend, dass wir dieses sehr besondere Thema als Abschlusskapitel gewählt haben.

Und nun heißt es:

Kapitel 20
Herz über Kopf – wie Liebe dich gesund macht
(Marion Bredebusch)

Liebe ist die größte Heilkraft, die es gibt.

Erinnerst du dich daran, wie du als Kind, wenn du hingefallen bist und dein Knie aufgeschürft war, ein Pflaster mit ganz viel Liebe aufgetragen bekommen hast und der Schmerz gleich weniger wurde? Gerne wurde und wird das noch verbunden mit dem Kinderlied und Segen aus dem Anfang des 19. Jahrhunderts: »Heile, heile Gänschen«. Das Pflaster schützt nicht nur, sondern steht symbolisch für Aufmerksamkeit und Liebe, mit der Heilkraft verbunden wird.

In der Fernsehserie *Navy CIS* gibt es zwei Protagonisten im Team, Ziva und Tony, die im Laufe der Serie ein Paar werden und eine gemeinsame Tochter, Tali, bekommen. Ziva muss jedoch untertauchen und erst, als sie sieht, dass Tony es schafft, ihrer Tochter ein Pflaster aufzukleben, die bis dahin Pflaster hasste, lässt sie das Kind beruhigt bei ihm. Was zwar geschauspielert ist, geht dennoch mitten ins Herz. Das Pflaster wird sogar als Herz ausgeschnitten und das kleine Mädchen nimmt die Liebe, die damit zum Ausdruck kommt, dankbar an.[1]

Im Leben geht Heilung durch Liebe manchmal viel einfacher. Das Gegenteil – Krankheiten durch Verletzungen – ebenfalls. Ich möchte dich zunächst in meine biografischen Erfahrungen mitnehmen.

Krankheiten entstehen durch Verletzungen – meine eigenen Erfahrungen

Im Alter von drei Jahren beobachtete ich eine verstörende Szene zwischen meinen Eltern. Das Gegenteil von Heilung sind Verletzungen,

---

1 https://ncis.fandom.com/de/wiki/Tony_und_Ziva, besucht am 19.02.2025.

gerade von so einer kleinen Kinderseele, denn es führte gleich zu drei absoluten Veränderungen in meinem Leben, die mir nicht guttaten: Ich ging ab diesem Tag nicht mehr in den Kindergarten, hörte auf, Kind zu sein, wurde zur Beschützerin meiner Mutter und entwickelte Migräne mit Erbrechen. Meistens kamen die Migräneanfälle, wenn meine Eltern ausgehen wollten und mein Unterbewusstsein realisierte, dass mein Vater viel Alkohol trinken würde.

Rückblickend erkenne ich: Der Körper spricht, wenn die Seele leidet. Emotionale Belastungen manifestieren sich häufig in körperlichen Beschwerden. Besonders in der Kindheit können traumatische Erfahrungen das Nervensystem prägen. Diese Erfahrungen werden oft verdrängt, da unser Unterbewusstsein uns vor der Überwältigung schützen will.

Als ich zehn Jahre alt war, zogen wir um. Plötzlich konnte ich mich wieder an die Szenen aus meiner Kindheit erinnern – typische Symptome einer verdrängten Erfahrung, die übrigens ein Teil eines sehr gesunden Prozesses unserer Psyche ist: Wir spalten etwas ab oder verdrängen es, weil wir sonst nicht damit klarkommen würden. Irgendwann sollten wir uns dem aber stellen, denn unsere Seele wird erst dann ganz, wenn wir diese blinden Flecken uns anschauen und lösen.

Weggang aus dem krank machenden Elternhaus – Migräne geht auch

Mein Weg der Heilung begann mit der Möglichkeit, im Alter von 19 Jahren meiner eigenen Selbstliebe zu folgen, denn gegen den Widerstand meines autoritären Vaters zog ich zum Studium nach Münster.

Mit dem Tag meines Umzugs löste sich die Migräne auf. Ich trat aus der Rolle der Beschützerin und begann, mein eigenes Leben zu führen. Später half mir meine Coaching-Ausbildung, die ursprüngliche Erfahrung zu verstehen und aufzulösen. Meine Mutter bestätigte mir, dass meine Erinnerungen stimmten.

Diese Erfahrung zeigte mir, wie sehr unsere emotionale Umgebung unsere Gesundheit beeinflusst. Menschen, die sich von toxischen Beziehungen oder belastenden Lebenssituationen lösen, berichten häufig von spontanen gesundheitlichen Verbesserungen.

Verstehen und vergeben als Schlüssel

Vergebung bedeutet nicht, das Geschehene gutzuheißen, doch es ermöglicht, den eigenen Frieden zu finden. Mein Vater hatte zwei Seiten: den liebevollen und den alkoholisierten, der sich nicht unter Kontrolle hatte. Ich erkannte, dass Alkohol für ihn ein Mittel war, Emotionen zu unterdrücken. Durch Vergebungsrituale konnte ich Frieden mit der Vergangenheit schließen. Als er starb, war unser Abschied voller Dankbarkeit und Liebe geprägt.

Negative Gefühle wie Groll und Hass binden uns an das Vergangene und beeinflussen unseren Körper. Vergebung ist ein bewusster Prozess, der das eigene Nervensystem beruhigt und damit Stress abbaut. Studien zeigen, dass Menschen, die vergeben können, weniger unter chronischen Entzündungen leiden und länger leben.

Angst lähmt uns und hält uns zurück

Wir neigen dazu, das Vertraute zu behalten, weil wir Angst vor dem Unbekannten haben. Angst ist eine der stärksten Emotionen – und zugleich eine, die uns krank machen kann.

Nach meinem Diplom-Pädagogikstudium hatte ich Angst vor der Selbstständigkeit als Trainerin, obwohl ich bereits während meines Studiums als Trainerin erfolgreich war. Doch ich zog die Sicherheit einer Festanstellung vor. Damals kannte ich kaum Menschen, die selbstständig waren. Die zwei Trainerinnen, die aus unserem Trainerteam in die Selbstständigkeit gingen, »klauten« unsere Kundinnen und Kunden. Auf so einer Basis – gegen meine Werte – wollte ich keine Selbstständigkeit.

Also entschied ich mich für eine Anstellung an der Universität des Saarlandes und zog ins schöne Saarland. Die Alternative wäre Berlin gewesen, doch mein Herz sagte mir, dass ich mich hier, in der frankophilen Atmosphäre mit reicher Kultur und Genuss, wohler fühlen würde.

Hochschulstrukturen sind herausfordernd, besonders wenn Führungskräfte ihre Rolle nur nebenbei ausüben. Die Professorinnen, die meine Vorgesetzten waren, schätzten unsere Arbeitsteilung: Ich übernahm die strategische Entwicklung und operative Umsetzung, während sie die Repräsentation übernahmen. So hatte ich viele Freiheiten und konnte Mentoringprogramme, Karriereförderung für Wissenschaftlerinnen und Maßnahmen zur besseren Vereinbarkeit sogar bundesweit etablieren.

Doch dann kam eine neue Leitung, die sich gleich am ersten Tag mit den Worten vorstellte: »Ab heute wird hier alles anders.« Sie war zuvor mit ihrer Habilitation gescheitert und sah die Position als ihre Chance, sich an der Universität fest zu etablieren – meine Kollegin und ich standen ihr dabei im Weg.

Kränkungen machen krank

Ich wurde in meinen Aufgaben stark begrenzt und eingeschränkt bei meiner Arbeit insgesamt. Ich merkte, wie sich das auf meinen Körper auswirkte. Supervision und andere Maßnahmen halfen nichts – damals gab es noch kein Coaching. Ich entschied mich aus Selbstliebe, meine Gesundheit an erste Stelle zu setzen und sah als Weg damals nur, mich beurlauben zu lassen (meine Kinder waren damals drei und fünf Jahre) und gleichzeitig in Ruhe meinen Traum der Selbstständigkeit anzugehen. Ich hatte nebenberuflich die ganze Zeit über Moderationen und Trainings durchgeführt und mir so auch im Saarland einen Namen gemacht.

In der Rückwärtsbetrachtung verstehen wir oft erst die Chancen, die in solchen Krisen liegen, doch als ich damals darin steckte, sah ich gar nichts. Diese Chefin war mein größtes Glück. Ich nenne solche Situationen und Menschen mittlerweile gerne »Lerngeschenke« und schließe mich da gerne Eugene Ionesco an: »Wir glauben, Erfahrungen zu machen, aber die Erfahrungen machen uns.«[2]

Krise als Chance

So wie sich in meinem Leben die Krise im Nachhinein als größte Chance entpuppte, ist es oft. Im Chinesischen gibt es ein gemeinsames Zeichen dafür: Krise wird mit weiji 危机 übersetzt, Chance mit jihui 机会. Beiden gemeinsam ist also das Zeichen ji 机, das unter anderem Gelegenheit bedeutet.

Diese Gelegenheit habe ich dann auch genutzt, denn meine Rückenschmerzen gingen mit der Beurlaubung und dem Beginn der Selbstständigkeit nicht weg. Mein damaliger Mann hielt seine Versprechen nicht, auch nicht das, mich zu unterstützen. So machte ich gleich »Tabula rasa« und trennte mich auch von meinem Mann. Da stand ich plötzlich: alleinerziehende Unternehmerin mit zwei kleinen Kindern. Dieser mutige Schritt entsprang meinem starken Wunsch nach Gesundheit und Glück. Dieser Veränderung war schon eine längere Paartherapie vorangegangen, die mich eine Zeit lang in der Illusion gehalten hatte, dass dieser Bereich meines Lebens mir guttun würde. Meine Rückenschmerzen und Instabilität in meiner Wirbelsäule waren von einer auf die andere Sekunde weg.

Dein Gehirn umprogrammieren – dein Herz als Schlüssel des Erkennens

Wer seine eigene Biografie und Krankheiten nebeneinanderlegt, wird viele Situationen entdecken, die einen klaren Zusammenhang zwischen Problemen und körperlichen Beschwerden zeigen. Nach Dr. Geerd Hamers »Neuer Medizin« entstehen Krankheiten durch ungelöste Konflikte, die sich in spezifische biologische Reaktionen umwandeln. Jede Krankheit hat ihren Ursprung in einem Konflikt, der

2 https://www.gutzitiert.de/zitat_autor_eugene_ionesco_thema_erfahrung_zitat_7324.html, besucht am 19.02.2025.

nicht bearbeitet wurde. Diese Konflikte zu erkennen und zu lösen, ist der Schlüssel zur Heilung.[3] Oft sind es ungelöste Konflikte, denen »Programmierfehler« im Gehirn zugrunde liegen, so beispielsweise Antreiber und Glaubenssätze wie »perfekt sein müssen« oder »es allen recht machen müssen«, die sich auch körperlich manifestieren und der Selbstliebe entgegenstehen. Das Gute daran ist, wir können unser Gehirn mit verschiedenen Tools umprogrammieren. Es geht nicht nur darum, diese Konflikte zu lösen, sondern auch diese tiefer liegenden Programme zu erkennen, die unser Denken und Handeln steuern – Programme, die sich über Jahrzehnte entwickelt haben und uns in bestimmten Mustern festhalten. Die gute Nachricht ist, dass wir die Fähigkeit haben, diese alten Programmierungen zu korrigieren und uns neu auszurichten. Um dies zu erkennen und so die Heilung zu unterstützen, ist es entscheidend, auf unser Herz zu hören – es dient als Kompass für ein gesundes und erfülltes Leben.

Unser Körper und unser Herz zeigen uns den Weg

Unsere Gesundheit liegt oft in unseren Händen, wenn wir den Zeichen unseres Herzens und Körpers folgen. Meine Kinder haben mir immer wieder gezeigt, wie wichtig es ist, auf diese Zeichen zu hören. Als mein Sohn Adrian in die Schule kam, merkte ich, dass er nicht glücklich war. Doch durch eine Veränderung, den Wechsel zur Waldorfschule, fand er wieder zu sich. Zwei Wochen später brauchte er keine Brille mehr, die er zuvor dringend gebraucht hatte. Er hatte endlich den Durchblick.

Wir mussten damals den Augenarzt wechseln, weil dieser sich das nicht vorstellen konnte, und die neue Augenärztin, der ja keine andere Diagnose vorlag, bestätigte uns, dass sein Sehvermögen hervorragend sei.

3 Vgl. Münnich, David (2011). Das System der 5 Biologischen Naturgesetze (Band 1), David Münnich.

Höre auf dein Herz und du wirst gesund

Seitdem glaube ich daran, dass Heilung in uns selbst liegt und wir durch das Hören auf unser Herz gesunden können. Unser Körper zeigt uns, wenn wir vom Weg abkommen. Schon im Embryonalstadium bildet sich das Herz als erstes Organ und wird in vielen Kulturen als Sitz des Selbst und der Lebensenergie betrachtet – von der vedischen Weisheit bis zum alten China. Auch in unserer westlichen Kultur wird das Herz als Symbol für Liebe und Mitgefühl dargestellt. Das Herz ist zudem die ultimative Quelle der Sprache. Wenn wir die Wahrheit sprechen, dann sprechen wir aus dem Herzen heraus. Das Herz ist auch die Quelle unserer Sprache und der Wahrheit, wie auch die Redewendung »Das Herz liegt auf der Zunge« zeigt.

Bei mir ist es so, dass mir das Herz auf der Zunge liegt. Ich habe immer mutig meine Meinung gesagt und mich für meine Überzeugungen eingesetzt. Dass Angst in mir ist, habe ich erst viel später entdeckt. Meine wertvolle Grundschullehrerin hat mir das Lebensmotto von Don Bosco mitgegeben: »Fröhlich sein, Gutes tun und die Spatzen pfeifen lassen.« Das hat mich gelehrt, auf meine Werte zu vertrauen und mich nicht von den Meinungen anderer lenken zu lassen, wie ich mich beispielsweise in dieser Gesellschaft verhalten sollte.

Liebe ist stärker als Angst. Es ist das stärkste Gefühl.

Als Vierjährige habe ich einmal meinen damals sechsjährigen Bruder vor drei achtjährigen Jungen beschützt, die ihn verhauen wollten. Ich dachte, dass, wenn man in solchen Fällen den großen Bruder ruft, es sicher auch mit der kleinen Schwester geht. Mut ist nicht die Abwesenheit von Angst, sondern Mut geht durch die Angst hindurch, wenn Liebe eine Rolle spielt.

Manchmal nenne ich meine Handlungen aus dem Herzen heraus auch *positive Naivität*, wie damals bei den drei großen Jungen. Die haben sich darüber amüsiert, dass ich mich ihnen entgegenstellte und laut sagte: »Wehe, ihr tut meinem Bruder was, dann bekommt ihr es mit mir zu tun.«

Im Laufe meines Lebens traf ich wiederholt auf Menschen, vor denen andere mich warnten, weil sie nicht gut seien. So habe ich auch rückblickend die ein oder andere Erfahrung gemacht, die mir nicht gutgetan hat. Doch woher sollte ich das wissen? Meine *positive Naivität* hat einige Nachteile, doch sie hat den Vorteil, dass ich jeden Menschen erst einmal bedingungslos annehme, wie er oder sie ist. Meine *positive Naivität* hilft mir außerdem, Menschen als die beste Version ihrer selbst zu begegnen.

Ohne Liebe und echte Begegnung mit Menschen sterben wir sogar

Ohne Liebe und echte Begegnung mit anderen Menschen leiden wir nicht nur emotional, sondern auch körperlich. Der Psychologe René Spitz zeigte in den 40er-Jahren, dass Kinder in Waisenhäusern, die zu wenig Nähe erhielten, körperlich und psychisch verkümmerten, manche starben sogar.[4] Heute wissen wir, dass soziale Interaktionen genauso wichtig für unsere Gesundheit sind wie Essen, Trinken und Schlaf. Eine Studie von Julianne Holt-Lunstad[5] zeigte, dass Menschen mit funktionierenden sozialen Netzwerken seltener an bestimmten Krankheiten leiden. Soziale Isolation kann sogar schlimmer für die Gesundheit sein als Rauchen oder Alkoholkonsum.

Ob privat oder beruflich, die Wirkkraft der Liebe kennt keine Trennung

Was ich privat erlebt und durch Reflexion und Coaching verstanden und erforscht habe, hat Auswirkungen auf alle unsere Mechanismen und Systeme. Überall treffen wir auf Menschen mit unerfüllten

---

4 https://dorsch.hogrefe.com/stichwort/spitz-rene-a, besucht am 19.02.2025.

5 Holt-Lunstad, Juliane (2024). Soziale Bindung als kritischer Faktor für die psychische und physische Gesundheit: Evidenz, Trends, Herausforderungen und zukünftige Auswirkungen. Weltpsychiatrie, 23(3), 312–332. https://doi.org/10.1002/wps.21224, besucht am 19.02.2025.

Bedürfnissen, die durch Erfahrungen in der Kindheit geprägt sind. Viele sehnen sich nach Anerkennung. Nur wenige haben einen (Selbst-)Coaching-Prozess durchlaufen, um sich selbst zu finden und ihr Leben zu leben. Sie erkennen oft nicht den Zusammenhang von Denken und Fühlen und haben keine Techniken, ihre Emotionen zu steuern. Diese Menschen erleben wieder Kränkungen oder Wertschätzung, wenn sie in Unternehmen aufeinandertreffen.

Liebe ist Wertschätzung

Im Arbeitsleben ist Liebe genauso wichtig wie im privaten Bereich. Die Fähigkeit, auf das eigene Herz zu hören, ist der Schlüssel zu guter Führung. In meinen 14 Jahren als Trainerin für Nachwuchsführungskräfte bei einem großen Einzelhandelsunternehmen betonten bei den inspirierenden Kaminabenden die obersten Führungskräfte als Geheimnis wirksamer Führung immer: »Du musst Menschen lieben.« So führten sie sogar den Wert Herzlichkeit bei sich im Unternehmen ein. Ich habe jedoch immer wieder erlebt, dass Führungskräfte Menschen weder lieben noch mögen. Sie interessieren sich nicht für ihre Mitarbeitenden. Diese Führungskräfte – oft zahlengesteuert – sind keine Führungskräfte für diese neue Zeit.

Ohne Wertschätzung und Liebe gelingt Führung nicht

Bei einem Gesundheitstag traf ich eine Führungskraft, die unter dem Boreout-Syndrom litt, einem Zustand der Unterforderung und Langeweile. Dieser Mann war unternehmenspolitisch nicht mehr gefragt und wurde isoliert, was seine körperliche und mentale Gesundheit beeinträchtigte. Ein Kunde von mir wurde eingestellt, erhielt jedoch keine klaren Aufgaben. In seiner letzten Position war er sogar unerwünscht. Im Coaching erkannte er, wie das mit dem Tod seines Vaters zusammenhing, und seitdem lässt er sich so etwas nicht mehr einfach gefallen.

Bei einem anderen Auftrag war eine junge Führungskraft direkt nach der Rückkehr aus ihrer Elternzeit vom Team entfernt worden und ich sollte den Konflikt moderieren. Später stellte sich heraus, dass mein Auftrag in Wirklichkeit lautete, Gründe zu finden, sie nicht mehr als Führungskraft einzusetzen. Interessanterweise fand ich bei meiner Analyse heraus, dass genau die zwei Punkte, die die Führungskraft an der jungen Frau kritisierte, die Punkte waren, die er selbst gegenüber seinem Vorstand nicht hatte: Ehrlichkeit und Loyalität. Die junge Führungskraft habe ich bis heute als absolut wahrhaftig und ehrlich erlebt. Ihr Chef hatte etwas gegen sie, weil sie eben nicht immer allem zustimmte – denn er verwechselte Loyalität mit bedingungslosem Gehorsam.

Leider gibt es noch immer Führungskräfte, die Macht ausnutzen. Oft sind es narzisstische oder egozentrische Persönlichkeiten, die in der Führungsebene agieren. In vielen Teamentwicklungen durfte ich erleben, wie solche Führungskräfte ihr Verhalten ausnutzten. Doch glücklicherweise ist es mir oft gelungen, das Team zu stärken, sodass die Macht dieser Person abprallte. Manchmal reicht schon die Haltung der Akzeptanz und alles verändert sich. Akzeptanz, die mit Liebe und Annehmen zu tun hat, stärkt den Teamzusammenhalt und wirkt gegen Spaltung. Denn Zusammenhalt ist Verbindung – und gute Verbindungen entstehen aus Liebe.

Ignoranz der Führung

Viele Führungskräfte, die Arroganz statt Liebe leben und im Ego gefangen sind, ignorieren ihre Teammitglieder. Ignoranz ist sehr kränkend – selbst Kritik zu bekommen, ist immer noch besser, weil sie Klarheit bringt. Ich habe Führungskräfte erlebt, die nicht geeignete Azubis in diesem Wissen ihre Ausbildung abschließen ließen, um sie als billige Arbeitskräfte zu behalten. Das ist nicht akzeptabel, selbst wenn es unbewusst geschieht. Es raubt diesen Menschen wertvolle Jahre ihrer Lebenszeit.

In einem Führungskräftecoaching stellte sich heraus, dass die Führungskraft, die sich selbst großartig fand, in Wirklichkeit sogar sadistische Züge hatte. Da die Selbstwahrnehmung eine andere war als die Teamperspektive, führte ich eine Teamanalyse durch. Eine krankgeschriebene Mitarbeiterin kam extra, um mir von sexueller Belästigung zu berichten, die auch von anderen bestätigt werden konnte. Das Team konnte dieser Kollegin für ihren Mut danken, denn ohne ihre Offenheit mir gegenüber und die Bereitschaft, dies auch zu melden, wäre es schwer gewesen, die Führungskraft zu entfernen. In anderen Fällen habe ich Führungskräfte mit psychischen Erkrankungen wie Verfolgungswahn erlebt. Viele Unternehmen nehmen stillschweigend in Kauf, dass andere unter solchen Menschen leiden, statt einzugreifen. Sie bieten nur begrenzte Handlungsoptionen und ignorieren das Leid der Betroffenen.

Wenn der Zusammenhalt – also die Liebe des Teams – nicht ausreicht, rate ich gerne zur wichtigsten Selbstliebe-Maßnahme überhaupt: zum Verlassen der Situation; ganz im Sinne des wunderbar wahren Spruches: »Love it, change it oder leave it.«

Liebe (Vergebung) ist stärker als Hass

Manchmal ist es schwer, eine belastende Situation zu verlassen, da sie das Leben stark beeinflusst. Eine Professorin wurde von einem Studenten erpresst, der mit einem Säureangriff drohte, wenn sie ihn nicht bestehen ließ. Sie ließ sich nicht einschüchtern, doch die Bedrohung blieb real und er stalkt sie seitdem. Dies zeigt, wie viel Macht Hass auf das Leben einer Person ausüben kann, wenn das Herz keine Rolle mehr spielt. Ich begleite sie seitdem, um ihre Angst zu bewältigen und an Selbstliebe sowie Vergebung zu arbeiten, damit sie nicht ihrerseits in Hass verfällt. Schritt für Schritt geht es ihr besser, aber wirksame Schutzmaßnahmen gibt es noch nicht. Ich bin sicher, dass sie als stärkere Person aus dieser Situation hervorgehen wird. Das Leben zeigt uns, dass alles einen Sinn hat, auch wenn wir es erst später verstehen.

Liebe in der Führung

Liebe, beim Beispiel oben zur Heilung notwendig als Vergebung, ist stärker als Hass. In schwierigen, emotional aufgeladenen Situationen, wie sie auch Führungskräfte erleben, ist es entscheidend, das eigene Herz nicht zu verschließen. Aus Selbstliebe und innerer Kraft zu führen, prägt das Leben des Teams und des Unternehmens.

Führungskräfte sollten an ihrer Selbstführung arbeiten und ihre Programmierungen erkennen und auflösen, um ihr Potenzial voll zu entfalten und authentisch zu führen. Wer mit Empathie, Wertschätzung und Liebe führt, schafft gesündere und erfolgreichere Teams. Führung mit Herzintelligenz und gutem Emotionsmanagement führt zu besseren Ergebnissen. Es geht bei Liebe in der Führung nicht darum, zu nette Chefinnen und Chefs zu produzieren, sondern angstfreie und empathische Menschen, die die Meinung anderer wertschätzen, Schwarmintelligenz nutzen und auf Augenhöhe führen. Führung mit Liebe erfordert klare Entscheidungen und bedeutet, sich konsequent von denen zu trennen, die ihre Arbeit nicht im gewünschten Sinne erledigen. Das erfordert Weitsicht und Menschenkenntnis, wobei optimalerweise die Mitarbeiter und Mitarbeiterinnen auch an dem Platz sitzen, wo sie hingehören. Selbstliebe ermöglicht diesen Führungskräften auch, sich Zeit für Führung zu nehmen, denn Aufmerksamkeit und Zeit stellen Anerkennung und Wertschätzung dar – Elemente von Führung mit Liebe.

Diese Art von Führung kann nur in einem gesunden Unternehmen gedeihen – und umgekehrt führt diese Art von Liebe zu einem gesunden Unternehmen, denn Liebe in der Führung entfesselt transformierende Kräfte.

Impulse für mehr Liebe und Gesundheit

Selbstmitgefühl kultivieren

Der erste Schritt zur Heilung beginnt mit sich selbst. Sich Fehler zu verzeihen, sich mit Wohlwollen zu begegnen und auf die eigenen Bedürfnisse zu achten, stärkt das seelische und körperliche Wohlbefinden. Schau mal, ob dich eine der Affirmationen anspricht und Resonanz bei dir erzeugt: »Ich darf Fehler machen.« »Ich darf mich selbst an erste Stelle setzen.«

Beziehungen pflegen

Liebevolle Verbindungen sind essenziell für Gesundheit. Ein ehrliches Gespräch, eine liebevolle Geste oder einfach Zuhören können Stress reduzieren und das Immunsystem stärken. Überlege dir immer wieder neu: Wen möchte ich in meinem Leben haben, wer tut mir gut? Wer benutzt mich nur als Mülleimer, tut mir nicht gut und verändert sich nicht?

Vergebung als Befreiung

Groll und negative Emotionen belasten das Herz – im übertragenen wie im wörtlichen Sinn. Sich bewusst für Vergebung zu entscheiden, kann zu innerer Ruhe und neuer Lebenskraft führen. Ich arbeite da sehr gerne mit dem hawaiianischen Vergebungsritual Ho'oponopono.[6]

Liebe als Grundlage für gesunde und wirksame Führung: Strategien für mehr Herz im Leadership

Vision entwickeln – Den Kurs bestimmen

Eine klare Vision für sich selbst und das Team zu entwickeln, ist der Schlüssel zu einer sinnstiftenden Führung. Sie gibt nicht nur Orientierung in schwierigen Zeiten, sondern schafft auch Raum für Innovation und Veränderung. Als Führungskraft ist es wichtig, nicht nur den Moment zu managen, sondern einen langfristigen Kurs zu setzen, der von gemeinsamen Werten und Zielen getragen wird.

Authentizität leben – Führung von innen heraus

Authentische Führung entsteht, wenn Führungskräfte ihre eigene Wahrheit leben und dabei offen und transparent kommunizieren. Das bedeutet, sich der eigenen Stärken und Schwächen bewusst zu sein

6 https://ulrich-dupree.com/vergebung/hooponopono-anleitung-vergebung-verzeihen/, besucht am 19.02.2025.

und diese im Umgang mit anderen nicht zu verstecken. Authentische Führung schafft Vertrauen und ermöglicht es den Mitarbeitenden, sich mit dem Team und der Vision zu identifizieren. John C. Maxwell sagte: »Die wahre Führung beginnt dort, wo das Herz ist – nicht im Kopf, sondern im Inneren.«[7]

Innere Balance finden – Selbstführung als Grundlage
Führung beginnt bei einem selbst. Die Fähigkeit, sich selbst zu führen, ist entscheidend, um auch andere effektiv führen zu können. Selbstreflexion und regelmäßige Pausen zur Regeneration sind notwendig, um die eigene Energie und Klarheit zu bewahren. Führungskräfte, die ihre eigene Balance finden, können auch in stressigen Situationen ruhig und besonnen bleiben, was sich positiv auf das gesamte Team auswirkt.

Mache immer, was du liebst und immer alles aus vollem Herzen
Das Allerwichtigste aus meiner Sicht ist jedoch, dass du das machst, was du liebst. Wenn du es nicht kennst, finde es, finde deinen Kurs, nutze deinen Herzenskompass dazu.

Fazit

Die heilsamsten Momente meines Lebens waren immer mit Liebe verbunden – sei es durch Menschen, die mich getragen haben, oder durch die Entscheidung, mir selbst mit Mitgefühl zu begegnen. Liebe heilt. Und sie beginnt dort, wo wir uns erlauben, sie zuzulassen.

Die Verbindung zwischen Herz und Gesundheit ist tiefgreifend. Wer liebevolle Beziehungen pflegt, sich selbst mit Wertschätzung begegnet und den Mut hat, seinem Herzen zu folgen, stärkt nicht nur die Seele, sondern auch den Körper.

---

7 Maxwell, J. C. (1998): The 21 Irrefutable Laws of Leadership: Follow Them and People Will Follow You. Seite 17. Thomas Nelson Inc., Nashville, Tennessee, USA.

Liebe ist nicht nur eine Emotion, sie ist eine Energie, die unser Leben auf tiefster Ebene beeinflusst.

Liebe ist nicht nur eine Kraft, die heilt – sie ist eine Entscheidung, die wir jeden Tag treffen können. Sich selbst und anderen mit Liebe und Wertschätzung zu begegnen, kann mehr bewirken, als wir oft denken. Wie wäre es, heute einen kleinen Schritt in diese Richtung zu gehen?

»Liebe bietet uns die schönste und beste Version von uns selbst. Sie ist die stärkste transformierende Kraft, die es gibt.« Marion Bredebusch

Über die Autorin Marion Bredebusch

Trainerin und Coach für die Transformation von Unternehmern und Führungskräften zu ihrem Herzen und damit zum Erfolg

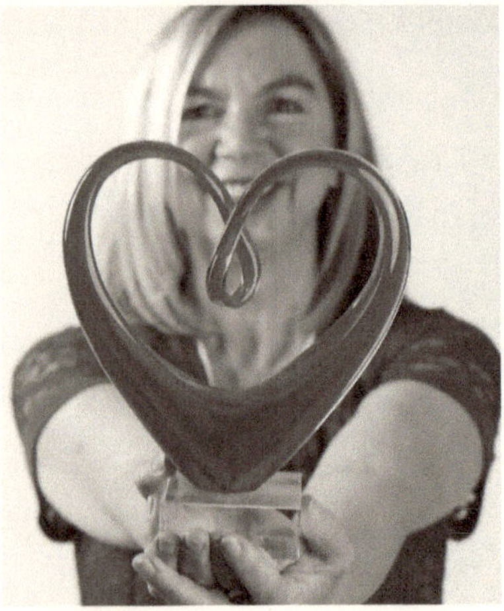

© *Angelika Klein*

Deine wichtigste Herzensbotschaft für Gesundheit

Gesundheit beginnt mit Liebe – zu sich selbst, zu anderen und zum Leben.

Eine Zeitreise

Schau weniger im Außen, sondern im Inneren. Sei absolut authentisch und erkenne, wenn dein Ego mit dir spricht und wann dein Herz, und lass dein Herz der Kompass sein, denn Herzensentscheidungen sind die, die dir den Weg zeigen.

Dein Lieblingszitat zur Gesundheit

»Die größte Kraft des Menschen ist sein Herz.« – Carl Ludwig Schleich

Fun Fact über dich

Durch meine Arbeit sind nicht nur Karrieren, sondern auch mehrere Ehen und sogar einige Babys entstanden, die es sonst nicht gäbe – Liebe wirkt eben auf allen Ebenen!

Wie kann dich eine interessierte Person erreichen?

www.herz-fuehrt.de
marion@herz-fuehrt.de
0179/5455966
https://www.youtube.com/@herzfuehrt
https://www.instagram.com/marionbredebusch/

https://www.linkedin.com/in/marion-bredebusch-2a8737b1/
https://www.linkedin.com/company/93093314/admin/dashboard/
https://www.facebook.com/bredebuschinstitut

Zum Abschluss

Warum Daniela Landgraf dieses Buchprojekt ins Leben gerufen hat

Danke, liebe Leserin, lieber Leser, dass du diese Buchreise gemeinsam mit uns gemacht hast. Jede der Autorinnen und Autoren hat viel Herzblut in die Entstehung dieses Buches eingebracht.

Vielleicht hast du dich zwischendurch gefragt, wer denn überhaupt die Herausgeberin des Buches ist und warum sie so ein Buchprojekt ins Leben gerufen hat.

Deswegen nehme ich dich kurz mit in meine Biografie, denn ich habe zahlreiche Höhen und Tiefen in meinem Leben erlebt. Geboren mit dem Tourette-Syndrom war schon mein Start in dieses Leben nicht so einfach. Inzwischen merkst du kaum noch etwas davon – zumindest sagen das die Menschen, die mich kennenlernen und häufig irritiert darüber sind, wenn sie erfahren, dass ich das Tourette-Syndrom habe. Für mich selbst sind die Tics immer da – aber lange nicht so schlimm, wie es einmal war.

Ich habe zahlreiche schwere Erkrankungen überstanden – von Bandscheibenvorfällen über eine diagnostizierte Persönlichkeitsstörung, einem Burn-out aufgrund von Erschöpfung (denn auch bei mir gab es mal eine Zeit – 20 Jahre, um genauer zu sein –, in der ich nur dem Erfolg, der Karriere, dem Ruhm und dem Geld hinterhergejagt bin. Und ich war sehr erfolgreich – bis zum Komplett-Zusammenbruch auf allen Ebenen).

Nachdem ich mich dann wieder aufgerappelt hatte, habe ich bei einem schweren Reitunfall fast mein Leben verloren.

Doch ich möchte dich nicht mit meinen Krankheiten, Unfällen und meinen persönlichen Dramen langweilen. Nur so viel: Dass ich heute so gesund bin und unglaublich viel Energie habe, liegt weniger an der Schulmedizin, sondern an vielen verschiedenen Puzzleteilchen, die mich mehr und mehr in meine Kraft und Gesundheit geführt haben. Du hast viele Möglichkeiten in diesem Buch kennengelernt. Wenn du mehr über mich erfahren möchtest und wie ich es geschafft habe, die zu werden, die ich heute bin, dann empfehle ich dir meine Bücher *Raus aus der Krise. Rein ins Leben. Der Weg zur inneren mentalen Stärke* (Jünger Medien Verlag), *Selbstwert ist Geld wert. Doch was bist du dir wert?* (Jünger Medien Verlag), *Du bist, wie es war. Wie du aus deiner Vergangenheit deine Zukunft gestaltest* (Business Village Verlag) und *Gestern schüchtern, heute Bühnenprofi* (Mentoren-Media-Verlag).

Was mache ich heute? Meine Welt sind die Bühne und die Bücher. Aus diesem Grund lautet mein Slogan: Bücher & Bühne – weil Worte wirken.

Mein Credo: Wir brauchen eine Welt, in der positive Botschaften wirksam werden!

Als Keynote Speakerin spreche ich über die Themen *mentale Stärke*, *Selbstwert*, *Stressmanagement*, *Change* und *Zukunft*. Wenn ich nicht selbst auf der Bühne stehe, unterstütze ich Menschen dabei, ihre Botschaften zu schärfen und ihre Bühnenperformance zu optimieren. Weiterhin gebe ich Rhetorik-, Kommunikations- und Präsentationsseminare.

Als Buch-Mentorin unterstütze ich Menschen dabei, ihre Botschaften wirksam in Bücher hineinzubringen – von der ersten Idee bis zur erfolgreichen Veröffentlichung. Wenn ein Autor oder eine Autorin nicht selbst schreiben möchte, dann übernehme ich das gerne als Ghostwriterin. Und als Literaturagentin öffne ich die Türen zu namhaften Verlagen.

Dieses Buch ist übrigens mein 21. Buch, das ich selbst veröffentliche. Gleichzeitig ist es das zweite Buch in der Serie »Herzensbotschaften«.

Bevor ich zu meiner heutigen Profession gekommen bin, war ich 27 Jahre lang als Finanzberaterin, Trainerin und Coach in der Finanzbranche unterwegs. Seit acht Jahren sind die Themen *Bücher* und *Bühne* bei mir im Fokus. Drei Jahre lief beides parallel nebeneinander her. Seit fünf Jahren konzentriere ich mich voll auf meine heutige Tätigkeit.

Möchtest du mehr von mir oder über mich erfahren? Dann besuche mich gerne auf meinen verschiedenen Seiten. Du findest sie hier: https://wonderl.ink/@danielalandgraf

Danke, dass du dieses Buch gelesen hast! Und wenn du magst, freuen wir – die Autorinnen und Autoren dieses Buches – uns sehr über eine Rezension bei *Google*, *Amazon*, *Thalia*, *Hugendubel* und ähnlichen Plattformen. Herzensdank schon einmal dafür im Voraus.

Und nun bist du dran!

Du hast nun viele wundervolle Persönlichkeiten kennengelernt – Expertinnen und Experten aus den Bereichen Gesundheit, Selbstfürsorge und persönliche Entwicklung. Jede Autorin und jeder Autor dieses Buches hat ihre beziehungsweise seine Kontaktdaten freigegeben und freut sich über eine Kontaktaufnahme. Falls du Fragen hast oder tiefer in ein Thema einsteigen möchtest, zögere nicht, dich direkt an sie zu wenden.

Möchtest du selbst Teil der *Herzensbotschafter-Community* werden und vielleicht sogar an einem unserer Gemeinschaftsprojekte mitwirken? Dann melde dich gerne bei mir. Ich freue mich darauf, von dir zu hören!

Daniela Landgraf
Mail: dl.danielalandgraf.com
Tel.: +49 174 2419788

Daniela Landgraf – Herausgeberin und Begründerin der Herzensbotschafter-Community.

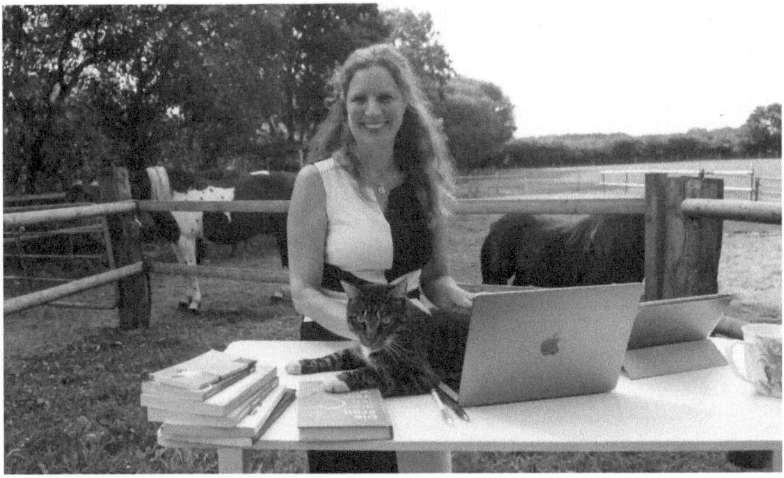

© *Friedrun Reinhold*

Dein Expert:innen-Team wünscht dir

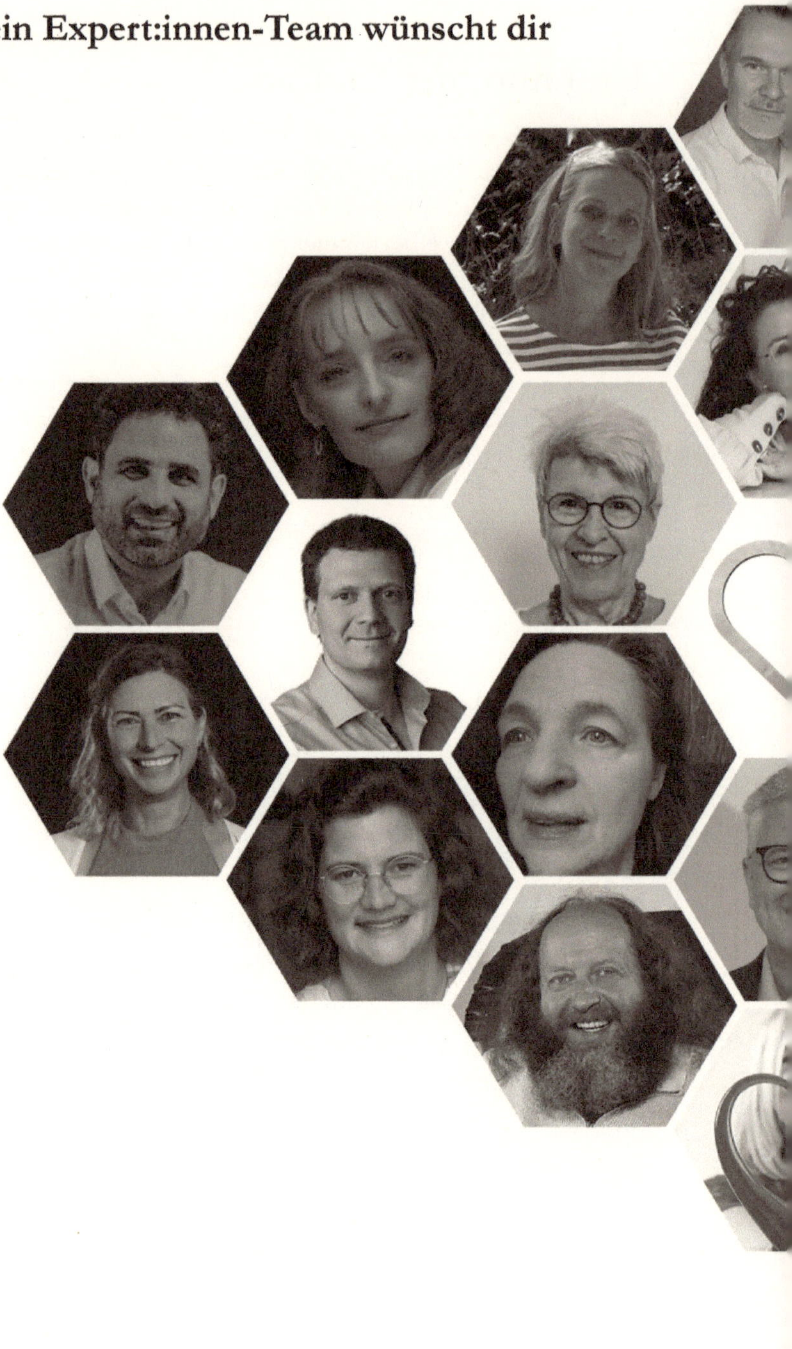

auf deinem persönlichen Weg alles Gute!

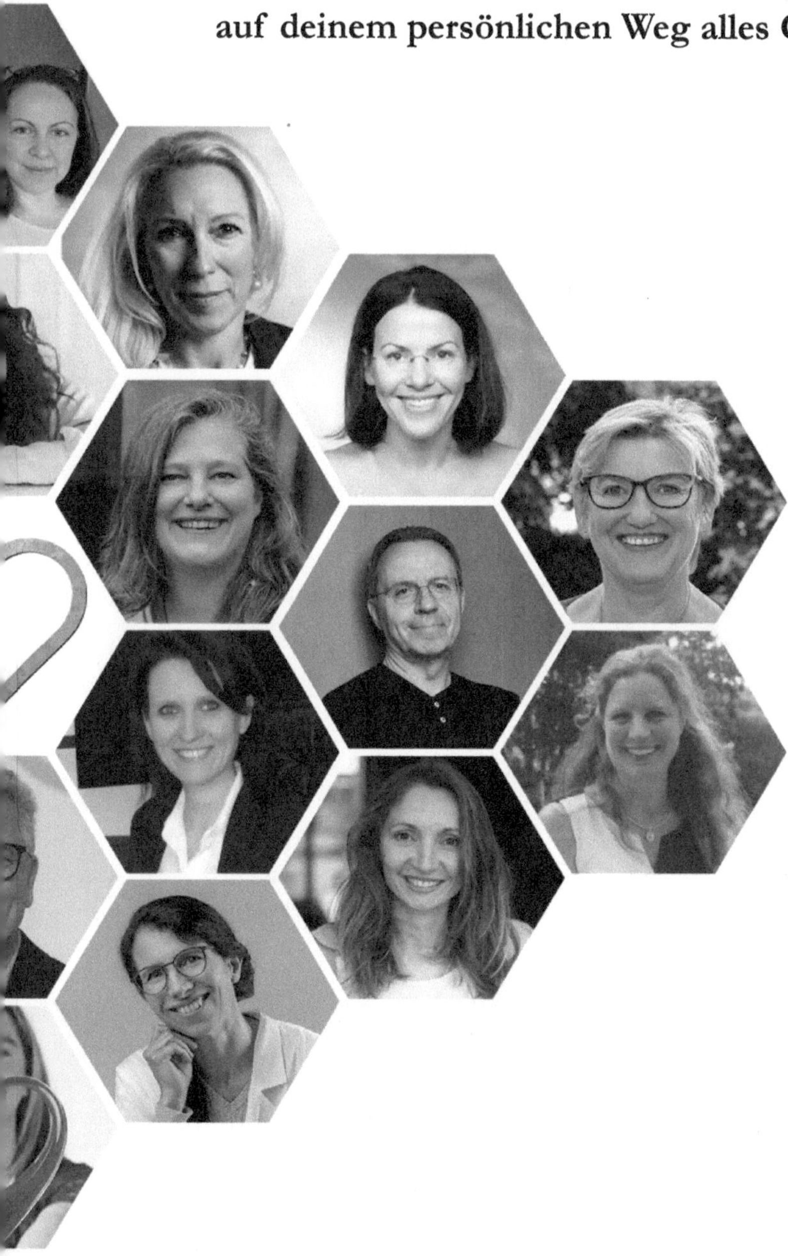

Hat dir dieses Buch der Herzensbotschaften-Reihe gefallen? Dann entdecke jetzt auch Band 1:

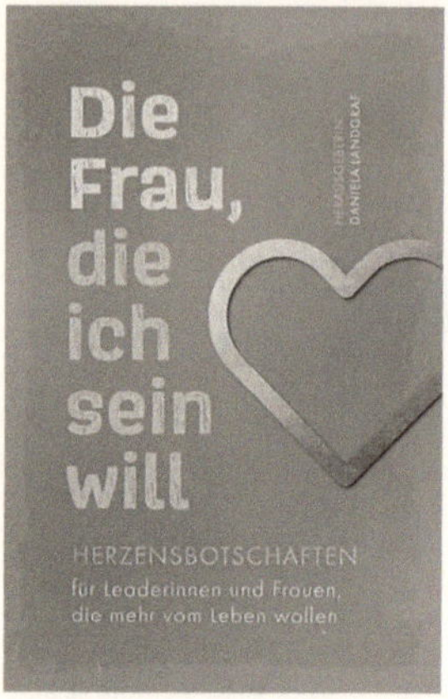

Die Frau, die ich sein will

Herzensbotschaften für Leaderinnen und Frauen, die mehr vom Leben wollen

Lass dich inspirieren von 16 starken Persönlichkeiten, die dir ihre Lebenswege, Erfahrungen und Strategien anvertrauen – und lerne, wie du deine innere Stärke entfaltest, Selbstzweifel überwindest und mutige Entscheidungen für ein erfülltes Leben triffst.

Entdecke, wie du wirklich das Leben lebst, das du dir wünschst, erfahre Impulse zu Selbstführung, Unternehmertum und Mitarbeiterführung – und öffne dich für neue Perspektiven über Göttinnen, Geistwesen und Geisteswissenschaften.

Übrigens: Fast alle Autor:innen sind Unternehmer:innen – und keiner der Wege war leicht. Gerade die Herausforderungen zeigen, wie viel Kraft und Mut in jedem Lebensweg steckt.

Band 3 mit dem Schwerpunkt »Business« ist in Planung und wird voraussichtlich im Herbst 2026 erscheinen.

Möchtest auch du Herzensbotschafter:in werden, dann melde dich gerne bei Daniela Landgraf unter: dl.danielalandgraf.com